口腔正畸住院医师规培

临床示范病例及思辨解析

主　　编　房　兵

副 主 编　纪　芳　杨一鸣

编　　委（以姓氏笔画为序）

刘　璐　纪　芳　苏　晗　李忆凡

杨一鸣　宋欣羽　陈振琦　欧阳宁娟

周国立　单宇华　房　兵　夏伦果

郭　颖　唐国华　唐昕月　董　婷

潘　婧

人民卫生出版社

·北京·

图书在版编目（CIP）数据

口腔正畸住院医师规培临床示范病例及思辨解析 / 房兵主编. -- 北京 ： 人民卫生出版社，2024. 7.
ISBN 978-7-117-36575-8

I. R783.5

中国国家版本馆 CIP 数据核字第 20241F8C72 号

| 人卫智网 | www.ipmph.com | 医学教育、学术、考试、健康，购书智慧智能综合服务平台 |
| 人卫官网 | www.pmph.com | 人卫官方资讯发布平台 |

口腔正畸住院医师规培临床示范病例及思辨解析

Kouqiang Zhengji Zhuyuanyishi Guipei Linchuang
Shifan Bingli ji Sibian Jiexi

主　　编：房　兵
出版发行：人民卫生出版社（中继线 010-59780011）
地　　址：北京市朝阳区潘家园南里 19 号
邮　　编：100021
E - mail：pmph @ pmph.com
购书热线：010-59787592　010-59787584　010-65264830
印　　刷：廊坊一二○六印刷厂
经　　销：新华书店
开　　本：889×1194　1/16　　印张：19
字　　数：447 千字
版　　次：2024 年 7 月第 1 版
印　　次：2024 年 8 月第 1 次印刷
标准书号：ISBN 978-7-117-36575-8
定　　价：198.00 元

打击盗版举报电话：**010-59787491**　E-mail：**WQ @ pmph.com**
质量问题联系电话：**010-59787234**　E-mail：**zhiliang @ pmph.com**
数字融合服务电话：**4001118166**　E-mail：**zengzhi @ pmph.com**

房 兵

上海交通大学口腔医学院二级教授，博士生导师，主任医师。1999 年毕业于上海第二医科大学获博士学位，并赴美国芝加哥伊利诺伊州立大学牙学院访问。现任上海交通大学医学院附属第九人民医院口腔正畸科主任，口腔正畸规范化培训基地主任，全国口腔正畸规范化培训基地督导。中华口腔医学会口腔正畸专委会第九届主任委员，中华口腔医学会口腔美学专委会副主任委员，英国爱丁堡皇家外科学院院士，世界正畸联盟理事，《中华口腔正畸学杂志》副主编等。坚持临床一线工作 30 余年，一直从事口腔正畸的医教研工作，在口腔正畸教学方面积累了丰富的经验。主编学术专著 9 部，其中规划教材 3 部，主译学术专著 4 部，领衔撰写中华口腔医学会指南、全国团体标准及专家共识 3 项。已发表 SCI 论文 70 余篇。主持国家自然科学基金面上项目 4 项，重点项目 1 项，科技部重大研发项目 1 项，授权专利 37 项，实现成果转化 4 项。曾获上海市毕业后医学教育优秀教学成果、上海交通大学教书育人奖二等奖、上海交通大学医学院杰出带教老师奖、上海交通大学医学院附属第九人民医院十佳教师等教学荣誉 8 项。曾获得中国女医师协会五洲女子科技奖、上海市医树奖·临床医学科技创新奖一等奖、中华口腔医学会科技奖三等奖、上海市科技进步奖一等奖、教育部科技进步奖二等奖等省部级奖励 8 项。

口腔正畸住院医师规范化培训的主要任务是：加强基本理论教育，确保住院医师掌握口腔正畸学的基本理论知识，如生长发育原理、正畸诊断与治疗原则等。临床规范化技能训练主要通过实践操作使住院医师熟练掌握各种正畸技术和手法，如托槽粘接、弓丝弯制、口腔正畸治疗计划制订等。病例讨论与分析思辨能力培训，是通过真实病例的讨论和分析，培养住院医师的临床思维和判断能力，医德医风、人文共情能力的教育，重视住院医师的职业道德培养，强调以患者为中心、服务至上的理念，培养其良好的医患关系和沟通技巧。科研培训是鼓励住院医师参与科研项目，培养其科研思维和能力，促进口腔正畸领域的研究和创新。团队协作训练，是培训跨专业合作和团队沟通，培养住院医师的团队协作意识和能力。模拟训练和实操考核引导住院医师的学习，通过模拟病例、手模操作等形式，对住院医师的技能和知识进行考核，确保其达到规定的标准。

通过规范化培训，使住院医师掌握先进的诊断和治疗方法，确保患者得到科学、有效的治疗；使住院医师具有扎实的理论基础和积累一定的临床经验；使他们更好地理解疾病的病因、病理和治疗原理。通过学习最新的科研进展，激发他们的研究兴趣和创新思维。规范化培训不仅传授技术知识，还重视对住院医师的职业道德教育，确保他们为患者提供优质的、具有人文关怀的医疗服务。通过培训，住院医师可以更好地与其他医护人员合作，提高工作效率。

《口腔正畸住院医师规培临床示范病例及思辨解析》这本书为口腔正畸住院医师和想要从事口腔正畸行业的医师提供了规范化的培训指南，明确了培训的内容和要求，确保医师在正畸领域获得一致和高质量的培训。本书通过示范病例的规范化临床路径，医师可以更加具体、实际地学习正畸治疗的规范化流程、技术和方法，同时也有助于他们理解病患的需求和预期效果。书中的"思辨与解析"部分可以鼓励医师对病例进行深入分析，培养其临床判断和决策能力，使其能够面对复杂和多变的临床情况。有了标准的培训和实际案例的学习，医师在临床实践中可能会更加熟练、高效，同时也能降低医疗差错和风险。

随着医学领域的不断进步和发展，口腔正畸治疗在近年来已成为众多患者追求美观和功能健康的首选方法。为了满足日益增长的需求和确保治疗质量，专业的培训和指导对于初入该领域的住院医师至关重要。上海交通大学医学院附属第九人民医院口腔正畸科，一直致力于提供先进、高标准的医疗服务。基于此，本科团队汇集多年的住院医师规范化培训经验，为您呈现《口腔正畸住院医师规培临床示范病例及思辨解析》一书。本书旨在为口腔正畸住院医师和口腔正畸初学者提供详尽的培训材料，同时通过真实病例和深入的思辨解析，培养医师的规范化专业能力和临床判断力。

　　在此，我们深感责任重大，因为我们知道这不仅是为医师提供的学习材料，更是为了确保每一位患者都能得到最佳的治疗方案和服务。希望这本书能够助力医师更好地掌握正畸领域的知识和技能，同时也期待它能成为口腔正畸领域培训的宝贵资料。

　　感谢每一位选择阅读此书的读者，无论您是一名刚刚踏入这一领域的初学者，还是寻求进一步提高的口腔医师，愿您在此找到宝贵的知识和启示，同时也期待您为这一领域的进一步发展做出自己的贡献。并祝愿每一位医师在口腔正畸的旅程中取得更多的成就！

上海交通大学医学院附属第九人民医院口腔正畸科团队

房　兵

目　录

第一章

骨性Ⅰ类均角青少年埋伏牙牵引矫治

病例简介 ▸

SXY，女，11 岁，问题列表包括安氏Ⅱ类 1 分类，12、22 先天缺失，55 乳牙滞留，25 埋伏阻生，24 易位，前牙深覆𬌗Ⅱ度，上颌前牙散隙，下颌前牙舌倾，下唇前突，牙面脱矿。

正畸治疗方案为：固定矫治器非减数矫治，集中上颌前牙间隙于 12、22，保持间隙待成年后修复；纠正 24 易位，开拓 25 埋伏牙间隙，25 埋伏牙外科开窗后正畸牵引治疗；上颌 Nance 弓加强支抗，维持牙弓长度及牙列间隙。

第一部分　治疗前评估

【患者一般情况】

1．姓名　SXY。

2．性别　女。

3．出生日期　2009 年 1 月。

4．治疗开始时年龄　11 岁 9 个月。

【主　诉】　上颌前牙未萌，门牙散隙 3 年，要求矫正。

【现病史】　乳牙替牙后上颌前牙未萌，门牙散在间隙，要求矫正。

【既往史】　否认外伤史，否认家族性遗传性疾病史，否认口腔不良习惯，否认其他系统疾病及过敏史。

【临床检查】

1．口外检查

（1）正面观：长宽比 1.3∶1，颧骨宽度正常，下颌角宽度正常，三停比例为 1∶1.1∶1.1，上唇长度 20mm，唇休息位露齿 0mm，微笑露齿 4mm。面部对称，𬌗平面无偏斜。

（2）侧面观：凸面型，均角，鼻唇角 100°，颏唇沟较浅。

2．口内检查

（1）牙列：11、13、14、55、16、17、21、23、24、26、27、31、32、33、34、35、36、37、41、42、43、44、45、46、47。

（2）一般牙体检查：16、15、13、21、23、26、36、35、46、45 牙面少量脱矿，呈白垩色，11、21 腭侧牙面可见色素。

（3）拥挤 / 间隙

1）上颌：卵圆形牙弓，前牙段散在间隙 16mm，12、22 缺失，55 乳牙滞留，15、25 未萌。

2）下颌：卵圆形牙弓，无拥挤，前牙段切牙舌倾。

（4）牙周组织：牙龈无红肿，上下颌前牙区可见根形。

（5）咬合关系

1）覆盖（mm）：2.5mm。

2）覆𬌗：Ⅱ度深覆𬌗。

3）中线：上下颌中线齐。

4）左侧后牙关系：磨牙Ⅰ类。

5）左侧尖牙：Ⅲ类。

6）右侧后牙关系：磨牙Ⅱ类。

7）右侧尖牙：Ⅲ类。

8）反殆：无。

9）易位：24。

10）其他：Spee 曲线深 2.5mm。

3．功能检查

颞下颌关节：开口度 40mm，张口型↓，无弹响。

【治疗前照片】

1．面像（图 1-1）

（1）正面：面部对称，三停垂直比例协调。

（2）唇：放松状态可自然闭合。

（3）微笑：露齿 4mm，口角与瞳孔距离基本对称。

（4）颏部：颏唇角较钝，闭唇时颏肌略紧张。

（5）侧面：凸面型，上下唇略前突，鼻唇角钝角，下颌平面角正常，颏部形态不明显。

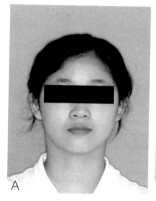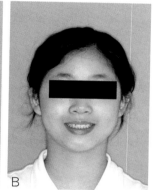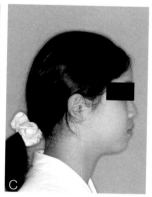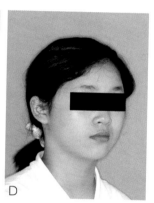

图 1-1　治疗前面像

A. 正面像　B. 正面微笑像　C. 90° 侧面像　D. 45° 右侧面像

2．口内像（图 1-2）

（1）拥挤及间隙：上颌切牙散在间隙 16mm。

（2）尖牙和磨牙关系：双侧尖牙Ⅱ类关系，右侧磨牙Ⅰ类关系，左侧磨牙Ⅱ类关系。

（3）上下颌后牙关系：后牙覆殆覆盖正常。

（4）上下颌前牙关系：前牙深覆殆Ⅱ度。

（5）牙列：55 滞留；12、22、25 口内未见。

（6）牙根形状：上下颌前牙根形明显。

（7）上下颌牙弓形态及协调性：上下颌牙弓呈卵圆形，协调。

（8）牙体状况：16、15、13、21、23、26、36、35、46、45 牙面脱矿，呈白垩色。

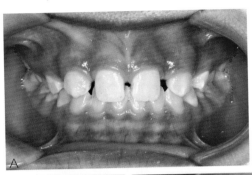

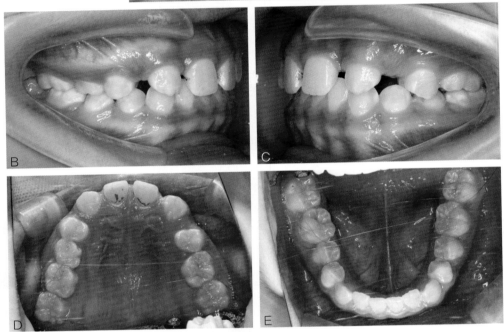

图 1-2   治疗前口内像

A. 口内正面像   B. 口内右侧面像   C. 口内左侧面像   D. 上颌𬌗面像   E. 下颌𬌗面像

【治疗前影像学资料】

1. **治疗前影像学检查**   治疗前全景片见图 1-3，头颅侧位片见图 1-4。

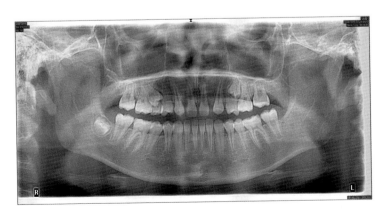

图 1-3   治疗前全景片（2020.07.07）

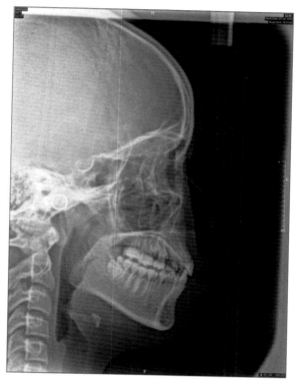

图 1-4　治疗前头颅侧位片（2020.07.07）

2．治疗前影像学检查结果

（1）全景片：颌骨、上颌窦位置未见异常；双侧髁突基本对称；12、22 先天缺失；15、25 牙根发育约 1/2，25 埋伏阻生。牙槽骨未见吸收。

（2）头颅侧位片：参考头影测量分析。

3．其他检查　Bolton 指数用于判断上下颌牙弓中是否存在牙冠宽度不协调的问题，具体分析见表 1-1。

表 1-1　Bolton 指数分析

牙弓	牙近远中宽度 /mm						总宽度
	右侧			左侧			
	尖牙	侧切牙	中切牙	中切牙	侧切牙	尖牙	
上颌	8.5	0	10	10	0	8.5	37
下颌	7.5	6.5	6	6	6.5	7.5	40

上颌 6 颗前牙总宽度（3—3）= 37

下颌 6 颗前牙总宽度（3—3）= 40

前牙 Bolton 指数 =（40 / 37）× 100% = 108%（77.2% ± 1.65%）

该患者先天缺失上颌侧切牙，因此前牙 Bolton 指数不调。

4．治疗前头影测量描记图   治疗前头影测量描记图见图 1-5。

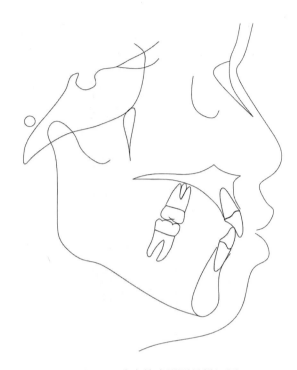

图 1-5   治疗前头影测量描记图

5．治疗前头影测量分析   治疗前头影测量分析见表 1-2。

表 1-2   治疗前头影测量分析

指标	治疗前	正常值
SNA/°	83.6	82.0 ± 3.0
SNB/°	79.4	79.0 ± 3.0
ANB/°	4.2	3.0 ± 1.0
Wits/mm	+0.2	−1.0
U1-SN/°	101.6	108.0 ± 5.0
L1-MP/°	85.0	92.0 ± 5.0
U1-L1/°	139.1	133.0 ± 10.0
FMA（FH-MP）/°	25.7	27.0 ± 5.0
面高比 /%	55.2%	55.0%
L1-Apo/mm	+2.2	0.0 ~ 2.0
LL-EP/mm	5.4	−2.0
鼻唇角 /°	96.0	102.0 ± 8.0

6．头影测量值解读分析

（1）骨性：头影测量分析显示患者为骨性 I 类，ANB 为 4.2°，Wits 值 0.2mm；垂直向发育正常（下颌平面角 25.7°，面高比正常）。

（2）牙性：头影测量分析显示上颌前牙倾斜度略偏小（101.6°），下颌切牙舌倾（85°）。

（3）软组织：上下唇均前突于 E 线前方。下唇前突，LL-EP 为 5.4mm。

【问题列表】

1．安氏 II 类 I 分类亚类。

2．12、22 先天缺失。

3．24 易位。

4．25 埋伏阻生。

5．55 乳牙滞留。

6．前牙 II 度深覆𬌗，I 度深覆盖。

7．牙面脱矿。

【治疗计划】

1．矫治目标

（1）美观：维持侧貌直面型，改善上下唇前突；关闭上颌中切牙间隙，改善微笑露齿不足。

（2）功能：建立磨牙中性咬合关系，牵引埋伏牙；开拓缺牙间隙留待成年后修复。

（3）稳定与健康：治疗完成后保持器维护，口腔卫生及牙周健康宣教。

2．治疗方案一 非减数矫治

（1）间隙获得方式：非减数矫治，利用上颌前牙现有间隙。

（2）矫治器：直丝弓固定矫治器。

（3）支抗设计：上颌 Nance 弓加强支抗，维持牙弓长度。

（4）埋伏牙牵引设计：开拓 24、26 间隙后，设计上颌埋伏牙牵引装置，手术开窗暴露 25，牵引萌出。

（5）其他治疗：拔除 55 滞留乳牙；成年后修复 12、22。

（6）健康宣教：注意口腔卫生，预防牙面进一步脱矿龋坏。

（7）保持：透明压膜保持器 + Hawley 保持器保持。

（8）稳定性及预后评估

患者左上颌第二前磨牙埋伏阻生，CBCT 显示该牙无明显发育异常，邻牙牙根未见压迫吸收影像，该阻生牙具有保留价值。该牙牵引成功有利于正常𬌗关系的建立以及牙弓形态的保持，若牵引失败可考虑行种植修复治疗。

患者需要保持缺牙间隙到成年后行修复，要求较强的依从性。

3．治疗方案二 减数矫治

（1）间隙获得方式：上颌非减数矫治，利用现有间隙；下颌减数 35、45。内收前牙关闭上下颌间隙。

（2）矫治：直丝弓固定矫治器。

（3）支抗设计：上颌 Nance 弓加强支抗，维持牙弓长度。

（4）其他治疗：拔除 55 滞留乳牙；试行 25 埋伏牙牵引或拔除；成年后 13、23 改形治疗。

（5）健康宣教：注意口腔卫生。

（6）保持：透明压膜保持器 + Hawley 保持器保持。

（7）稳定性及预后评估：患者左上颌第二前磨牙埋伏阻生，CBCT 显示该牙无明显发育异常，邻牙牙根未见压迫吸收影像，牙列无拥挤，因此考虑试行左上颌第二前磨牙牵引治疗。该牙牵引成功有利于正常𬌗关系的建立以及牙弓形态的保持，若牵引失败可考虑行种植修复治疗。

该方案选择关闭间隙，上颌中切牙间隙易复发，需要长期保持。

4．两个矫治计划的优势和劣势比较和选择理由

（1）治疗计划一的优点为不需要额外拔牙，但治疗后需要保持到成年后进行缺失牙修复，周期较长。

（2）治疗计划二的优点为可以通过内收前牙改善患者上下唇前突，但需要减数下颌第二前磨牙，正畸治疗完成后为满足美观需求需要将上颌尖牙改形。

患者最终选择治疗方案一，且要求仅矫治上颌牙列。

第二部分　矫治过程

【治疗流程】

1．治疗开始日期　2020 年 10 月。

2．治疗开始时患者年龄　11 岁 9 个月。

3．治疗结束日期　2023 年 1 月。

4．治疗结束时患者年龄　13 岁 11 个月。

5．保持情况　保持中。

6．总治疗时长　27 个月。

【治疗关键步骤】　以时间为顺序，关键复诊时间和具体操作内容见表 1-3。

表 1-3　治疗关键步骤

日期	步骤
2020.10.20	上颌粘接 Nance 弓；上半口粘接托槽，0.012inch（1inch ≈ 2.54cm）NiTi 弓丝入槽。25、26 放置镍钛推簧开拓间隙
2021.03.30	拆除上颌 Nance 弓；16、26 粘接颊面管，更换 0.016inch NiTi 弓丝；设计 25 牵引装置；转口腔外科手术暴露 25
2021.07.13	25 𬌗面粘舌侧扣；粘接上颌埋伏牙牵引装置，轻力牵引 25
2021.10.14	拆除上颌牵引装置；更换 0.018inch × 0.025inch 不锈钢方丝，24、26 NiTi 推簧维持间隙；25 暂停牵引待其自行完全萌出
2022.01.27	25 粘接托槽，上颌 0.018inch NiTi 弓丝入槽。13、11；23、21 放置推簧开辟种植间隙
2023.01.05	完成治疗计划，拆除上半口固定矫治器，牙面抛光；制作 Hawley 保持器，上颌前牙腭侧设计平导

【固定矫治技术操作步骤】

固定矫治器粘接规范操作

（1）物品准备：托槽、口镜、镊子、酸蚀剂、粘接剂、树脂、光固化灯、隔湿棉卷、托槽定位器。

（2）粘接流程（直接粘接法）：清洁牙面，酸蚀牙面 30 秒，气水联合冲洗牙面 30 秒，吹干牙面至牙釉质发白，均匀涂布粘接剂，放置粘接树脂于托槽底板并准确定位按压使其与牙冠密合，每个牙位光固化灯照射 5 秒（5 秒光固化灯）。

（3）医患沟通

1）术前沟通：①讲解金属托槽矫正的完整流程和风险，做好心理准备；②口腔卫生宣教，讲解进行龋齿和牙周病的治疗和控制；③粘接流程中注意每个阶段的术中告知，解除患者的紧张情绪。

2）术后告知固定矫治器粘接后注意事项：①治疗后 3 ~ 7 天可能有牙齿的轻微疼痛，可吃较软的饭或粥类食物，7 天后疼痛仍然很重或 3 天后疼痛逐渐加重需要即刻联系医生复诊；②戴上牙套后，一定要做到餐后刷牙，不可咀嚼过硬的食物，也要避免吃太黏的食物，防止矫治器脱落；③矫正期每次复诊后的 3 ~ 7 天可能会出现同样的牙齿轻度疼痛；另外，矫治器摩擦，或弓丝滑动引起尾端刺激黏膜产生口腔溃疡，可使用正畸保护蜡保护，若疼痛或溃疡未缓解需复诊；④矫治器安置好后，遵医嘱定期复诊。

【治疗中期照片】

1. 2020 年 10 月复诊，粘接上颌固定矫治器及 Nance 弓（图 1-6）。检查 55 已拔除，15 萌出中。

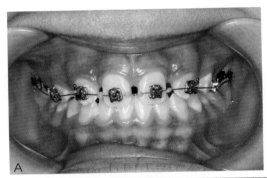

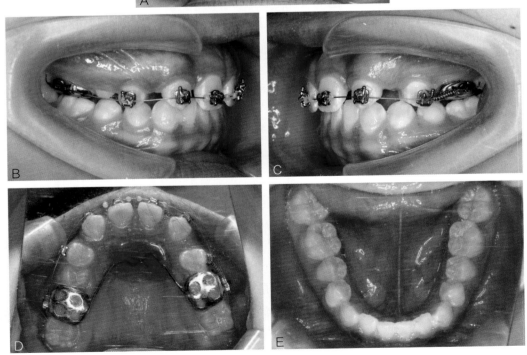

图 1-6　治疗中期口内像（2020.10）
A. 口内正面像　B. 口内右侧面像　C. 口内左侧面像　D. 上颌𬌗面像　E. 下颌𬌗面像

处理：上颌粘接 Nance 弓增强支抗维持牙弓长度；其余牙齿粘接金属自锁托槽，0.012inch NiTi 弓丝入槽。25、26 放置镍钛推簧开拓间隙。

2. 2021 年 3 月复诊情况见图 1-7。

（1）检查：24、26 已开拓 8mm 间隙。

（2）处理

1）拆除上颌 Nance 弓；16、26 粘接颊面管，更换 0.016inch NiTi 弓丝；设计 25 牵引装置。

2）转口腔外科手术暴露 25。

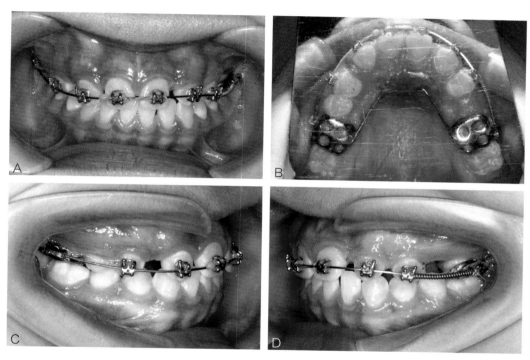

图 1-7　治疗中期口内像（2021.03）
A. 口内正面像　B. 上颌𬌗面像　C. 口内右侧面像　D. 口内左侧面像

3. 牵引装置设计

（1）牵引设计：CBCT 显示 25 埋伏牙方向为牙冠偏腭侧，牙根偏唇侧，整体方向垂直向下（图 1-8）。因此 25 缺牙区域颊腭侧各设计一个牵引钩同时牵引该埋伏牙向𬌗方，并可以及时调整牵引方向（图 1-9）。

（2）支抗设计：14—16 𬌗面铸造联冠，上颌第一前磨牙，第一磨牙区 TPA 加强支抗（图 1-9）。

【牵引装置专利】

该类铸造式埋伏牙牵引装置是于 2018 年由上海交通大学医学院附属第九人民医院口腔正畸科纪芳主任医师团队申请的国家实用新型专利——"一种上颌铸造式多用途埋伏牙牵引装置"（专利号：ZL201821457240.4），已被用于各类埋伏牙牵引及严重扭转牙矫治的临床病例，牵引效果好、治疗效率高（图 1-10）。

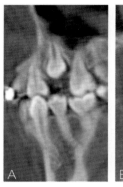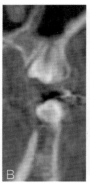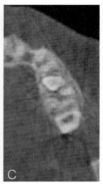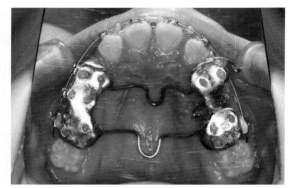

图 1-8 治疗中期 25 埋伏牙 CBCT（2021.03） A. 矢状截面 B. 冠状截面 C. 水平截面

图 1-9 上颌埋伏牙牵引装置口内观

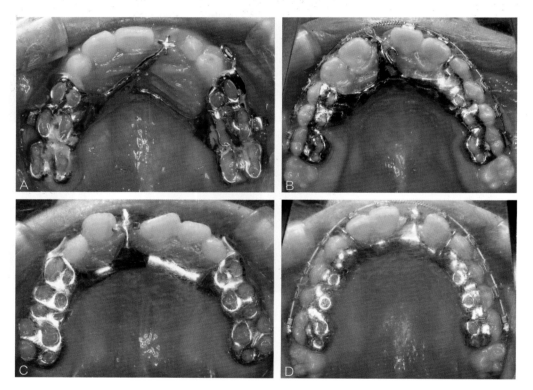

图 1-10 上颌埋伏牙牵引装置专利应用案例（纪芳主任医师团队案例）

4. 2021 年 7 月复诊情况见图 1-11。

（1）检查：25 𬌗面暴露。

（2）处理：25 𬌗面粘舌侧扣；粘接上颌埋伏牙牵引装置，轻力牵引 25。

5. 2021 年 10 月复诊情况见图 1-12。

（1）检查：25 牙冠𬌗面部分萌出。

（2）处理：拆除上颌牵引装置；上颌更换 0.018inch×0.025inch 不锈钢丝（SS），24、26 NiTi 推簧维持间隙；25 暂停牵引待其自行萌出。

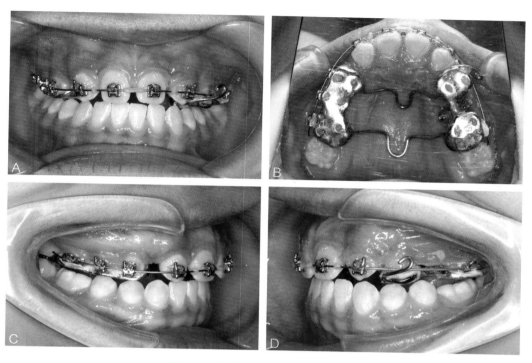

图 1-11　治疗中期口内像（2021.07）
A. 口内正面像　B. 上颌𬌗面像　C. 口内右侧面像　D. 口内左侧面像

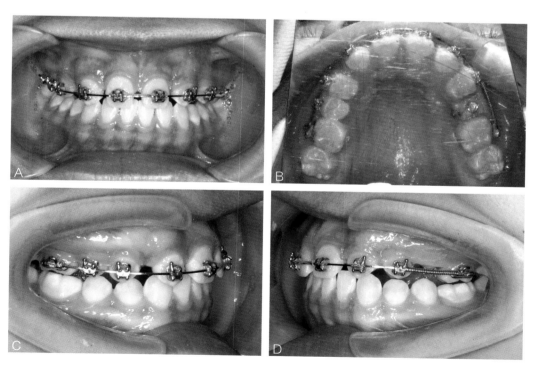

图 1-12　治疗中期口内像（2021.10）
A. 口内正面像　B. 上颌𬌗面像　C. 口内右侧面像　D. 口内左侧面像

6．2022 年 1 月复诊情况见图 1-13。

（1）检查：25 萌出至殆平面。

（2）处理：25 粘接托槽，上颌 0.018inch NiTi 弓丝入槽。13、11、23、21 放置推簧开辟种植间隙。

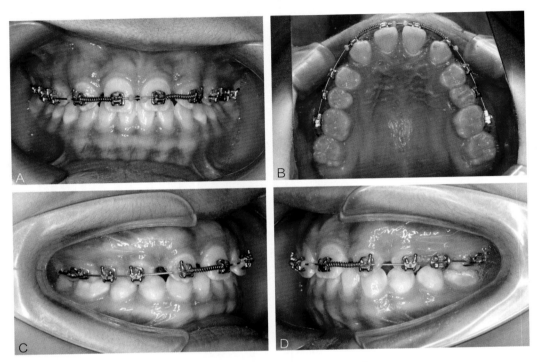

图 1-13　治疗中期口内像（2022.01）

A. 口内正面像　B. 上颌殆面像　C. 口内右侧面像　D. 口内左侧面像

第三部分　治疗结果

【临床检查】

1. 咬合关系

（1）磨牙关系：Ⅰ类。

（2）前牙覆盖：3mm。

（3）前牙覆𬌗：与术前基本一致。

（4）中线：上颌牙列中线与面中线对齐，下颌牙列中线略左偏。

（5）左侧咬合关系：磨牙Ⅰ类关系，尖牙Ⅰ类关系。

（6）右侧咬合关系：磨牙Ⅰ类关系，尖牙Ⅰ类关系。

（7）反𬌗：无。

（8）错位：无。

（9）功能𬌗关系：无前伸侧方𬌗干扰，尖牙保护𬌗，无双重咬合。

2. 治疗过程中并发症

上颌前牙龈乳头轻度水肿。

控制措施：进行口腔卫生宣教，指导患者正确刷牙，建议患者正畸治疗结束后行牙周基础治疗。

【治疗结果的不足】

在患者家属的坚持下，下颌牙列未纳入治疗，由于下颌的 Spee 曲线未得到整平，前牙覆𬌗深，可能在成人后上颌牙修复时需要配合再次矫正，患者家属已知晓并理解。

【治疗结束后影像学资料】

1. 治疗结束后影像学检查　治疗结束后全景片见图 1-14，头颅侧位片见图 1-15。

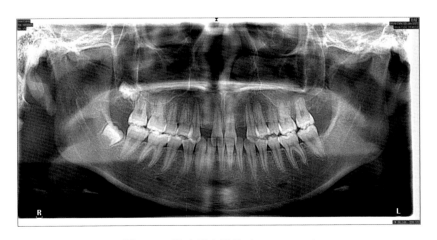

图 1-14　治疗后全景片（2023.01.05）

2.治疗结束后头影测量描记图 治疗结束后头影测量描记图见图 1-16。

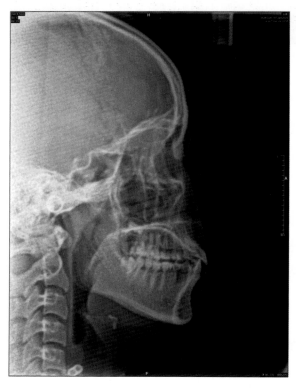

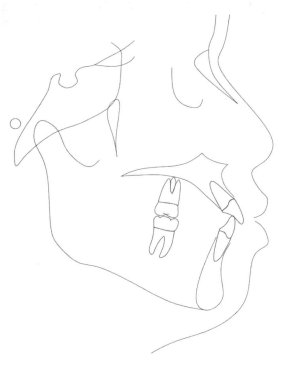

图 1-15   治疗后头颅侧位片（2023.01.05）

图 1-16   治疗后头影测量描记图（2023.01）

3.治疗结束后头影测量分析 治疗后软硬组织头影测量分析数据见表 1-4。

表 1-4   治疗结束后头影测量分析数据

测量指标	治疗前	治疗后	变化
SNA/°	83.6	83.2	−0.4
SNB/°	79.4	80.8	+1.4
ANB/°	4.2	2.4	−1.8
Wits/mm	+ 0.2	−0.8	−1.0
U1-SN/°	101.6	112.9	+11.3
L1-MP/°	85.0	89.6	+4.6
U1-L1/°	139.1	123.8	−15.3
FMA/°	25.7	24.7	−1.0
面高比/%	55.2	55.5	+0.3
L1-Apo/mm	+2.2	+3.7	+1.5
LL-EP/mm	5.4	5.0	−0.4
鼻唇角/°	96.0	93.5	−2.5

4．治疗前后头影测量值变化的解读分析

（1）骨性：SNA 减少了 0.4°，SNB 增加了 1.4°，与下颌骨的持续生长有关。ANB 降低 1.4°，Wits 降低 0.2mm，治疗后仍为骨性Ⅰ类。与上颌骨相比，下颌骨的生长更多。在治疗过程中，下颌平面角和面高比基本无变化，垂直向比例理想。

（2）牙性：矫治后上颌前牙唇倾角度增大，U1-SN 角度增加了 11.3°，达到 112.9°。由于患者要求不矫治下颌牙列，为获得足够的种植修复间隙，排齐过程中上颌前牙发生了唇倾；受限于下颌切牙位置，上颌切牙唇倾度无法得到调整。上颌重叠显示磨牙位置不变，支抗无丢失。下颌重叠显示下颌向前下生长，无明显旋转。

（3）软组织：上下唇至 E 线距离略有增加，虽然上颌前牙发生唇倾，患者软组织代偿后侧貌基本维持不变。

5．治疗前后头影测量描记图分析

治疗前后头影测量描记重叠见图 1-17 ~ 图 1-19。治疗前为黑色，治疗后为红色。

患者下颌牙列未纳入矫治，重叠后下颌第一磨牙及切牙的前移是由于患者下颌自然生长发育所引起。

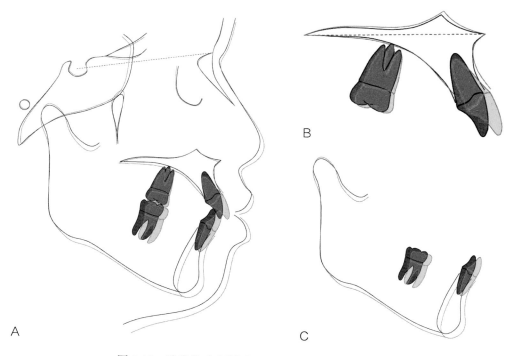

图 1-17　治疗前后头影测量描记重叠图（2023.01）

A. 以 SN 平面为基准重叠　B. 上颌重叠对比　C. 下颌重叠对比

【治疗后照片】

1．面像（图 1-18）

（1）正面：面部对称，垂直比例协调。

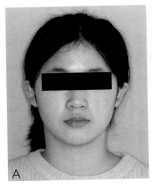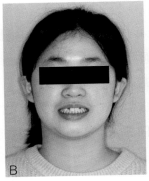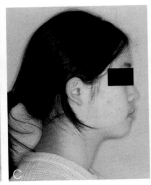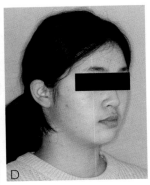

图 1-18　治疗后面像（2023.01）

A. 正面像　B. 正面微笑像　C. 90° 侧面像　D. 45° 右侧面像

（2）唇：放松状态可自然闭合。

（3）微笑：露齿不足，口角平衡。

（4）颏部：颏唇角、颏肌较前无明显变化。

（5）侧面：直面型，上下唇略前突，鼻唇角钝角，下颌平面角正常，颏部发育尚可。

2．口内像（图 1-19）

（1）拥挤及间隙：12、22 间隙可，余牙无间隙。

（2）磨牙关系：双侧磨牙中性关系。

（3）上下颌后牙关系：正常覆𬌗覆盖。

（4）上下颌前牙关系：前牙深覆𬌗Ⅱ度，覆盖正常。

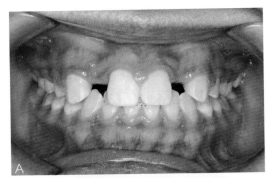

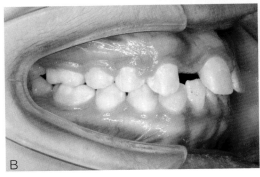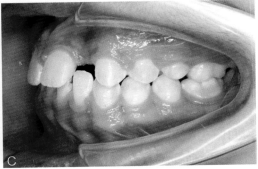

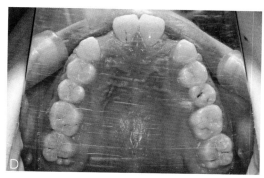
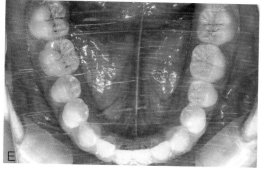

图 1-19　治疗后口内像（2023.01）

A. 口内正面像　B. 口内右侧面像　C. 口内左侧面像　D. 上颌𬌗面像　E. 下颌𬌗面像

（5）中线：上颌牙列中线正，下颌牙列中线略左偏。

（6）牙龈状况：薄龈型，上颌前牙龈乳头略水肿。

（7）牙根形状：下颌前牙区根形较明显。

（8）上下颌牙弓形态及协调性：上下颌卵圆形牙弓，形态协调。

（9）牙体状况：11、25、16、26、36、46、17、27、37、47 窝沟有色素沉着。

（10）口腔卫生：口腔卫生良好。

第四部分　思辨与解析

【治疗计划的理论依据】

1．治疗主诉考量

患者主诉是上颌前牙有缝，发现缺牙未萌，要求解决上颌牙性问题，对面型及骨型无改善需求。

2．正畸治疗

患者主要错𬌗畸形为左上颌第二前磨牙埋伏阻生以及双侧上颌侧切牙先天缺失，此外未发现明显骨性及牙列畸形问题。结合患者主诉及要求，最终方案为上颌单颌非减数固定矫治，集中间隙于12、22待成年后修复，25埋伏牙牵引治疗。

阻生牙是指由于邻牙、骨或软组织的障碍，没有足够空间而只能部分萌出或完全不能萌出的牙齿，最常见于下颌第三磨牙，其次是上颌尖牙和上颌切牙。埋伏阻生牙的治疗需要多学科联合诊疗，早发现、早诊断、早治疗有利于患牙的预后。埋伏阻生牙牵引治疗要点为评价阻生牙及邻牙的健康状况，三维空间位置以及牵引的可能性。当阻生牙发育形态正常，未发生牙根吸收或严重弯曲，无严重的异位，无病理性因素，可以考虑保留阻生牙。如果埋伏牙为水平位，或冠根为颊舌向位，需要结合CBCT影像检查分析埋伏牙的周围组织是否有萌出道，综合判断牵引的成功可能性，并告知患者知情同意。该病例治疗中25阻生牙无明显发育异常，牙冠偏腭侧，牙根偏唇侧，整体位置垂直向下，邻牙牙根健康未受到压迫；若牵引成功有利于正常𬌗关系的建立以及牙弓形态的保持，因此该阻生牙具有保留价值，设计外科开窗暴露后行牵引治疗。

3．矫治器的选择与支抗设计分析

在矫正早期，自锁托槽的矫正弓丝是圆丝和小尺寸不锈钢丝，摩擦力较低，柔和轻力就可以实现牙齿的移动，因此患者配戴也更加舒适，不适感与疼痛感也能相应减轻。

该病例涉及埋伏牙牵引治疗，埋伏牙牵引过程中邻牙易受到反作用力压低，需注意防止邻牙被压低，扭转或倾斜，可选择的支抗类型有颌内支抗、种植支抗等等，不建议单纯使用邻牙支抗。由于该患者存在上颌先天缺牙，同时需要维持牙弓长度，因此前期选用Nance弓利用腭部加强支抗，后期制作牵引装置时应用双TPA加强支抗。

4．25埋伏阻生牙牵引设计

CBCT显示25埋伏牙方向为牙冠偏腭侧，牙根偏唇侧，整体方向垂直向下，因此25缺牙区域颊腭侧各设计一个牵引钩同时牵引该埋伏牙向𬌗方，并可以及时调整牵引方向。

【思辨与分析】

SXY进行了27个月的正畸治疗，最初的治疗目标已经实现。患者侧貌较理想，仅要求矫治上颌牙性问题，治疗后患者的主诉问题得到解决，患者及家长对目前治疗结果满意。由于患者家属坚持不进行下颌牙列矫治，因此需要告知其治疗后下颌的 Spee 曲线未得到整平，前牙深覆𬌗无法纠正，治疗后确实出现了上颌前牙唇倾的不利后果，可能需要配合修复进行再次矫正。治疗前患者及家属知情同意。

1．骨性

患者的面型基本理想，无骨性问题，治疗后矢状向，垂直向骨型均维持原状。

2．牙性

治疗后后牙咬合关系良好，建立了Ⅰ类咬合关系，且上下颌牙列接触紧密。25 埋伏牙经正畸牵引治疗排齐于牙弓中，该牙𬌗面形态不同于正常第二前磨牙，但颊侧形态与正常第二前磨牙无差异，且牙龈形态同健康牙。全景片显示该牙牙根发育良好。经种植科会诊，上颌侧切牙修复间隙足够；余牙列无间隙，上颌中线正。

治疗结束后前牙覆盖略有增加，上颌前牙唇倾角度增大，由于患者要求不矫治下颌牙列，为获得足够的种植修复间隙，排齐过程中上颌前牙发生了少量唇倾；受限于下颌切牙位置，上颌切牙唇倾度无法得到调整。上颌重叠显示磨牙位置不变，支抗无丧失。下颌重叠显示下颌向前下生长，无明显旋转。

治疗结束后前牙仍为Ⅱ度深覆𬌗，下颌 Spee 曲线也较深。为改善这一不足，为患者制作了兼具保持功能及打开咬合功能的保持器，在传统 Hawley 保持器前牙区设计平面导板，压低下颌前牙有助于打开咬合减小前牙深覆𬌗，同时进一步增加缺牙区的𬌗龈向距离，有利于其成年后行先天缺失的侧切牙种植修复。

矫治过程中发现，患者牵引萌出的 25 及后牙存在深窝沟，建议患者进行窝沟封闭治疗；矫治结束后上颌前牙牙龈乳头可见水肿，嘱患者进行牙周治疗。

3．软组织

上下唇至 E 线距离略有增加，虽然上颌前牙发生唇倾，由于患者软组织偏厚，侧貌基本维持不变。

4．医源性改变

埋伏阻生牙牵引过程中可能产生的并发症包括：造成邻牙牙根吸收；邻牙支抗不足或丢失；邻牙继发性阻生；牙槽骨骨开窗骨开裂；牙周附着丧失等。通过 CBCT 三维评估牙齿的位置与合理的支抗设计，患者治疗后阻生牙及邻牙牙根长度均未见明显变化，牙槽骨牙周组织健康，无不利并发症情况发生。

参考文献

1. 赵志河. 口腔正畸学. 7 版. 北京：人民卫生出版社，2020.
2. BEDOYA M M, PARK J H. A review of the diagnosis and management of impacted maxillary

canines. J Am Dent Assoc., 2009 Dec, 140(12): 1485-1493.

3.　OBEROI S, KNUEPPEL S. Three-dimensional assessment of impacted canines and root resorption using cone beam computed tomography. Oral Surgery, Oral Medicine, Oral Pathology and Oral Radiology, 2012，113(2): 260-267.

4.　SHAPIRA Y, KUFTINEC M M. Early diagnosis and interception of potential maxillary canine impaction. J Am Dent Assoc, 1998, 129: 1450-1454.

5.　李煌. 埋伏阻生牙的正畸矫治风险及防范措施. 中华口腔医学杂志，2019，54（12）: 819-824.

（郭　颖　纪　芳）

第二章

骨性 I 类均角儿童非拔牙活动矫治

病例简介 ▶

　　ZHY 是一名年龄 8 岁的男性儿童，问题列表包括 52、21、62 反 船，74、75、84、85 龋齿，腺样体增生、扁桃体肥大，舌低位，上唇系带附着低，下颌前牙轻度拥挤，1.5mm 中线不齐。

　　正畸治疗方案为活动矫治器（上颌船垫＋箭头卡＋单臂卡＋双曲舌簧），纠正个别前牙反船，解除前牙船创伤。

第一部分　治疗前评估

【患者一般情况】

1．姓名　ZHY。

2．性别　男。

3．出生日期　2015年7月。

4．治疗开始时年龄　8岁。

【主　诉】　上颌前牙不齐1年。

【现病史】　有鼻炎史，有腺样体增生及扁桃体肥大史，有口呼吸习惯，有右侧偏侧咀嚼史。

【既往史】　否认家族性遗传性疾病史，否认夜磨牙，否认正畸治疗史，否认金属树脂等过敏史，否认系统性疾病史，否认药物过敏史。

【临床检查】

1．口外检查

（1）正面观：面部左右不对称，右侧较狭长，颏点略左偏。三庭比例较为协调，唇休息位露齿3mm，微笑露齿5mm，𬌗平面左高右低。

（2）侧面观：直面型，面中1/3略凹陷；下唇突于E线前方，鼻唇角在正常范围内；软组织颏点位于零子午线上。

2．口内检查

（1）软组织：上唇系带附着较低，牙龈可见红肿。

（2）口腔卫生：牙面见广泛软垢。

（3）牙列

上颌	16 55 54 53 52 51	61 62 63 64 65 26
下颌	36 75 74 73 72 71	81 82 83 84 85 46

（4）一般牙体检查：74、84远中邻𬌗面龋、75、85近中邻𬌗面龋。

（5）拥挤/间隙：11、21间约2mm间隙。

1）上颌：卵圆形牙弓，11唇倾，21腭向位。后牙段排列较整齐；11、21间约2mm间隙。

2）下颌：卵圆形牙弓，前牙段轻度拥挤，切牙略舌倾；后牙段无拥挤，共2.5mm拥挤度。

（6）咬合关系

1）覆盖：21/31反覆盖1mm。

2）覆𬌗：浅覆𬌗。

3）中线：上颌中线正，下颌中线左偏1.5mm。

4）左侧咬合关系：磨牙Ⅲ类关系；尖牙Ⅲ类关系。

5）右侧咬合关系：磨牙Ⅲ类关系；尖牙Ⅲ类关系。

6）反𬌗：52/83、42；21、62/31、32。

7）易位：无。

8）其他：Spee 曲线 2mm。

3．功能检查

颞下颌关节：开口度 3cm，开口型正常，张口未及弹响、否认压痛。

【治疗前照片】

1．面像（图 2-1）

（1）正面：直面型，面中 1/3 略凹陷；软组织颏点位于零子午线上；垂直向：下颌平面角基本正常；水平向：面部左右不对称，右侧较长，颏点略左偏。

（2）唇：静息露齿 3mm，唇能自然闭合。

（3）微笑：微笑露齿 5mm。

（4）颏部：颏唇沟基本正常，颏肌未见紧张。

（5）侧面：直面型，面中 1/3 略凹陷；软组织颏点位于零子午线上。下唇略突于 E 线前方，鼻唇角在正常范围内。

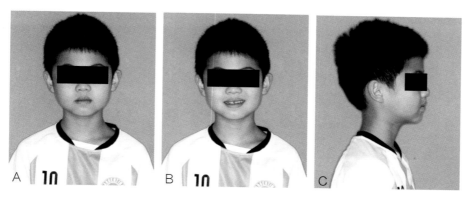

图 2-1　治疗前面像

A. 正面像　B. 正面微笑像　C. 90° 侧面像

2．口内像（图 2-2）

（1）拥挤及间隙：11、21 间约 2mm 间隙，下颌前牙轻度拥挤。

（2）尖牙和磨牙关系：基本中性。

（3）上下颌后牙关系：覆𬌗覆盖基本正常。

（4）上下颌前牙关系：52/83、42；21、62/31、32 反覆𬌗、反覆盖。

（5）中线：上颌牙列中线齐，下颌牙列中线左偏 1.5mm。

（6）前后牙列牙龈状况：上唇系带附着较低，牙龈略红肿。下颌前牙唇侧根形明显。

（7）上下颌牙弓形态及协调性：上下颌牙弓呈卵圆形，形态基本协调。

（8）牙体状况：74、84 远中邻𬌗面龋，75、85 近中邻𬌗面龋。

（9）口腔卫生：上下颌前牙见菌斑、软垢。

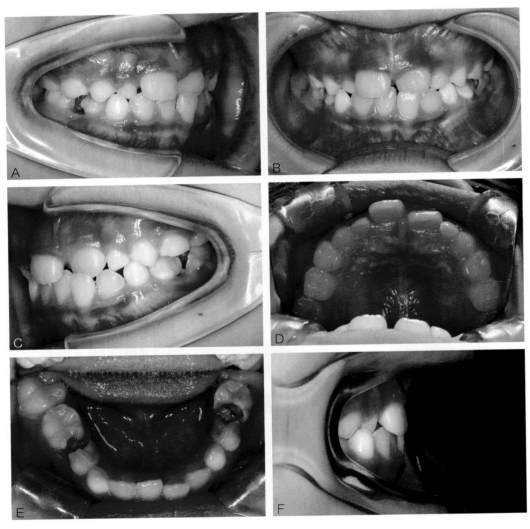

图 2-2　治疗前口内像

A.口内右侧面像　B.口内正面像　C.口内左侧面像　D.上颌𬌗面像　E.下颌𬌗面像　F.覆𬌗覆盖像

【治疗前影像学资料】

1．治疗前影像学检查

治疗前全景片见图 2-3，头颅侧位片见图 2-4，前牙区 CBCT 影像见图 2-5。

2．治疗前影像学检查结果

（1）全景片：17、15、14、13、12、22、23、24、25、27、33、34、35、37、43、44、45、47 未萌。

（2）头颅侧位片：参考头影测量分析，腺样体增生，扁桃体肥大。

（3）CBCT：上下颌前牙唇侧骨皮质薄。

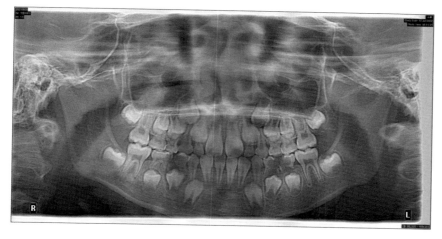

图 2-3 治疗前全景片

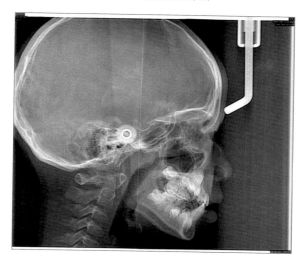

图 2-4 治疗前头颅侧位片

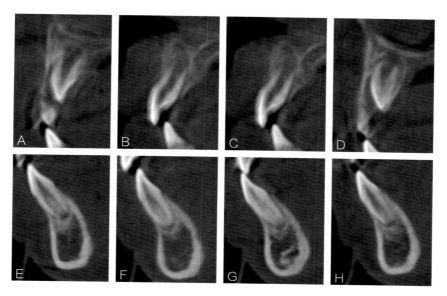

图 2-5 治疗前 CBCT 前牙矢状向截面

A. 12 矢状面 B. 11 矢状面 C. 21 矢状面 D. 22 矢状面 E. 42 矢状面 F. 41 矢状面 G. 31 矢状面 H. 32 矢状面

（4）先天缺牙：无。

（5）其他：75、85 近中龋；74、84 远中龋，左侧髁突稍短。

3．治疗前头影测量描记图　治疗前头影测量描记图见图 2-6。

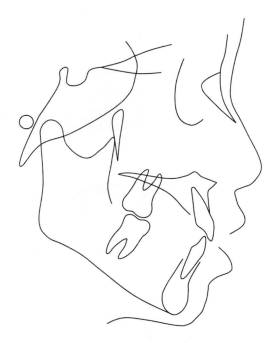

图 2-6　治疗前头影测量描记图

4．治疗前头影测量分析　治疗前软硬组织头影测量分析数据见表 2-1。

表 2-1　治疗前头影测量分析数据

指标	治疗前	正常值
SNA/°	83.06	82.8 ± 4.1
SNB/°	80.52	80.1 ± 3.9
FH-NPo/°	85.7	85.4 ± 3.7
NA-APo/°	4.79	6 ± 4.4
FMA（FH-MP）/°	28.53	27.3 ± 6.1
MP-SN/°	34.51	30.4 ± 5.6
Co-Go/mm	46.78	59 ± 3.2
S-N/mm	56.65	71 ± 3
SN/GoMe	97.28%	100% ± 10%
ANB/°	2.54	2.7 ± 2
Wits/mm	−3	0 ± 2

续表

指标	治疗前	正常值
ANS-Me/Na-Me	54.84%	54.4% ± 2.3%
ALFH/PLFH（前后面高比）/%	158.4	150 ± 0
U1-SN/°	107.45	105.7 ± 6.3
IMPA（L1-MP）/°	88.39	96.7 ± 6.4
U1-L1/°	132.65	124 ± 8.2
UL to E-plane/mm	2.01	−1.4 ± 0.9
LL to E-plane/mm	4.14	0.6 ± 0.9

5．头影测量值解读分析

（1）骨性：头影测量分析显示患者为骨性Ⅰ类，ANB 为 2.5°。

（2）牙性：上颌前牙角度正常，下颌前牙舌倾（L1-MP 88.39°）。

（3）软组织：上下唇均略前突于 E 线前方。

【问题列表】

1．52/83、42，21、62/31、32 反𬌗。

2．74、75、84、85 龋齿。

3．腺样体增生、扁桃体肥大。

4．上唇系带附着低。

5．下颌前牙轻度拥挤。

6．下颌中线左偏 1.5mm。

【治疗计划】

1．矫治目标

（1）美观：纠正 21 个别牙反𬌗，维持现有直面型。

（2）功能：纠正 21 个别牙反𬌗，解除其𬌗创伤并建立良好的前牙切导关系。

（3）稳定与健康：解除对上颌发育的抑制，随访观察下颌发育过度的情况，择期行阻断性治疗。

2．治疗方案一

（1）矫治器：上颌𬌗垫 + 箭头卡 + 单臂卡 + 双曲舌簧（52、62 处备舌簧）。

（2）支抗设计：上颌𬌗垫 + 腭部基托 + 16、26 箭头卡，提供支抗。

（3）其他治疗：74、75、84、85 行牙体治疗；建议患者会诊腺样体增生、扁桃体肥大；上唇系带附着较低，必要时行上唇系带修整术。

（4）健康宣教：刷牙宣教。

（5）保持：矫正结束后不进行保持器配戴，定期随访。

（6）稳定性及预后评估：推 21 略向唇向可以解除 21 的殆创伤，同时有利于解除对上颌发育的抑制，防止下颌发育过度，个别牙反殆解除后采取自然保持。患者存在Ⅲ类面形生长发育趋势，故不能排除日后可能需正颌手术治疗的可能，前牙反殆已存在一定时间，21、31、32、42 可能存在松动风险。

3．治疗方案二

（1）矫治器：上颌殆垫＋前牵引装置。

（2）支抗设计：以额部及颏部作为主要支抗。

（3）其他治疗：74、75、84、85 行牙体治疗；建议患者会诊腺样体增生、扁桃体肥大；上唇系带附着较低，建议观察，必要时行上唇系带修整术。

（4）健康宣教：刷牙宣教。

（5）保持：定期随访观察颌骨的生长发育情况。

（6）稳定性及预后评估：患者表现出一定的Ⅲ类发育趋势，但目前没有表现出上颌矢状向明显生长发育不足，主要是牙性的问题，过早利用前牵可能过分促进上颌骨发育，对面型及生长型产生不良影响。

4．两个计划的优势和劣势比较和选择理由

（1）治疗计划的优势

1）治疗计划一：简单，高效，针对前牙的反殆直接治疗，患者配合相对简单。

2）治疗计划二：提前干预患者的Ⅲ类趋势，利用矫形力促进上颌向前生长。

（2）治疗计划的劣势

1）治疗计划一：单纯解决个别牙反殆问题，对患者骨性Ⅲ类趋势未进行干预，仅仅进行预防和阻断治疗。

2）治疗计划二：患者目前没有表现出上下颌矢状向明显不调的骨性问题，过早利用前牵可能过分促进上颌骨发育，对面型及生长型产生不良影响，前牵引后还需要矫治牙齿的排列问题。

（3）治疗计划选择理由：患者目前表现出骨性Ⅲ类的发育趋势，未发现明显的骨性问题。前牙反殆主要是由于牙萌出中错位而产生的咬合干扰，通过解除病因、纠正前牙反殆可以简单、高效地达到矫治效果，阻断不良咬合产生的刺激下颌骨前伸的功能干扰，使其恢复正常的颌骨生长发育状态。

第二部分　矫治过程

【治疗流程】

1. 治疗开始日期　2022 年 1 月。
2. 治疗开始时患者年龄　8 岁。
3. 治疗结束日期　2023 年 1 月。
4. 治疗结束时患者年龄　8.5 岁。
5. 保持情况　自然保持。
6. 总治疗时长　5 个月。

【治疗关键步骤】　以时间顺序列出关键复诊时间及操作内容，详见表 2-2。

表 2-2　治疗中关键步骤

日期	步骤
治疗第 1 个月	初戴𬌗垫，调磨𬌗垫、调整卡环，舌簧加力，每日除进食、刷牙外全程配戴𬌗垫。予以配戴指导
治疗第 2 个月	患者配戴效果良好，调磨𬌗垫、调整卡环，舌簧加力
治疗第 3 个月	患者配戴效果良好，调磨𬌗垫、调整卡环，舌簧加力
治疗第 4 个月	患者配戴效果良好，调磨𬌗垫、调整卡环，舌簧加力
治疗第 5 个月	停戴𬌗垫，自然保持

【活动矫治技术操作步骤】

活动矫治器调整规范操作

（1）工具准备：三德钳、直手机、调磨树脂的钻头、咬合纸、持针器，口镜，镊子。

（2）操作步骤：调整牙科治疗椅使患者的口腔达到暴露视野最佳状态，为患者讲解矫治器的基本配戴方法。然后试戴𬌗垫，对箭头卡、单臂卡进行调整使其固位良好；其次将咬合纸置于𬌗垫与下颌之间，嘱患者进行咬合运动，对咬合高点进行调磨，直至双侧后牙均匀与𬌗垫接触，前牙打开至解除𬌗干扰；最后对舌簧加力使其对反𬌗的前牙产生推力。

（3）操作技能：箭头卡、单臂卡的调整，需要贴合牙面，实现良好固位；𬌗垫调磨至双侧后牙均匀与𬌗垫接触，前牙打开至解除𬌗干扰；舌簧加力不可过大，以免其反作用力影响箭头卡、单臂卡的固位。

（4）医患沟通：叮嘱家长督促患儿配戴矫治器，讲解初次配戴𬌗垫会有异物感、不适感，配戴 1～3 日后可逐渐适应；告知配戴时长与矫治效果呈正相关；告知配戴过程中需注意口腔卫生，口腔卫生宣教。适应 1 周后复诊，之后每 2 周复诊 1 次对舌簧加力。告知若出现矫治器断裂、丢失需及时复诊。告知若日后反𬌗复发，青少年期可视情况尝试矫形治疗或待成人后行正畸 - 正颌联合治疗。

【治疗中期照片】

治疗第 1 个月情况见图 2-7，初戴𬌗垫，调磨𬌗垫、调整卡环，双曲舌簧加力。

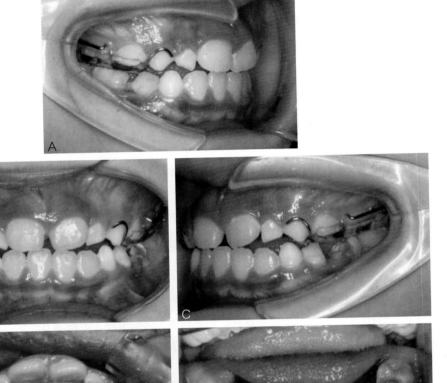

图 2-7　治疗中期照片

A. 口内右侧面像　B. 口内正面像　C. 口内左侧面像　D. 上颌𬌗面像　E. 下颌𬌗面像

第三部分　治疗结果

【临床检查】

1．咬合关系

（1）覆盖：反覆盖解除。

（2）覆𬌗：52/83、42；21、62/31、32 反𬌗解除。

（3）中线：上颌牙列中线与面中线对齐，下颌牙列中线左偏 1.5mm。

（4）左侧咬合关系：磨牙Ⅰ类关系，尖牙Ⅰ类关系。

（5）右侧咬合关系：磨牙Ⅰ类关系，尖牙Ⅰ类关系。

（6）反𬌗：无。

（7）错位：无。

（8）功能𬌗关系：无前伸侧方𬌗干扰，尖牙保护𬌗，无双重咬合。

2．治疗过程中并发症　治疗过程中无明显并发症。

【治疗结束后影像学资料】

1．治疗结束后影像学检查　治疗结束后全景片见图 2-8，头颅侧位片见图 2-9。

2．治疗结束后头影图迹　治疗结束后头影测量描记图见图 2-10。

3．治疗结束后头影测量分析　治疗前后软硬组织头影测量分析数据见表 2-3。

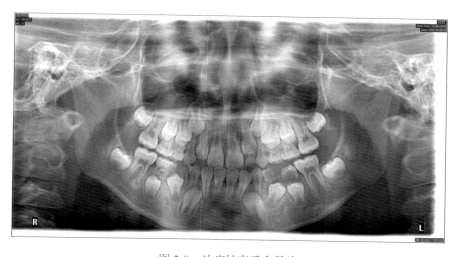

图 2-8　治疗结束后全景片

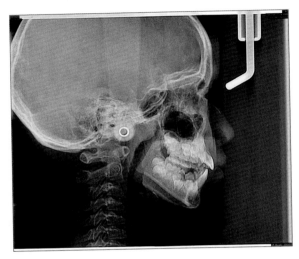

图 2-9 治疗结束后头颅定位侧位片

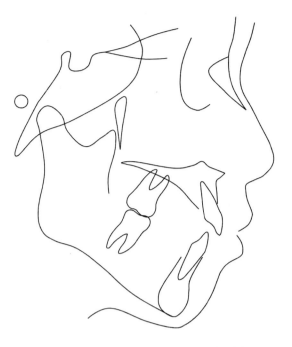

图 2-10 治疗结束后头影测量描记图

表 2-3 治疗前后头影测量分析数据

指标	治疗前	治疗后	变化
SNA/°	83.06	83.12	+0.06
SNB/°	80.52	79.14	−1.38
FH-NPo/°	85.7	86.05	+0.35
NA-APo/°	4.79	7.51	+2.72
FMA（FH-MP）/°	28.53	29.55	+1.02
MP-SN/°	34.51	35.2	+0.69
Co-Go/mm	46.78	47.81	+1.03
S-N/mm	56.65	56.08	−0.57
SN/GoMe	97.28%	95.18%	−2.1%
ANB/°	2.54	3.98	+1.44
Wits/mm	−3	−0.44	+2.56
ANS-Me/Na-Me	54.84%	55.88%	+1.04%
ALFH/PLFH（前后面高比）/%	158.4	153.94	−4.46
U1-SN/°	107.45	106.71	−0.74
IMPA（L1-MP）/°	88.39	86.95	−1.44
U1-L1/°	132.65	131.14	−1.51
UL to E-plane/mm	2.01	1.34	−0.67
LL to E-plane/mm	4.14	3.66	−0.48

4．头影测量值变化的解读分析

（1）骨性：SNB 减少了 1.38°，FMA 增加了 1°，Wits 增加 2.56mm，下颌有向前向下生长的趋势。面高无明显变化，说明矫治过程中垂直向变化不大。上下颌前牙的关系得到改善。

（2）牙性：治疗后患者下颌前牙的角度减少了 –1.44°，结合骨性数据可以看出患者存在下颌骨向前向下生长发育，下颌前牙有代偿性舌倾的表现。

（3）软组织：无明显变化。

5．头影测量描记图重叠分析

将治疗前后的头影测量描记图重叠（图 2-11 ~ 图 2-13），分析颌骨及牙齿的变化情况。治疗前为黑色，治疗后为红色。

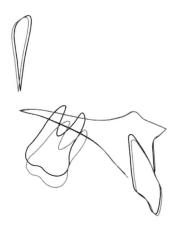

图 2-12　上颌重叠对比

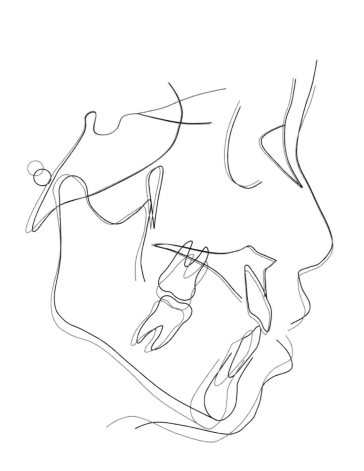

图 2-11　SN 平面为基准重叠头影测量描记图

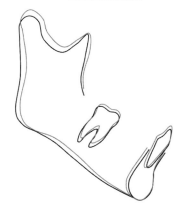

图 2-13　下颌重叠对比

【治疗后照片】

1．面像　图 2-14 为患者治疗后面像。

2．口内像　图 2-15 为患者治疗后口内像。

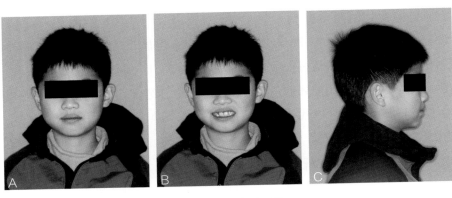

图 2-14　治疗后面像
A. 正面像　B. 正面微笑像　C. 90° 侧面像

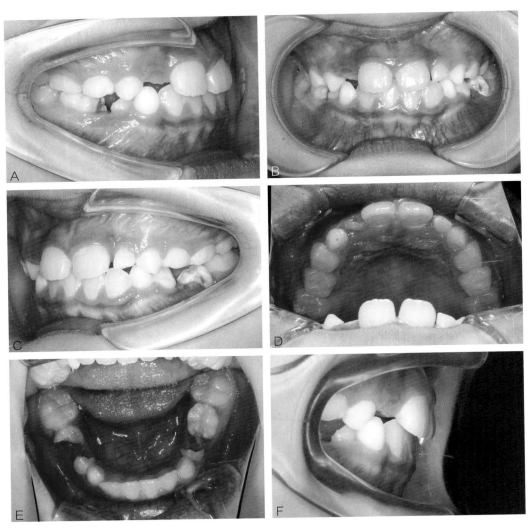

图 2-15　治疗后口内像
A. 口内右侧面像　B. 口内正面像　C. 口内左侧面像　D. 上颌𬌗面像　E. 下颌𬌗面像　F. 覆𬌗覆盖像

第四部分 思辨与解析

【治疗计划的理论依据】

1．治疗动机

患者及家长主诉为解决上颌前牙个别牙反𬌗问题，考虑到患者目前替牙列期，同时患者依从性较好，选择𬌗垫+舌簧的活动矫治器，打开咬合解除前牙𬌗干扰的同时缓慢将腭侧 21 移动到正常位置，建立正常覆盖，恢复正常下颌骨的咬合运动，可以起到阻断不正常的肌肉力量，引导颌骨正常生长发育。

2．支抗设计

𬌗垫基托可以提供支抗，患者 16、26 已萌出，设计箭头卡固位，但由于 16、26 牙冠较短小，倒凹小，故增加 53、63 单臂卡增强固位。

3．矫治器选择与正畸生物力学

患者依从性较好，选择活动矫治器能坚持配戴。

𬌗垫基托本身提供支抗，16、26 箭头卡以及 53、63 单臂卡固位，舌簧对 21 提供间歇唇倾矫治力纠正其反𬌗，同时舌簧对前牙的唇向推力产生反作用力，可能会使箭头卡和单臂卡脱位，舌簧失去对前牙的推力而影响治疗效果。因此，在试戴矫治器的时候需要检查其固位性，保证固位良好是矫治器发挥作用的关键。

【思辨与分析】

患者进行了 5 个月的活动矫治器治疗，治疗目标已经实现，主诉也得到了解决。家长及患儿均对治疗结果满意。

1．**骨性** 在治疗过程中，通过纠正个别牙反𬌗，建立正常覆盖，使得下颌能够自由后退，进行正常的下颌骨运动。并且正常的前牙覆盖，限制了下颌的过度向前发育，可以引导矢状向骨骼生长得到一定程度的改善。但是患者仍然存在Ⅲ类骨性错𬌗的发育趋势，后续需要定期复诊，根据其颌骨生长发育的情况，决定是否需要矫形治疗干预。

2．**牙性** 通过舌簧将 21 移动至正常位置，建立正常覆盖。患者 52、62 治疗前也为反𬌗，但治疗过程中开始松动，乳牙被恒牙替换，初始设计在 52、62 舌侧也设计了舌簧，以备 12、22 出现反𬌗时使用。后续需定期复诊观察 12、22 的萌出情况以及是否出现反𬌗。

3．**软组织** 患者软组织基本无改变。

4．**医源性改变** 未发生任何并发症。

5．**思辨**

（1）从病因分析，根据专家共识，导致患儿错𬌗畸形的重要病因主要是环境因素，在环境因素中，呼吸方式以及口腔不良习惯是重要原因之一。对于该患者否认了家族性遗传性疾病史，病史问询和检查发现腺样体增生、扁桃体肥大，并伴有口呼吸方式（但是强度不详），同时家长描述存在下颌习惯性前伸的不良习惯，这些均是导致前牙反𬌗的病因。因此建议患者尽早去耳鼻喉科诊治腺样体增生、扁桃体肥大，从病因角度入手，解除病因导致的不良影响。

（2）从矫治原则来看，在该阶段，主要是重在破除口腔不良习惯和前牙反𬌗，阻断不良的颌骨发育趋势，创造良好的环境因素以利于儿童牙颌面生长发育。早期矫治以简单、高效为主要原则，并且考虑到儿童处于生长发育期，该阶段的矫治强调矫治器加力配合口腔肌肉功能辅助训练（如舌肌训练）结合的方式进行矫治，因此设计了上颌𬌗垫式双曲舌簧活动矫治器，解除前牙𬌗创伤的同时，用间歇力将反𬌗的个别牙纠正到正常位置，并且配合舌肌训练（弹舌等），以及纠正口呼吸习惯，从而创造良好的口腔功能环境。

（3）在上颌活动矫治器唇侧可以添加唇弓，防止上颌前牙过度唇倾，起到限制作用。

参考文献

1. 房兵，金作林，白玉兴，等. 儿童和青少年早期错𬌗畸形诊治策略的专家共识. 上海口腔医学，2021，30（5）：449-455.

2. 李小兵，叶全富，贺红，等. 中国儿童错𬌗畸形早期矫治专家共识. 华西口腔医学杂志，2021，39（4）：369-376.

3. NASCIMENTO R R, MASTERSON D, TRINDADE M C, et al. Facial growth direction after surgical intervention to relieve mouth breathing: a systematic review and meta-analysis. Richtung des Gesichtswachstums nach chirurgischen Eingriffen zur Verbesserung der Mundatmung: systematisches Review und Metaanalyse. J Orofac Orthop, 2018, 79(6): 412-426.

4. KOLETSI D, MAKOU M, PANDIS N. Effect of orthodontic management and orofacial muscle training protocols on the correction of myofunctional and myoskeletal problems in developing dentition. A systematic review and meta-analysis. Orthod Craniofac Res, 2018, 21(4): 202-215.

5. BAE J, KIM D K. Risk factors for residual mouth breathing in children who had completely resolved obstructive sleep apnea after adenotonsillectomy. Eur Arch Otorhinolaryngol, 2020, 277(10): 2913-2919.

（宋欣羽　夏伦果）

第三章

骨性Ⅰ类均角非拔牙无托槽隐形矫治

病例简介 ▶

患者，女，25岁。问题列表包括安氏Ⅲ类亚类错𬌗，Ⅰ度深覆𬌗，上颌牙列轻度拥挤、下颌牙列中度拥挤，上下颌牙宽度（Bolton指数）不调，12锥形牙，17、46龋齿，口腔卫生不良，牙龈红肿，上下颌前牙唇侧牙槽骨薄。

正畸治疗方案为非拔牙正畸治疗，上下颌牙列推磨牙远中移动创造间隙排齐牙列，纠正Ⅲ类错𬌗畸形。腭部微种植体支抗钉加强支抗，应用无托槽隐形矫治器治疗。

第一部分　治疗前评估

【患者一般情况】

1．姓名　JAQ。

2．性别　女。

3．出生日期　1994 年 6 月 7 日。

4．治疗开始时年龄　25 岁。

【主　诉】　牙列不齐多年，要求矫正。

【现病史】　恒牙替换后牙列拥挤不齐。

【既往史】　否认口腔不良习惯和口腔相关治疗史。既往体健，否认系统性疾病史。

【临床检查】

1．口外检查

（1）正面观：面部长宽比约为 1.4 : 1，颧骨未见突出，下颌角圆钝，三停比例 1 : 1.2 : 1.1。
上唇长度 19mm，唇休息位无明显露齿，笑露齿 6.5mm。面部基本对称，𬌗平面未见偏斜。

（2）侧面观：直面型，均角，鼻唇角稍钝，颏唇沟深度在正常范围内。

2．口内检查

（1）牙列

上颌	17 16 15 14 13 12 11	21 22 23 24 25 26 27
下颌	47 46 45 44 43 42 41	31 32 33 34 35 36 37

（2）一般牙体检查：12 锥形牙，17、46 龋齿。

（3）拥挤 / 间隙

1）上颌：卵圆形牙弓，前、后牙段均存在轻度拥挤，共有 1.81mm 拥挤度。

2）下颌：卵圆形牙弓，前、后牙段均存在轻度拥挤，共 5.65mm 拥挤度。

（4）牙周组织：口腔卫生不良，牙龈稍红肿，黏膜未见明显异常。

（5）咬合关系

1）切牙关系：Ⅰ类。

2）覆盖：2.2mm。

3）覆𬌗：Ⅰ度深覆𬌗。

4）中线：上下颌中线正。

5）左侧咬合关系：磨牙Ⅲ类关系，尖牙Ⅰ类关系。

6）右侧咬合关系：磨牙Ⅰ类关系，尖牙Ⅰ类关系。

7）反𬌗：无。

8）易位：无。

9）其他：Spee 曲线 2.5mm。

3．功能检查

颞下颌关节：开口度 3.5cm，张口型"↓"，未及弹响。CO-CR 位协调一致，张闭口未及弹响压痛。

【治疗前照片】

1．面像　主要包括正面像、正面微笑像、45° 侧面像及 90° 侧面像（图 3-1）。

（1）正面：面部基本对称，垂直比例无明显异常，咬合平面正。

（2）唇：长度正常，无开唇露齿。上下唇无明显外翻或突缩，唇闭合正常。

（3）微笑：露齿约 6.5mm，中位笑线，口角与瞳孔距离基本对称。

（4）颏部：颏唇沟正常，颏肌未见明显紧张。

（5）侧面：直面型，鼻唇角稍钝，下颌平面角正常，颏位置正常。

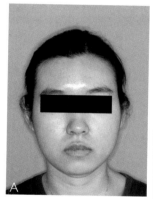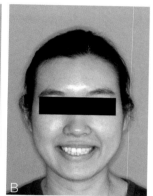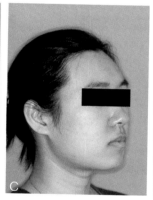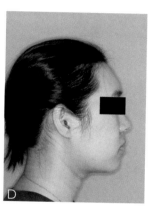

图 3-1　治疗前面像

A. 正面像　B. 正面微笑像　C. 45° 侧面像　D. 90° 侧面像

2．口内像　主要包括正侧面观及𬌗面观（图 3-2）。

（1）拥挤：上颌 1.81mm 拥挤度，下颌 5.65mm 拥挤度。

（2）尖牙和磨牙关系：左侧尖牙Ⅰ类关系、磨牙Ⅲ类关系；右侧尖牙与磨牙均为Ⅰ类关系。

（3）上下颌后牙关系：覆𬌗覆盖正常。

（4）上下颌前牙关系：Ⅰ度深覆𬌗，浅覆盖。

（5）中线：上下颌中线正。

（6）前后牙列牙龈状况：牙龈乳头、牙龈厚度正常。

（7）牙根形状：上下颌前牙根形未见明显暴露。

（8）上下颌牙弓形态及协调性：卵圆形，上下颌牙弓宽度大小协调。

（9）牙体状况：12 锥形牙，17、46 龋齿。

（10）口腔卫生：龈缘软垢。

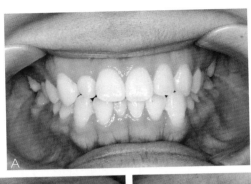

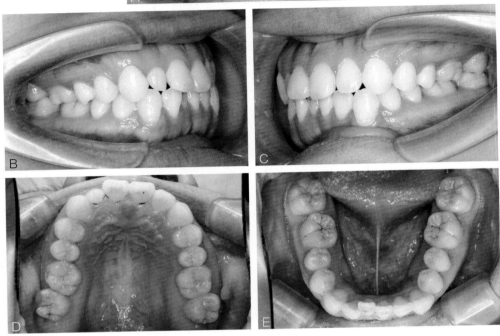

图 3-2   治疗前口内像

A.口内正面像   B.口内右侧面像   C.口内左侧面像   D.上颌𬌗面像   E.下颌𬌗面像

【治疗前影像学资料】

1.全景片（图 3-3）   12 牙冠及牙根相对短小，牙槽骨未见明显吸收，双侧髁突形态及高度基本对称，上颌双侧第二前磨牙、第一磨牙之间窦底位置较低。

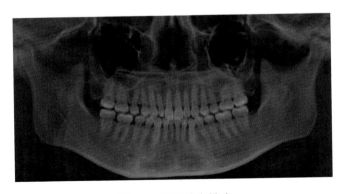

图 3-3   治疗前全景片

2．头颅侧位片（图 3-4）　具体数值参考头影测量分析。

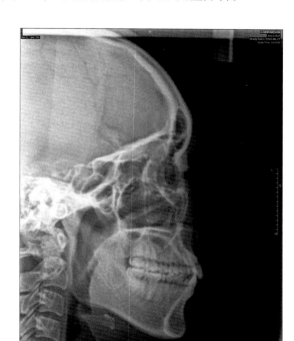

图 3-4　治疗前头颅侧位片

【其他检查】

Bolton 指数分析：用于判断上下颌牙弓中是否存在牙冠宽度不协调的问题，具体数值见表 3-1。

表 3-1　Bolton 指数分析

牙弓	牙近远中宽度 /mm						总宽度
	右侧			左侧			
	尖牙	侧切牙	中切牙	中切牙	侧切牙	尖牙	
上颌	8.63	5.94	8.75	8.30	7.33	8.54	47.49
下颌	7.37	6.23	5.35	5.45	6.38	7.47	38.25

上颌 6 颗牙总宽度（3—3）= 47.49

下颌 6 颗牙总宽度（3—3）= 38.25

前牙 Bolton 指数 = 38.25/47.49 × 100% = 80.54%（77.2% ± 1.65%）

该比例在平均值的一个标准差之外，这表明由于 12 锥形牙的存在，导致前牙 Bolton 比失调，下颌前牙宽度相对于上颌轻微偏大约 1.58mm，而如果按照 22 的宽度修复 12，前牙 Bolton 比将会达到正常值。

【治疗前头影测量描记图】 对治疗前头颅侧位片进行头影测量，图迹见图 3-5。

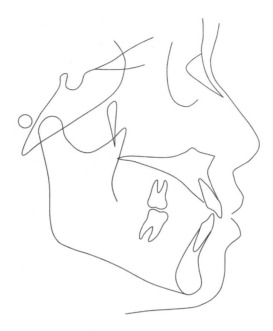

图 3-5   治疗前头影测量描记图

【治疗前头影测量分析】

治疗前软硬组织头影测量分析数据见表 3-2。

表 3-2   治疗前头影测量分析数据

指标	治疗前	正常值
SNA/°	80.6	82 ± 3.5
SNB/°	77.2	79 ± 3
ANB/°	3.4	3 ± 2
SN-MP/°	5.8	8 ± 3
Wits/mm	−0.29	−1.5 ± 3.0
U1-PP/°	116.3	118 ± 6
IMPA/°	92	97 ± 7
U1-L1/°	126.9	115 ± 8
FMA/°	25.9	26 ± 5
UAFH/mm	54.1	54.0 ± 3.5
LAFH/mm	72.3	64.0 ± 4.0
LAFH/AFH	57.20%	55.0% ± 2.0%
L1-EP/mm	+2.17	−2
L1-APo/mm	+4.02	5.5 ± 2.5
NLA/°	107.48	102 ± 8

【头影测量值解读分析】

1．**骨性**　头影测量分析显示患者为骨性Ⅰ类，ANB 为 3.4°，Wits 值 -0.29mm；相对于标准值，SNA、SNB 值均在正常范围内，表明上下颌的矢状向发育无明显异常；尽管前下面高（LAFH）72.3mm，前下面高 / 前面高（LAFH/AFH）57.2%，相比较正常值均偏大，由于其下颌支长度（Co-Go）为 62.46mm，相较正常值也稍大，而后前面高比（S-Go/N-Me）为 64.78%，属正常范围内，因此下颌平面角仍表现为均角。

2．**牙性**　检查发现上下颌切牙的唇倾度均在正常范围之内，切牙之间的夹角（126.9°）超出正常范围。

3．**软组织**　上唇位于 E 线的后方而下唇位于 E 线之前。

【问题列表】

1．骨性Ⅰ类错𬌗畸形，面下 1/3 略长。

2．安氏Ⅲ类亚类错𬌗畸形；前牙Ⅰ度深覆𬌗；上颌牙列轻度拥挤、下颌牙列中度拥挤；上下颌前牙宽度不调。

3．12 锥形牙，17、46 龋齿。

4．口腔卫生不良，牙龈红肿，上下颌前牙唇侧牙槽骨薄。

【治疗计划】

1．**矫治目标**

（1）美观：排齐上下颌牙列，解除拥挤，保持现有前牙唇突度，获得美丽的微笑。

（2）功能：建立尖牙与磨牙Ⅰ类关系，正常覆𬌗覆盖以及尖牙诱导𬌗。

（3）稳定与健康：建立稳定的Ⅰ类尖牙与磨牙关系和正常覆𬌗覆盖，治疗完成后坚持长期配戴保持器，维护口腔卫生及牙周健康。

2．**治疗方案一**　非拔牙矫治

（1）上下颌切牙目标位：基本维持当前上下颌切牙转矩及矢状向位置。

（2）间隙获得方式：上下颌磨牙远中移动，结合扩弓。

（3）矫治器：无托槽隐形矫治器。

（4）支抗设计：上颌种植支抗，辅以Ⅲ类牵引为下颌牙列创造间接支抗。

（5）其他治疗：矫治前 17、46 行完善牙体治疗，牙周病科行洁治术，矫治完成后 12 修复治疗。

（6）健康宣教：口腔卫生宣教。

（7）保持：透明保持器长期保持，其间每半年随访。

（8）稳定性及预后评估：骨性Ⅰ类，改善尖牙与磨牙关系，可以维持正常覆𬌗覆盖及良好的尖窝关系。

　　优势：保留天然牙列，无需拔牙。

　　劣势：种植支抗植入具有一定的创伤性和脱落率；采用颌间牵引的下颌牙列间接支抗需要患者良好的配合；以排齐牙列为主，对面型无明显改变。

3．治疗方案二　拔牙矫治

（1）上下颌切牙目标位：适当整体内收上下颌切牙，改变唇突度。

（2）间隙获得方式：减数15、25、35、45。

（3）矫治器：无托槽隐形矫治器或固定矫治器。

（4）支抗设计：无特殊支抗设计。

（5）其他治疗：矫治前17、46行完善牙体治疗，牙周病科行洁治术，矫治完成后12行修复治疗。

（6）健康宣教：口腔卫生宣教。

（7）保持：透明保持器长期保持，其间每半年随访。

（8）稳定性及预后评估：矫治完成后同样可以达到Ⅰ类的骨性、牙性关系，可以维持正常的覆𬌗覆盖及良好的尖窝关系。

优势：患者上下唇较厚，拔牙内收对于软组织侧貌改善效果更明显。

劣势：拔牙矫治对于上下颌前牙唇侧骨薄的患者，存在牙齿较大范围移动时的牙周风险，患者的主诉对唇突度满意，并不期望内收唇突度，如果非拔牙矫治可以获得足够间隙排齐牙列，可以最大程度地满足美观和功能需求；但是如果推磨牙向远中移动不能产生足够的间隙，拔牙矫治仍然为备选方案，需要事先沟通让患者知情同意。

该患者选择治疗方案一。

初步排牙模拟重叠：在方案一的基础上进行模拟排牙（图3-6）。

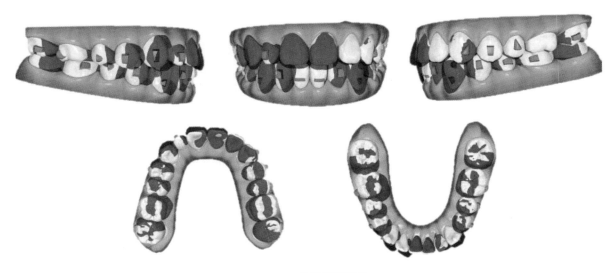

图 3-6　排牙模拟重叠

隐形牙套加工处方如下。

1．排牙设计基本以治疗之前下颌切牙的位置为基准，基本维持上颌前牙倾斜度，建立正常的覆𬌗覆盖。

2. 从前向后推磨牙远中移动排齐牙列，协调匹配上下颌牙弓宽度及尖牙磨牙关系。

3. 通过这样的排牙试验之后，17、27 分别需要整体远中移动 1.9mm 和 0.4mm，而 37、47 则分别需要远中移动 1.1mm、2.8mm。

4. 上下颌前牙增加 5° 根舌向转矩，保护前牙牙根位于牙槽骨中央。在前牙内收中下颌前牙压低 1mm，上颌前牙压低 0.5mm 以配合内收时牙套变形的力学实现。

第二部分　矫治过程

【支抗设计思路】

上颌第二前磨牙、第一磨牙之间窦底较低，且第一磨牙、第二磨牙牙根间距不大，因此考虑上颌腭部植入微种植体支抗钉：双侧前磨牙通过腭杆连接固定，再将腭杆用橡皮链同腭部微种植体连接，对抗推磨牙远中移动时的反作用力；磨牙远中移动到位后，再改用后部的腭杆将微种植体支抗钉同上颌磨牙固定连接，对抗上颌前牙移动时的反作用力，并通过Ⅲ类牵引增强下颌后牙支抗，辅助下颌前牙的移动。

【治疗流程】

1．治疗开始日期　2019 年 8 月 5 日。

2．治疗开始时患者年龄　25 岁 2 个月。

3．治疗结束日期　2021 年 3 月 11 日。

4．治疗结束时患者年龄　26 岁 9 个月。

5．保持情况　透明压膜保持器。

6．总治疗时长　19 个月。

【治疗关键步骤】　以时间顺序列出关键复诊时间及操作内容，详见表 3-3。

表 3-3　治疗中关键步骤

日期	步骤
2019.07.04	提交无托槽隐形矫治处方表 上颌：磨牙远中移动结合扩弓，解除拥挤、排齐牙列 下颌：磨牙远中移动结合扩弓，解除拥挤、排齐牙列 中线：维持当前中线 咬合：按目前状态建立咬合 特殊处理：12 近远中各留出约 0.5mm 的间隙
2019.08.05	粘全口附件
2019.09.09	上颌腭中缝局麻下植入微种植体支抗钉 1 枚，固定上颌前部腭杆于 14、24，橡皮链向后牵引
2019.10.17	微种植体因松动取下
2019.11.14	上颌腭中缝局麻下再次植入微种植体支抗钉 1 枚
2020.01.02	上颌磨牙远中移动到位，去除前部腭杆，取模弯制横腭杆
2020.01.22	横腭杆同微种植体支抗钉固定并与 16、26 粘接，16、26、34、44 颊侧粘舌侧扣，行Ⅲ类牵引
2020.09.24	拆除横腭杆，重启以排齐牙列、调整咬合关系为主，患者考虑后放弃矫治完成后修复 12，目标位不设预留间隙，增加下颌前牙片切 0.2mm 调整 Botton 比例

续表

日期	步骤
2021.03.11	重启矫治器配戴完毕，实现矫治目标，患者对当前疗效满意，去除附件，清洁抛光，取模制作保持器
2021.03.18	透明压膜保持器保持

【隐形矫治技术操作步骤】

1．数字化口内扫描取模

（1）工具准备：口腔扫描仪，一次性扫描头套，三用枪头，漱口杯，持针器，口镜，镊子。

（2）操作姿势：调整牙科治疗椅使患者的口腔达到暴露视野最佳状态，医生于患者10点方向，身体平稳，为患者简单讲解治疗步骤和过程。

（3）操作步骤：扫描前吹干牙面至无唾液；平稳持拿扫描仪尾部朝向屏幕，扫描仪头部放入口内；扫描顺序为先下颌、后上颌，依次扫描𬌗面→舌侧或腭侧→唇侧，最后扫描匹配上下颌牙列咬合状态，建立数字化模型的咬合关系；检查扫描模型，修补有数据缺失的区域。

（4）操作技能：扫描按顺序进行，平稳完备，患者舒适无疼痛。

（5）医患沟通：扫描前向患者交代扫描步骤，扫描时引导患者张口或咬至牙尖交错位，引导患者放松口面部肌肉。

2．矫治器附件安装步骤

（1）工具准备：口腔治疗盘、口镜、镊子、探针、三用枪头、吸唾管、漱口杯、酒精棉球、干棉卷、低速弯手机、球钻、磷酸酸蚀剂、小毛刷、粘接剂、树脂充填器、光固化复合树脂、附件粘接模板、光固化灯、持针器。

（2）操作姿势：医生坐在患者"12点""9点""3点"方向；患者采取仰卧位。

（3）操作步骤

1）试戴模板：清洁牙面后试戴上下颌附件粘接模板，检查模板是否贴合，部分病例牙列拥挤严重，模板贴合度较差，可能需要分段进行粘接。

2）吹干牙面：清洁牙面后，可使用酒精棉球进行擦拭并吹干牙面。

3）酸蚀：在需要粘接附件的位置涂布酸蚀剂，酸蚀牙面30秒。

4）去除酸蚀剂：用干棉球轻轻拭去酸蚀剂，然后用三用枪加压冲洗牙面30秒。吹干牙面至被酸蚀牙面呈白垩色即可。

5）涂布粘接剂：均匀涂布粘接剂于被酸蚀牙面，气枪轻吹牙面，将粘接剂吹成均匀的薄层，这一步在附件粘接中非常重要——如果粘接剂过多，在模板戴入后，粘接剂可能会渗透到树脂和模板之间造成透明膜片与树脂牢固粘合而导致附件粘接失败，同时破坏了附件模板。

6）光固化：使用光固化灯光照牙面15秒左右，使用充填器将树脂材料填入附件空泡中，注意填入的树脂量应平齐或略微溢出空泡。

7）将附件粘接模板戴入口内，按压咬合面，使模板完全就位，观察牙齿与模板应紧密贴合。

8）使用光固化灯光照附件 30 秒左右（具体时长参考光固化灯的功率），使附件完全固化。

9）取下模板：刮匙轻翘附件处矫治器边缘，使附件粘接模板脱离附件及牙面，取下模板。

10）使用低速手机配合球钻磨除附件周围溢出的多余树脂材料，修整附件边缘。修整时注意不能破坏附件的边缘和完整性。如果发生附件完整性被破坏，需要重新粘接。

（4）操作技能

1）根据需要，附件粘接模板可剪断后分区域进行粘接。

2）粘接前需清洁牙面，去除软垢结石和菌斑等，以免影响粘接强度。

3）宜选用黏稠、流动性缓慢的酸蚀剂，防止酸蚀剂流至邻牙或牙龈造成其他牙釉质的脱矿。

4）酸蚀剂充分冲洗干净后，用棉球隔湿，防止唾液沾染已酸蚀的牙面。

5）牙面吹干后涂抹粘接剂保留 15 秒，使之充分渗透入釉柱。

6）吹薄，光照 5～10 秒。粘接剂太厚或未固化容易将粘接剂挤入树脂与模板之间，使模板不易与附件分离。

7）选择适量流动性适中的树脂填入模板、压紧，戴入牙弓使模板充分就位。光固化尽量从切端或邻面进行光照，因为树脂的聚合收缩是朝向光源的。

8）用探针或刮匙轻轻掀起附件龈方的模板边缘，使模板与附件分离后，取下模板。

9）用低速球钻修整多余树脂、抛光。

（5）医患沟通

1）应与患者充分沟通，使其了解隐形牙套的作用原理，如果不能保证戴用时间会出现矫治效率降低、牙齿脱套等问题。

2）告知刚开始戴用时可能会出现发音不清、唾液增加等不适感，但很快可以适应。

3）教会患者熟练摘戴，避免患者因为摘戴不顺手而影响依从性。

4）充分告知患者牙套戴用相关事项，包括：牙套摘戴及清洁方法、咬胶使用方法、牙套戴用时间及更换方式、刷牙注意事项及橡皮筋使用方法等。

5）告知患者如发现附件脱落、牙套损坏等意外情况，无需惊慌，及时与医生联系复诊。

3．微种植体支抗钉植入的操作步骤

（1）通过 CBCT 等影像学检查确定微种植体支抗钉植入的关键指标。

1）颊侧或舌（腭）侧皮质骨骨板的质量和完整性。

2）骨小梁的质量。

3）邻近重要的解剖结构，例如下牙槽神经管和上颌窦底。

4）微种植体支抗钉植入部位的骨密度。

5）微种植体支抗钉植入部位的牙根间距离。

（2）工具准备

1）球钻：通常用来在骨皮质表面制备凹坑，可以防止钻头或微种植体在骨面滑动，尤其是在斜向植入时。

2）导钻或先锋钻：主要用于穿透颊侧或腭侧骨板，使用导钻制备植入道时，其直径一般比

微种植体细 0.2 ~ 0.3mm。

3）标准长手柄：主要用于唇颊侧植入微种植体。

4）带扭矩的长手柄或棘轮扳手：可以预防微种植体折断，通过调整手柄的调节点来控制最大扭矩。

5）短手柄：主要用于腭侧，也可以用于唇颊侧。选择短手柄时微种植体的折断几率要低于长手柄，但使用时相对不是很方便。

6）其他工具：弯机头用手柄、低速弯手机或减速机头、手术刀柄、15 号刀片或软组织打孔器、骨膜剥离器、2 号圆钻、注射器、口镜、镊子、探针。

（3）术前麻醉与消毒

1）麻醉：微种植体的植入一般只需要常规的局部浸润麻醉，不需要阻滞麻醉。如果患者在植入过程中敏感酸痛，往往提示种植体碰到了牙根，钻头或种植体需要调整植入方向。腭侧麻醉时，针头还可以用来定位和测量腭黏膜的厚度，方便选择相应长度的微种植体。

2）洗必泰含漱：手术前，嘱患者应用洗必泰含漱液漱口，每次含漱 30 秒，共 3 次。

3）植入部位的消毒：调整椅位同拔牙体位，0.02% 苯扎溴铵口内消毒。

4）口内口外的消毒：口内口外分别用 0.02% 苯扎溴铵和 75% 酒精消毒。

（4）切口（非必需）：在根间放置微种植体时，可采用手术刀片制作 3 ~ 4mm 长的垂直切口，辅助微种植体植入根间。如果计划将微种植体放在附着龈或距离膜龈联合 1mm 以内的口腔黏膜处，则无需制作切口，可以使用软组织打孔器去除软组织。

（5）预备凹陷（无切口时不需要）：如果有切口翻瓣，应使用球钻预备凹陷，同时使用冷生理盐水冲洗，防止产热。预备凹陷的目的是当微种植体与骨面成角度植入时，防止钻针产生明显滑动，凹陷的尺寸应该小于钻孔以保持良好的骨 - 微种植体接触关系。

（6）免钻方式（自攻方式）植入微种植体：免钻方式（自攻方式）用于顶端设有切削槽的支抗钉，可以不需要用钻备洞就能将其直接植入骨内。使用自攻方式植入微种植体时，先以合适的角度旋进骨皮质表面并旋入 2 ~ 3 圈，以此预备一个洞型避免微种植体滑动。制作完皮质骨的旋入洞型后，临床医生可以稍旋出微种植体并改变植入角度，然后将其旋紧到合适位置。

（7）助攻方式植入微种植体：同自攻方式的区别在于植入前先使用先锋钻备洞及突破骨皮质，尤其用于在腭侧植入支抗钉时，因受口腔范围大小限制，难以通过常规自攻方式直接手动拧入。由于钻针体积越小、转速越高，产生的热量越多，因此设置微种植体支抗钉相较于修复种植钉备洞时的转速应更低，理想转速为 400 ~ 600r/min；使用先锋钻备洞时，在备洞过程中应同时喷射冷生理盐水防止产热过多，间断的钻磨比持续钻磨产生的热量更高，因此建议每钻磨 5 秒给予 2 ~ 3 秒的冷却间隔；穿透牙龈或黏膜组织及骨皮质，直至有落空感；退出先锋钻时必须小心，应先停止转动再退出，这样不仅可以降低产热，还可以避免扩大预备道。

（8）植入后注意事项

1）唇颊侧植入的患者，可嘱患者使用保护蜡覆盖支抗钉头部以避免或减少植入初期对应部位黏膜的溃疡。

2）进行口腔卫生宣教，避免患者因局部清洁不到位造成黏膜增生甚至完全掩盖支抗钉。

3）肿胀、疼痛和炎症常发生在大范围的外科术后，微种植体植入术因其手术部位小以及创伤小，多数情况不需要开具处方药，如有必要也仅开具1天的抗生素或消炎药即可。

（9）医患沟通

1）交待方案时应充分告知患者使用微种植体支抗钉的必要性及目的。

2）术前告知患者风险及并发症，除麻醉风险外，对于微种植体支抗钉的植入，还存在微种植体折断、牙根损伤、微种植体松动、移位以及感染等并发症的风险。

3）术后告知患者如存在持续甚至加重的术区疼痛，需及时联络医生进行复诊。

【治疗中期照片】

1．2019年12月9日（图3-7） 微种植体支抗钉牵引上颌前部腭杆加强支抗，辅助上颌磨牙远中移动。

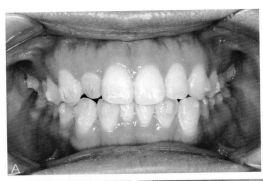

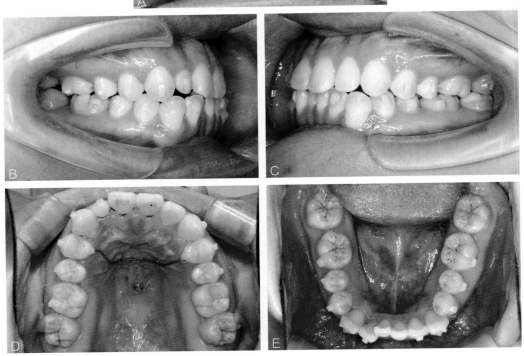

图 3-7 治疗中期口内像（2019.12.09）

A. 口内正面像 B. 口内右侧面像 C. 口内左侧面像 D. 上颌𬌗面像 E. 下颌𬌗面像

2．2020年9月24日（图3-8）　微种植体支抗钉通过横腭杆固定16、26，辅助前牙移动。

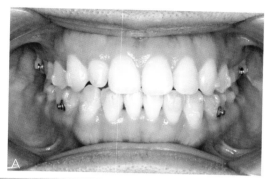

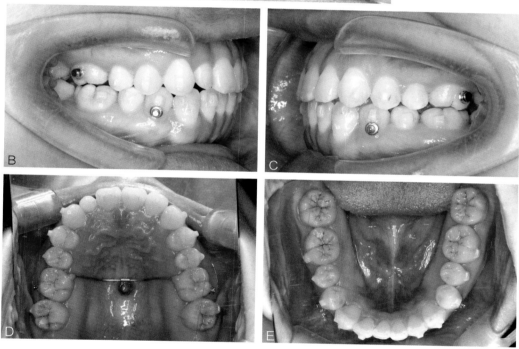

图 3-8　治疗中期口内像（2020.09.24）

A.口内正面像　B.口内右侧面像　C.口内左侧面像　D.上颌𬌗面像　E.下颌𬌗面像

第三部分　治疗结果

【临床检查】

1．咬合关系

（1）切牙关系：Ⅰ类。

（2）前牙覆盖：2mm。

（3）前牙覆𬌗：减小。

（4）中线：上颌牙列中线与面中线对齐，下颌牙列中线左偏约 1mm。

（5）左侧咬合关系：磨牙Ⅰ类关系，尖牙Ⅰ类关系。

（6）右侧咬合关系：磨牙Ⅰ类关系，尖牙Ⅰ类关系。

（7）反𬌗：无。

（8）错位：无。

（9）功能𬌗关系：CO/CR 位协调一致，无前伸或侧方𬌗干扰，尖牙保护𬌗，无双重咬合。

2．治疗过程中并发症

成人正畸治疗前，下颌前牙有重叠拥挤排列不齐等问题，当前牙排齐整平以后，不可避免地会出现暂时性的黑三角，根据牙周病专科的诊断标准，牙周组织健康状态下邻接点到牙龈边缘的距离，邻牙的边缘三角间隙的角度在正常范围内，一段时间后牙龈乳头会重新充填于三角间隙，告知和宣教患者治疗后的保持与口腔卫生的控制非常重要。

3．正畸治疗需要指数

正畸治疗需要指数（the index of orthodontic treatment need，IOTN）分为牙齿健康部分和美观部分，主要用于客观评价正畸治疗需要。同行评估等级指数（peer assessment rating index，PAR）是标准化的评价正畸疗效的客观标准。该患者具体评分见表 3-4。

表 3-4　正畸治疗指数

指标		评分	
正畸治疗需要指数（IOTN）	牙齿健康指数	治疗前	2
		治疗后	1
	美观指数	治疗前	3
		治疗后	1
同行评估等级指数（PAR）		治疗前	7
		治疗后	1
		改善度	6
		改善百分比 /%	85.7

【治疗结束后影像学检查】

1. 全景片（图 3-9）　无明显病理改变；上颌前牙牙根长度无明显变化；受上颌窦底位置较低限制，15、25 牙根平行度欠佳。

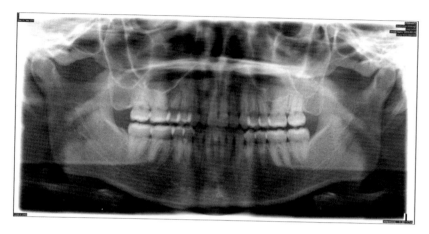

图 3-9　治疗后全景片

2. 头颅侧位片（图 3-10）　具体数值参考头影测量分析。

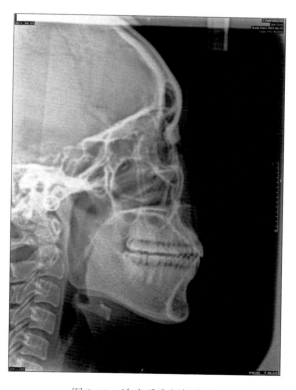

图 3-10　治疗后头颅侧位片

【治疗后头影测量描记图】　对治疗后的头颅侧位片进行头影测量，图迹见图 3-11。

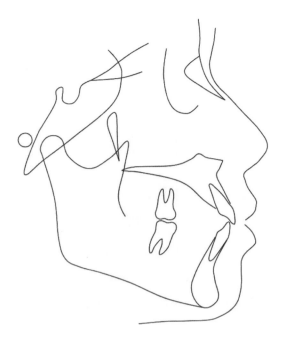

图 3-11   治疗后头影测量描记图

【治疗后头影测量分析】   治疗后软硬组织头影测量分析数据见表 3-5。

表 3-5   治疗后头影测量分析数据

测量指标	治疗前	治疗后	变化
SNA/°	80.6	80.8	+0.2
SNB/°	77.2	77.1	−0.1
ANB/°	3.4	3.7	+0.3
SN-MP/°	5.8	5.8	0
Wits/mm	−0.29	−0.21	0.08
U1-PP/°	116.3	115.9	−0.4
IMPA/°	92	94	+2.0
U1-L1/°	126.9	124.9	−2.0
FMA/°	25.9	26.1	0.2
UAFH/mm	54.1	54.2	+0.1
LAFH/mm	72.3	73.0	+0.7
LAFH/AFH	57.20%	57.39%	+0.19%
L1-EP/mm	+2.17	+2.63	+0.46
L1-APo/mm	+4.02	5.72	1.7
NLA/°	107.48	111.84	+4.36

【头影测量值变化的解读分析】

1．**骨性**　骨性测量指标无明显变化，SNA 增加了 0.2°，SNB 减少了 0.1°，矢状向骨面型无明显变化。上下前面高均轻微增加，其中下面高增加更多，导致下前面高比也轻微增大（0.19%），FMA 同样轻微增大（增加 0.2°）。

2．**牙性**　治疗后 U1-PP 减少了 0.4°，IMPA 增加了 2°，治疗过程中前牙的倾斜度基本得到维持。上颌前牙也基本维持住了矢状向的位置与倾斜度，下颌前牙稍唇倾，上下颌磨牙均实现远中移动。

3．**软组织**　软组织未发现明显改变，鼻唇角稍有增大，可能与上颌前牙的轻微腭倾有关。下唇至 E 线距离的增加，则与下颌切牙的唇倾有关。

【头影测量描记图重叠分析】

将治疗前后的头影图迹进行重叠（图 3-12），治疗前为黑色，治疗后为红色，由此对颌骨及牙齿的变化情况进行分析。

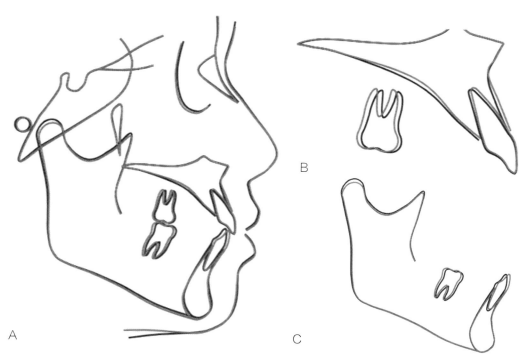

图 3-12　治疗前后头影测量描记图
A. 以 SN 平面为基准重叠　B. 上颌重叠对比　C. 下颌重叠对比

【治疗后照片】

1．**面像**　主要包括正面像、正面微笑像、45° 侧面像及 90° 侧面像（图 3-13）。

（1）正面：面部基本对称，垂直比例无明显异常，咬合平面正。

（2）唇：长度正常，无开唇露齿。上下唇无明显外翻或突缩，唇闭合正常。

（3）微笑：露齿约 6.5mm，中位笑线，口角与瞳孔距离基本对称。

（4）颏部：颏唇沟正常，颏肌未见明显紧张。

（5）侧面：维持直面型，与治疗前无明显差异。

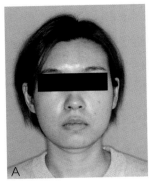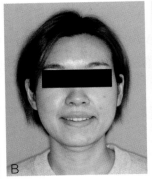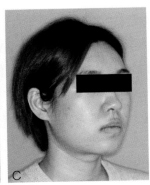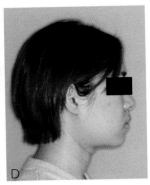

图 3-13　治疗后面像

A. 正面像　B. 正面微笑像　C. 45°侧面像　D. 90°侧面像

2．口内像　主要包括正侧面观及𬌗面观（图 3-14）。

（1）拥挤：已解除拥挤，上下颌牙齿排列整齐。

（2）尖牙和磨牙关系：Ⅰ类关系。

（3）上下颌后牙覆𬌗覆盖：正常。

（4）上下颌前牙覆𬌗覆盖：正常。

（5）中线：上颌牙列中线与面中线齐，下颌牙列中线左偏约 0.5mm。

（6）前后牙列牙龈状况：牙龈色、形、质正常，下颌前牙区微小黑三角。

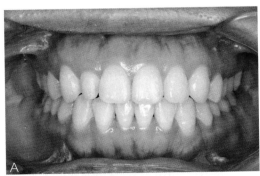

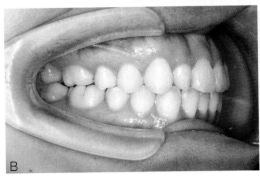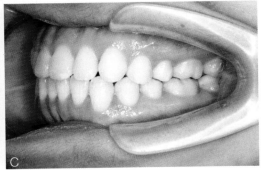

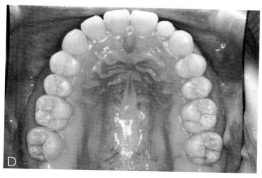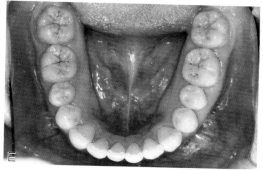

图 3-14　治疗后口内像

A.口内正面像　B.口内右侧面像　C.口内左侧面像　D.上颌𬌗面像　E.下颌𬌗面像

（7）牙根形状：上下颌前牙根形明显度与治疗前相似。

（8）上下颌牙弓形态及协调性：卵圆形，左右对称，上下协调。

（9）牙体状况：12 维持锥形牙。

第四部分　思辨与解析

【治疗计划的理论依据】

1．治疗主诉考量

患者因牙列拥挤不齐求治，其治疗主要目标在于牙列的排齐与面型的维持。

2．非拔牙矫治

患者主诉为牙列不齐，对面型无改善要求，由于侧貌为直面型和骨性Ⅰ类，结合上下颌牙列仅为轻中度拥挤，综合考虑后采取推磨牙远中移动及部分牙性扩弓来创造间隙、解除拥挤，即可实现排齐牙列而不明显改变当前面型的目标。虽因患者上下唇较厚而提出了拔牙矫治的方案，但结合患者的治疗意愿后放弃了该方案。

3．支抗设计

上下颌均需设计磨牙远中移动，仅仅使用颌内牵引和颌间牵引无法满足支抗需要，通过在上颌腭部植入微种植体支抗钉，前期牵引上颌前磨牙辅助推磨牙远中移动，磨牙到位后再与磨牙固定连接，一方面稳定了上颌磨牙的矢状及垂直向位置，另一方面利用Ⅲ类牵引间接增强下颌牙列支抗，辅助下颌磨牙的远中移动。

4．无托槽隐形矫治生物力学

无托槽隐形矫治器同样遵守正畸学的基本原则，包括力的应用、施加和控制，支抗设计等生物力学原理。牙面上的附件就像在牙冠的唇颊面或舌面上形成一个"扶手"，增加了矫治器对牙冠的卡抱作用和固位力。理论上对于该患者，其他设计不动的牙齿都可以作为支抗牙（前牙设计不动以推磨牙或磨牙设计不动以"拉"前牙），确定每一步隐形矫治器同当前牙列之间的变化量（即步距）之后，即可通过顺序配戴隐形牙套，实现牙齿的倾斜、整体、旋转和控根等移动。但是隐形牙套的施力仍然遵循力学的规则，作用力等于反作用力，虚拟排牙软件动画其实并未显示支抗牙在反作用力驱动下的实际变化，磨牙远中移动的动画所展现的牙的移动模拟，映射的是牙套的变形情况，并没有牙套变形所释放力量的模拟，与实际操作过程中产生的前后牙移动相差比较大，如果没有实施支抗保护，前牙实际会发生前移。因此在关注动画模拟时需要对力和反作用力进行思考，不可忽视无托槽隐形矫治过程中牙移动的控制和支抗保护。

【思辨与分析】

采用无托槽隐形矫治技术进行了19个月的非拔牙矫治后，患者的主诉基本得到解决，所设计的矫治目标也基本得以实现，患者对疗效满意。

1．骨性

患者已过生长发育高峰期，颌骨矢状向的主要测量指标无明显变化（ANB增加0.3°）。上下前面高均轻微增加（上前面高增加0.1mm，下前面高增加0.7mm），其中下面高增加更多，导致下前面高比也轻微增大（0.19%），结合 FMA 的轻微增大（增大 0.2°），可能是磨牙远中移动的楔形效应所致。面下 1/3 的高度及比例增加轻微，对于正面观的垂直比例无明显影响。

2．牙性

治疗后上下颌磨牙均实现远中移动，U1-PP 减少了 0.4°，IMPA 增加了 2°，这表明在治疗过程中，上颌前牙的倾斜度基本得到维持，而下颌前牙存在轻微唇倾。治疗后前牙为浅覆𬌗浅覆盖，尖牙 / 磨牙均达到Ⅰ类的稳定咬合关系。美中不足的点在于：①患者矫治过程中决定 12 不行修复治疗，最终前牙美学未达到完美；②下颌中线左偏 0.5mm。

3．软组织

鼻唇角稍有增大，可能与上颌前牙的轻微腭倾有关。下唇至 E 线距离的增加，则与下颌切牙的唇倾有关。

4．医源性改变

完成治疗后下颌前牙出现了微小的黑三角。分析原因，首先是自身扭转的牙齿在排齐之后与邻牙的三角间隙变大，软组织不够充填；其次还可能存在一部分源于增龄性变化的生理性暂时退缩。只要邻牙间隙和邻接点符合牙周病学的牙周健康原则，牙龈乳头可以逐渐恢复。

磨牙远中移动是解决轻度拥挤合并Ⅱ类错𬌗畸形的一项非拔牙治疗措施，不过传统使用的矫治器例如摆式矫治器容易造成磨牙的远中倾斜、伸长以及支抗前牙的唇倾。近年来，越来越多的正畸患者出于美观和舒适的考虑而选择无托槽隐形矫治器，随着生物力学和材料科学的进步，隐形矫治器的临床疗效也取得了重大发展。Simon 等研究发现，隐适美矫治器的总体平均表达率为 59%，其中上颌磨牙远中移动最为高效，当设定远中移动距离为 1.5～3.2mm 时，表达率可达 87%。不过也由于材料和力学的限制，动画软件中关于牙移动的模拟其实无法完全准确地反映牙齿的实际运动方向与距离。Mao 等将生物力学反应作为一个新的维度后，创新性地采用"四维"有限元法模拟分析隐形矫治器远中移动磨牙时的长期疗效，同样出现了第二磨牙的明显远中倾斜和前牙的唇倾，导致了"反向拱形效应"，并且第二磨牙远中移动的表达率也仅约 68%，因此在使用隐形矫治器进行磨牙远中移动时，务必注意支抗的设计。微种植体支抗钉因其生物力学的多功能性和较小的侵入性，在临床应用中越来越普及，可以作为磨牙远中移动的有效骨支抗，能有效缩短治疗时间、预防支抗损失，最终提高隐形矫治器的可预测性。

微种植体支抗钉的常见植入部位包括唇颊侧牙槽骨、上颌结节、颧牙槽嵴、外斜线及腭部等。同唇颊侧牙槽骨相比，腭部表面被覆角化的黏膜，没有系带，有利于支抗钉的放置，除此之外还可以降低牙根损伤的风险。腭部微种植体支抗钉的失败率相对较低，已有研究表明其总体成功率大于 90%，明显高于唇颊侧牙根间隙的支抗钉，最近的一项荟萃分析显示，腭中、腭中旁和腭旁植入部位的失败率分别为 1.3%、4.8% 和 5.5%。在腭侧植入支抗钉时，还需结合腭部的解剖特征进行分析考虑。

1．骨厚度　骨的厚度对于支抗钉骨内螺纹部分的固定以及骨组织中的稳定性至关重要，当骨厚度不足以确保最佳的螺纹长度时，支抗钉的初期稳定性会降低。一些临床医生担心支抗钉的末端将穿透整层腭骨并从鼻腔侧穿出，这可能会引起鼻腔或上颌窦的刺激甚至疾病；不过另有一些临床医生正需要这种"穿孔"，因为他们认为这样有助于形成双层骨皮质固位，从而增强支抗钉的稳定性，提高其对更重力的抵抗。

2. **骨皮质厚度**　需要 1mm 及以上的骨皮质厚度才能保持支抗钉的稳定性。Farnsworth 等使用 CBCT 测量了 3 个不同年龄组（11～13 岁，14～16 岁和 20～45 岁）的前正中旁腭部骨皮质厚度，发现所有厚度均约为 1mm 或以上，且不同年龄组的骨皮质厚度没有显著差异。

3. **骨密度**　骨皮质的密度也会影响支抗钉的稳定性——较低的骨密度与初期稳定性差有关，而骨密度过高则会危及远期稳定性，并在放置支抗钉时需要更高的旋入扭矩。

4. **软组织厚度**　薄黏膜处是支抗钉植入部位的优选。据报道，腭黏膜比唇颊侧的牙槽黏膜厚 3 倍，其中腭中部黏膜最薄，厚度小于 1～1.5mm，同牙槽黏膜相当。

微种植体的成功植入与长期稳定固然是临床应用的关键，支抗钉同牙列之间的"联结"同样十分重要，如果这样的联结设计不合理，即便是稳定的微种植体亦无法提供有效的支抗。这样的联结大体上分为两种形式："直接支抗"——对微种植体的直接负载方式；"间接支抗"——对微种植体的间接负载方式。对于直接支抗而言，往往存在一个弹性模块将需要移动的（一组）牙同微种植体直接相连。间接支抗则是通过将微种植体与牙齿单元（即传统意义上的"支抗牙"）进行刚性连接，从而预防反作用力导致的不期望的牙移动。

同传统的固定矫治技术相比，无托槽隐形矫治器和微种植体支抗钉都是新兴的技术，仍在蓬勃地发展，许多的正畸学者与医生也参与到了对这些技术的认识与探索中。微种植体支抗钉无疑拓宽了无托槽隐形矫治器的临床适应证范围，其中支抗设计的关键内容，包括支抗钉植入的部位以及负载的方式等，存在不同的排列组合模式，如何为各式各样的病例选取临床意义上的个性化最优解，仍亟待相关基础研究和临床试验的开展。

参考文献

1. RAVERA S, CASTROFLORIO T, GARINO F, et al. Maxillary molar distalization with aligners in adult patients: a multicenter retrospective study. Prog Orthod, 2016, 17(1): 12.

2. MAO B, TIAN Y J, XIAO Y, et al. The effect of maxillary molar distalization with clear aligner: a 4D finite-element study with staging simulation. Prog Orthod, 2023, 24(1): 16.

3. LIU X, WU J, CHENG Y, et al. Effective contribution ratio of the molar during sequential distalization using clear aligners and micro-implant anchorage: a finite element study. Prog Orthod, 2023, 24(1): 35.

4. AHN H W, KANG Y G, JEONG H J, et al. Palatal temporary skeletal anchorage devices (TSADs): What to know and how to do?. Orthod Craniofac Res, 2021, 24 Suppl 1: 66-74.

5. KIM Y H, YANG S M, KIM S, et al. Midpalatal miniscrews for orthodontic anchorage: factors

affecting clinical success. Am J Orthod Dentofacial Orthop, 2010, 137(1): 66-72.

6. MOHAMMED H, WAFAIE K, RIZK M Z, et al. Role of anatomical sites and correlated risk factors on the survival of orthodontic miniscrew implants: a systematic review and meta-analysis. Prog Orthod, 2018, 19(1): 36.

7. FARNSWORTH D, ROSSOUW P E, CEEN R F, et al. Cortical bone thickness at common miniscrew implant placement sites. Am J Orthod Dentofacial Orthop, 2011, 139(4): 495-503.

8. PARMAR R, REDDY V, REDDY S K, et al. Determination of soft tissue thickness at orthodontic miniscrew placement sites using ultrasonography for customizing screw selection. Am J Orthod Dentofacial Orthop, 2016, 150(4): 651-658.

9. BAUMQAERTEL S, JONES C L, UNAL M. Miniscrew biomechanics: Guidelines for the use of rigid indirect anchorage mechanics. Am J Orthod Dentofacial Orthop, 2017, 152(3): 413-419.

（苏　晗　唐国华）

第四章

骨性Ⅱ类青少年拔牙矫治

病例简介 ▸

NZZ 是一名年龄 14 岁 11 个月的女性，问题列表包括骨性Ⅱ类错𬌗，安氏Ⅱ类 1 分类亚类错𬌗，右上颌第一磨牙及左上颌第二前磨牙深龋，前牙覆盖 7mm，深覆𬌗Ⅱ度，上下颌牙列轻度拥挤，下颌中线右偏 1mm，下颌切牙唇倾，上下唇突。

正畸治疗方案为正畸治疗，拔除上颌第二前磨牙及下颌第一前磨牙，微种植体支抗钉加强支抗，应用直丝弓固定矫治器矫治。

第一部分 治疗前评估

【患者一般情况】

1. 姓名 NZZ。

2. 性别 女。

3. 出生日期 2005年1月2日。

4. 治疗开始时年龄 14岁11个月。

【主 诉】 上颌前牙前突4年，要求矫正。

【现病史】 恒牙替换后牙列拥挤不齐。

【既往史】 否认口腔不良习惯或口腔相关治疗史。既往体健，否认系统性疾病史。

【临床检查】

1. 口外检查

（1）正面观：长宽比为1.25∶1。颧骨宽度正常，下颌角宽度正常，三停比例协调，长唇长度22mm，唇休息位露齿3mm，微笑露齿10mm。面部略不对称，𬌗平面及口角左高右低，差2mm。

（2）侧面观：凸面型，均角；鼻唇角100°，软组织颏点位于零子午线后方，双唇位于E线前，颏唇沟深。

2. 口内检查

（1）牙列

上颌 17 16 15 14 13 12 11	21 22 23 24 25 26 27
下颌 47 46 45 44 43 42 41	41 42 43 44 45 46 47

（2）一般牙体检查：17、16、13、12、11、21、22、23、26、27、37、36、33、43、46、47牙面脱矿，牙面可见软垢，口腔卫生不佳。

（3）拥挤/间隙

1）上颌：卵圆形牙弓，前牙段轻度拥挤，中切牙唇倾，尖牙直立。后牙段排列整齐，共1mm拥挤度。

2）下颌：卵圆形牙弓，前牙段轻度拥挤，切牙唇倾，尖牙直立。后牙段轻度拥挤，共3mm拥挤度。

（4）龋齿：16、25𬌗面深龋，36，46，37，47𬌗面浅龋。

（5）牙周组织：上下颌前牙区牙龈根形明显，牙龈无明显红肿。

（6）咬合关系

1）切牙关系：Ⅱ类1分类。

2）前牙覆盖：7mm。

3）前牙覆𬌗：深覆𬌗Ⅱ度。

4）中线：上颌牙列中线正，下颌牙列中线右偏 1mm。

5）左侧后牙关系：磨牙Ⅰ类关系，尖牙Ⅰ类关系。

6）右侧后牙关系：磨牙Ⅱ类关系，尖牙Ⅱ类关系。

7）反𬌗：无。

8）易位：无。

9）其他：Spee 曲线深 3mm。

3．功能检查

颞下颌关节：张口度 37mm，张口型 "↓"，双侧关节区未及弹响压痛及杂音。

【治疗前照片】

1．面像（图 4-1）

（1）正面：双侧面部略不对称，下颌角略不对称。

（2）唇：上下唇松弛，唇闭合不全。闭唇时颏肌紧张。

（3）微笑：大笑露龈，口角与瞳孔距离左高右低，相差 2mm。

（4）颏部：颏肌紧张。

（5）侧面：凸面型，骨性Ⅱ类；鼻唇角 100°，软组织颏点位于零子午线后方，双唇位于 E
线前方。

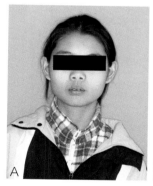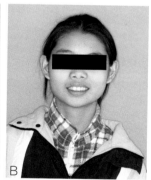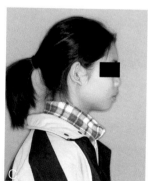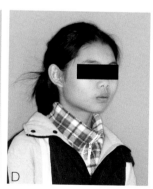

图 4-1　治疗前面像

A. 正面像　B. 正面微笑像　C. 90° 侧面像　D. 45° 侧面像

2．口内像（图 4-2）

（1）拥挤及间隙：上颌牙列 1mm 拥挤度，下颌牙列 3mm 拥挤度。

（2）尖牙和磨牙关系：左侧磨牙中性关系，右侧磨牙远中关系；左侧尖牙中性关系，右侧尖
牙远中关系。

（3）上下颌后牙关系：覆𬌗覆盖正常。

（4）上下颌前牙关系：覆𬌗Ⅱ度，覆盖 7mm。

（5）中线：上颌牙列中线正，下颌牙列中线右偏 1mm。

（6）前后牙列牙龈状况：牙龈色、形、质正常。

（7）牙根形状：上下颌前牙区牙龈根形明显，牙根未见明显异常。

（8）上下颌牙弓形态及协调性：上下颌牙弓呈卵圆形，上下颌牙弓匹配。

（9）牙体状况：16、25 𬌗面深龋损，36、46、37、47 𬌗面浅龋。

（10）口腔卫生：17、16、13、12、11、21、22、23、26、27、37、36、33、43、46、47 牙面脱矿，软垢（＋），结石 Ⅰ 度。

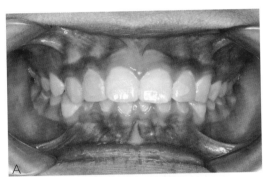

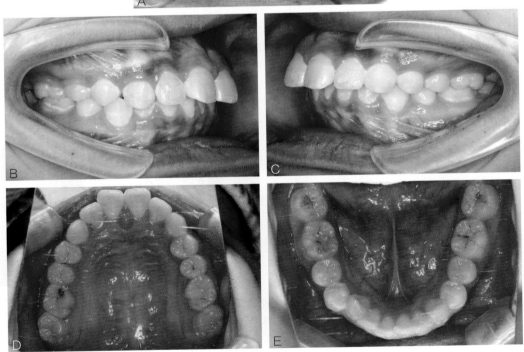

图 4-2　治疗前口内像

A. 口内正面像　B. 口内右侧面像　C. 口内左侧面像　D. 上颌𬌗面像　E. 下颌𬌗面像

【治疗前影像学资料】

1. 治疗前影像学检查　治疗前全景片见图 4-3，头颅侧位片见图 4-4。

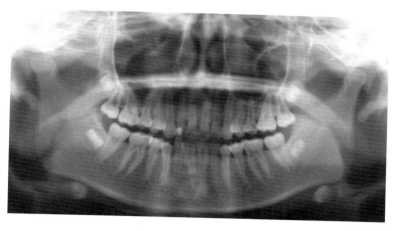

图 4-3　治疗前全景片

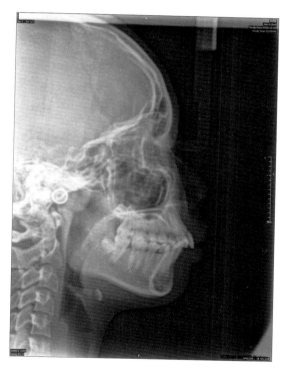

图 4-4　治疗前头颅侧位片

2．治疗前影像学检查结果

（1）全景片：25 深龋及髓，15 牙根弯曲，44 根尖牙骨质瘤，双侧髁突不对称，18、28、38、48 牙胚存，牙槽骨、牙根等未见明显异常。牙槽骨未见吸收。

（2）头颅侧位片：参考头影测量分析。

（3）CBCT：上下颌前牙唇侧牙槽骨薄。

（4）颞下颌关节 MRI：双侧关节无明显异常。

（5）未萌牙：18、28、38、48。

（6）先天缺牙：无。

（7）预后差的牙：无。

（8）其他：25 深龋及髓，15 牙根弯曲，44 根尖牙骨质瘤。

3．其他检查　Bolton 指数用于判断上下颌牙弓中是否存在牙冠宽度不协调的问题，具体分析见表 4-1。

表 4-1　Bolton 指数分析

| 牙弓 | 牙近远中宽度 /mm | | | | | | 总宽度 |
| | 右侧 | | | 左侧 | | | |
	尖牙	侧切牙	中切牙	中切牙	侧切牙	尖牙	
上颌	9	8.5	10	10	8.5	9	55
下颌	7.5	7	6.5	6.5	7	7.5	42

上颌 6 颗牙总宽度（3—3）= 55

下颌 6 颗牙总宽度（3—3）= 42

前牙 Bolton 指数 = 42/55 × 100% = 76.4%（74.2% ± 1.65%）

该比例表明上下颌牙齿大小间的轻微不调。

4．治疗前头影测量描记图　治疗前头影测量描记图见图 4-5。

5．治疗前头影测量分析　治疗前软硬组织头影测量分析数据见表 4-2。

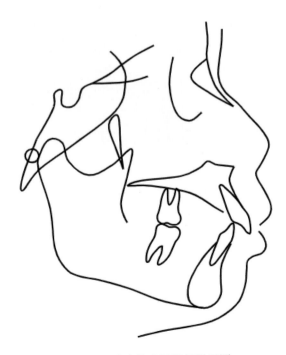

图 4-5　治疗前头影测量描记图

表 4-2 治疗前头影测量分析数据

测量指标	治疗前	正常值
SNA/°	84.4	82 ± 3
SNB/°	77.6	79 ± 3
ANB/°	6.7	3 ± 1
Wits/mm	+1.9	−1
FH-NP/°	83.1	83 ± 3
Y 轴角/°	65.7	64 ± 3
FH-MP/°	24.9	27 ± 5
ANS-Me/Na-Me	54.6%	53% ± 2%
U1-SN/°	104.6	103 ± 5
IMPA/°	103.3	95 ± 5
U1-L1/°	121.4	122 ± 8
Overjet/mm	+7	2
UL-EP/mm	+6	+3
LL-EP/mm	+6.5	+4
Z-Angle/°	61.4	67 ± 5

6．头影测量值解读分析

（1）骨性：头影测量分析显示患者为骨性 II 类，ANB 为 6.7°；相对于中国地区的标准，SNA 值偏高（84.4°），SNB 值偏低（77.6°），表明上颌前突，下颌后缩是导致矢状向不调的病因。下颌平面角（24.9°）和面高比（68.4%）显示垂直向发育基本正常。

（2）牙性：临床检查发现上颌切牙是唇倾的，但从头影测量结果上看，上颌切牙倾斜程度在种族标准范围内（104.6°）。然而，与中国地区的标准相比，下颌切牙明显唇倾（103.3°）；且 U1-NA 是 4mm，L1-NB 是 6.8mm，也同时表明上颌切牙倾斜度相对正常，下颌切牙唇倾。

（3）软组织：Z 角的值与中国地区标准相比偏低（61.4°），表示下颌后缩，唇部前突；颏点位于零子午线后方，上下唇均明显前突于 E 线前方。

【问题列表】

1．骨性 II 类错𬌗，上颌前突，下颌后缩，面部略不对称，上颌偏斜（左高右低，相差 2mm）。

2．安氏 II 类 1 分类亚类错𬌗。

3．上下颌前牙轻度拥挤。

4．前牙 III 度深覆盖，深覆𬌗 II 度，下颌中线右偏 1mm。

5．唇前突伴闭合不全。

6．16、25 𬌗面深龋，36、46、37、47 𬌗面浅龋。

7．15 牙根弯曲，44 根尖牙骨质瘤。

8．牙面脱矿，口腔卫生差。

【治疗计划】

1．矫治目标

（1）美观：改善凸面型侧貌，改善上下唇及上下颌前牙前突问题；维持面部高度；改善开唇露龈问题，纠正上下颌前牙中线。

（2）功能：上下颌牙弓形态正常，牙列排列整齐，上下颌前后牙覆𬌗覆盖正常，尖牙磨牙中性关系，上下颌间位置与颅面位置关系基本正常。咬合运动正常，无早接触及𬌗干扰。

（3）健康：牙颌颅面形态及咬合功能取得新的平衡协调关系，建立稳定的Ⅰ类磨牙关系和正常覆𬌗覆盖。

2．治疗方案一   单纯正畸掩饰性治疗

（1）间隙获得方式：减数矫治。

（2）拔牙设计：拔除15，25，34，44，由于25深龋及髓，15牙根弯曲，44根尖牙骨质瘤，考虑到病牙优先拔除原则，因此按照此原则进行拔牙设计。

（3）矫治器：直丝弓固定矫治器。

（4）支抗设计：上颌微种植体支抗钉及颌间牵引加强支抗。

（5）其他治疗：16，36，46，37，47牙体治疗，牙周基础治疗。

（6）保持：由于患者唇肌松弛，下颌前牙轻度拥挤且扭转，因此采用下颌舌侧固定保持器及上下颌透明膜片保持器进行保持。

（7）稳定性及预后评估：患者上下颌前牙深覆盖，为了最大限度地提高其稳定性，需要将上颌切牙内收至下唇的控制范围内，且需要上颌后牙的强支抗来保证上颌前牙最大程度的内收。同时下颌切牙不能过度唇倾，以防出现骨开窗情况，后牙建立良好的咬合关系，维持咬合功能的稳定。长期的稳定性也取决于患者生长发育过程中矢状向和垂直向骨骼生长。

3．治疗方案二   正畸 - 正颌联合治疗

继观随访，观察患者上下颌骨矢状向和垂直向的生长发育情况以及面部不对称和上颌骨性偏斜的情况，考虑待患者成年后行正畸 - 正颌联合治疗。

4．两个计划的优势和劣势比较和选择理由

（1）治疗计划一：利用自身生长发育潜力，可以早期建立良好的功能𬌗，部分改善侧貌，有益于青少年的身心健康成长，但无法彻底解决面部不对称及骨性Ⅱ类错𬌗问题。

（2）治疗计划二：彻底解决面部不对称及骨性Ⅱ类错𬌗问题，较大程度地改善患者软组织侧貌及骨性不协调的问题，但正颌手术需待患者成年后才能进行，患者青春期时的容貌焦虑问题无法得到有效的缓解。

（3）选择治疗计划一的理由：患者家长考虑到正颌手术的创伤及复杂性，以及等待到成年的过程比较长，且对患儿生长发育过程中心理健康的保护，选择治疗计划一。

第二部分　矫治过程

【治疗流程】

1. 治疗开始日期　2020 年 3 月 25 日。

2. 治疗开始时患者年龄　15 岁 2 个月。

3. 治疗结束日期　2022 年 4 月 8 日。

4. 治疗结束时患者年龄　17 岁 3 个月。

5. 保持情况　透明膜片保持器，下颌舌侧固定保持器。

6. 总治疗时长　25 个月。

【治疗关键步骤】　以时间顺序列出关键复诊时间及操作内容，详见表 4-3。

表 4-3　治疗中关键步骤

日期	步骤
2020.03.25	粘接上颌托槽，0.014inch NiTi 弓丝入槽，尖牙向后结扎
2020.06.24	粘接下颌托槽，0.014inch NiTi 弓丝入槽，尖牙向后结扎；上颌更换 0.016inch × 0.022inch NiTi 弓丝，配戴上颌平导
2020.09.16	上颌更换 0.018inch × 0.025inch NiTi 弓丝，下颌更换 0.017inch × 0.025inch NiTi 弓丝。拆除上颌平导
2020.11.18	上颌更换 0.018inch × 0.025inch SS 弓丝，下颌更换 0.018inch × 0.025inch NiTi 弓丝。上颌前牙关闭散隙
2021.01.14	调整并匹配上下颌 0.018inch × 0.025inch SS 弓丝。上颌植入后牙颊侧微种植体支抗钉
2021.02.16	上下颌橡皮链关闭间隙
2021.08.25	上颌左侧微种植体支抗钉脱落，上颌仍有间隙，拆除右侧微种植体支抗钉
2021.09.20	继续关闭上下颌剩余间隙，嘱行Ⅱ类牵引
2022.02.02	上颌间隙关闭，被动结扎，下颌后牙散隙，双侧磨牙关系略远中，继续关闭下颌间隙，嘱继续行Ⅱ类牵引
2022.04.08	间隙关闭完成，达到治疗目标，拆除上下颌托槽；制作透明膜片保持器及下颌舌侧保持丝

【固定矫治技术操作步骤】

1. 固定矫治器粘接规范操作

（1）工具准备：开口器，酒精棉球，金属自锁托槽，酸蚀剂，粘接剂，小棉棒，镊子，口镜，光固化灯。

（2）操作步骤

1）调整牙科治疗椅，使患者的口腔达到暴露视野最佳状态，为患者讲解矫治器的基本操作步骤。

2）清洁牙面：冲洗清洁牙面，以 75% 的酒精棉球反复擦洗需粘接托槽的牙面，吹干。

3）隔湿，酸蚀：给患者配戴开口器，涂抹适量酸蚀剂于牙面需要托槽粘接的位置，恒牙 20~30 秒，乳牙 60 秒，之后用清水反复冲洗牙面 30 秒，吹干，此时可见酸蚀过的牙面呈白垩色。

4）粘接：使用小棉棒蘸取粘接剂液体涂布，用镊子夹持托槽底部涂树脂剂，按顺序放置于牙齿的临床冠中心，调整托槽位置，适当按压后使托槽和牙面完全贴合，用探针将多余挤出的粘接剂刮去，紫外线灯光照固化。

5）操作技能：托槽需粘接于牙齿的临床牙冠中心点。

（3）医患沟通

1）术前沟通：①讲解金属托槽矫正的完整流程和风险，做好心理准备；②口腔卫生宣教，讲解进行龋齿和牙周病的治疗和控制；③粘接流程中注意每个阶段的术中告知，解除患者的紧张情绪。

2）固定矫治器粘接后术后沟通：①治疗后 3~7 天可能出现牙齿的轻微疼痛，可吃较软的饭或粥类食物，7 天后疼痛仍然很重或 3 天后疼痛逐渐加重需要即刻联系医生复诊；②戴上牙套后，一定要做到餐后刷牙，不可咀嚼过硬的食物，也要避免吃太黏的食物，防止矫治器脱落；③矫正期每次复诊后的 3~7 天可能会出现同样的牙齿轻度疼痛；另外，矫治器摩擦，或弓丝滑动引起尾端刺激黏膜产生的口腔溃疡，可使用正畸保护蜡保护，若疼痛或溃疡未缓解需复诊；④矫治器安置好后，遵医嘱定期复诊，若托槽脱落，需及时复诊。

2. 矫正弓丝制作规范操作

（1）工具准备：细丝切断钳。

（2）操作姿势：以转矩钳或手指从弓丝的颊面夹持在尖牙远中的位置。

（3）操作程序与步骤

1）切断镍钛方丝，左手拇指以及示指握持尖牙远中的弓丝，拇指施加向下的压力，示指交错施加向上的压力。

2）左手向远中拉伸弓丝，将弓丝塑成摇椅弓形。

3）根据需要调整摇椅弓形的幅度，并调整至左右对称，维持原有的基本弓形。

【治疗中期效果】

治疗 2022.01 时情况见图 4-6，上颌 0.018inch × 0.025inch SS 弓丝，下颌 0.018inch × 0.025inch SS 弓丝，关闭上下颌间隙中。

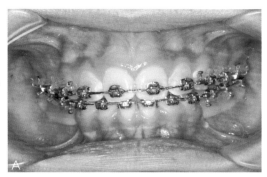

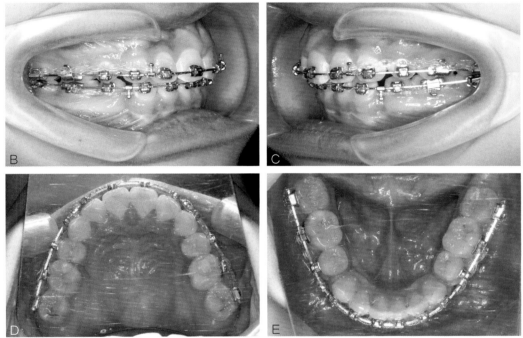

图 4-6 治疗中口内像

A. 口内正面像 B. 口内右侧面像 C. 口内左侧面像 D. 上颌𬌗面像 E. 下颌𬌗面像

第三部分　治疗结果

【临床检查】

1．咬合关系

（1）切牙关系：正常覆𬌗覆盖。

（2）覆盖：4mm。

（3）覆𬌗：正常覆𬌗。

（4）中线：与面中线对齐。

（5）左侧咬合关系：磨牙Ⅰ类关系，尖牙Ⅰ类关系。

（6）右侧咬合关系：磨牙Ⅰ类关系，尖牙Ⅰ类关系。

（7）反𬌗：无。

（8）错位：无。

（9）功能𬌗关系：无前伸侧方𬌗干扰，尖牙保护𬌗，无双重咬合。

2．治疗过程中并发症

治疗过程中因患者配合度欠佳，托槽颊管多次脱落，使得治疗周期延长。其中后牙托槽脱落较多，导致关闭间隙进展较慢。患者口腔卫生习惯差，导致上颌后牙微种植体支抗钉脱落，患者家长拒绝再次使用，要求行无创伤正畸，因此后期采用颌间Ⅱ类牵引代替微种植体支抗钉来增加后牙支抗。患者治疗前多数牙面脱矿，复诊多次口腔卫生宣教，同时转诊牙周病科行牙周基础治疗，患者依从性不高，导致正畸治疗结束后仍存在牙面脱矿的情况，且出现上颌前牙龈乳头略水肿的情况。

3．治疗结果的不足

因患者口腔卫生习惯差，上颌后牙种植支抗钉脱落，关闭间隙治疗过程后期上颌后牙支抗不足，上颌后牙少量支抗丢失。且患者依从性不高，多数牙面脱矿在治疗结束后仍存在，需在保持阶段对其进行严密观察随访，并反复进行口腔卫生宣教。

【治疗结束后影像学资料】

1．**治疗结束后影像学检查**　治疗结束后全景片见图4-7，头颅侧位片见图4-8。

2．**治疗结束后头影测量描记图**　治疗结束后头影测量描记图见图4-9。

3．**治疗结束后头影测量分析**　治疗前后软硬组织头影测量分析数据见表4-4。

4．**治疗前后头影测量值变化的解读分析**

（1）骨性：SNA减少了2°，是由于上颌切牙内收后A点的改建。SNB基本维持不变。ANB降低1°，Wits降低4mm，表明矢状向颌骨Ⅱ类关系有所改善，但治疗后仍为骨性Ⅱ类。Y轴角比治疗前增加1°，下颌平面角增加了1°变为25.9°，而面高比基本维持不变。在治疗过程中，垂直向生长基本维持。

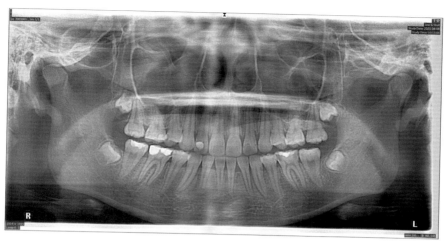

图 4-7　治疗后全景片

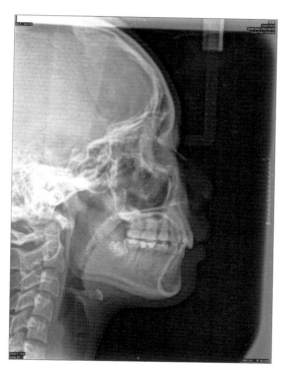

图 4-8　治疗后头颅侧位片

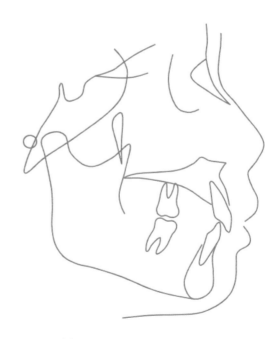

图 4-9　治疗后头影测量描记图

表 4-4　治疗前后软硬组织头影测量分析数据

测量指标	治疗前	治疗后	正常值
SNA/°	84.4	82.6	82 ± 3
SNB/°	77.6	77.8	79 ± 3
ANB/°	6.7	4.7	3 ± 1

续表

测量指标	治疗前	治疗后	正常值
Wits/mm	+1.9	−3.6	−1
FH-NP/°	83.1	82.7	83 ± 3
Y 轴角/°	65.7	66.8	64 ± 3
FH-MP/°	24.9	25.9	27 ± 5
ANS-Me/Na-Me	54.6%	54.7%	53% ± 2%
U1-SN/°	104.6	95.5	103 ± 5
IMPA/°	103.3	98.3	95 ± 5
U1-L1/°	121.4	135.2	122 ± 8
Overjet/mm	+7	+4.7	2
UL-EP/mm	+6	+2.9	+3
LL-EP/mm	+6.5	+2.9	+4
Z-Angle/°	61.4	65	67 ± 5

（2）牙性：在上颌前牙内收后，U1-SN 角度减少了 9°，达到 95°，且 IMPA 减少了 5°，达到 98°，这表明在治疗过程中，上下颌前牙均出现不同程度的内收。而前牙的覆盖减少了 2mm，表明上颌前牙内收程度大于下颌前牙。U1-L1 增加了 13° 至 135°。上颌重叠表明中切牙内收并直立，上颌第一磨牙少量近中移动。下颌重叠显示下颌中切牙内收并压低，下颌第一磨牙少量近中移动。

（3）软组织：上唇至 E 线距离减小 3mm，下唇至 E 线距离减小 3.5mm，使得面下 1/3 侧貌得到改善。

5．治疗前后头影测量描记图分析

将治疗前后的头影测量描记图重叠（图 4-10），分析颌骨及牙齿的变化情况。治疗前为黑色，治疗后为红色，SN 平面为基准重叠。

【治疗后照片】

1．面像（图 4-11）

（1）正面：面部对称性和垂直比例无明显变化。

（2）唇：长度正常，唇休息位闭合可，上唇较治疗前稍后缩，下唇较治疗前稍前突，唇部外形协调。

（3）微笑：口角倾斜情况较之前减轻，大笑露龈问题明显改善。

（4）颏部：闭唇时颏肌紧张问题明显改善。

（5）侧面：鼻唇角在正常范围内，软组织颏点位于零子午线上，双唇位于 E 线上。

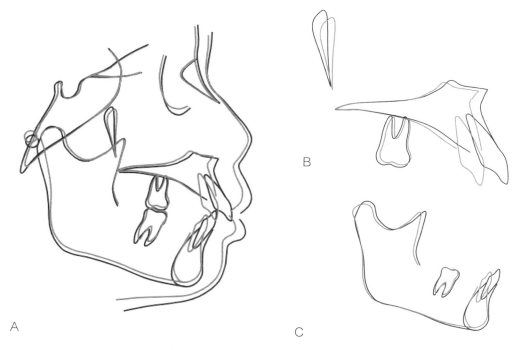

图 4-10　治疗前后头影测量描记重叠图
A. 以 SN 平面为基准重叠　B. 上颌重叠对比　C. 下颌重叠对比

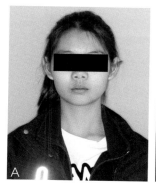 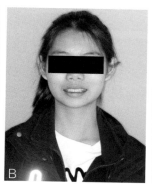 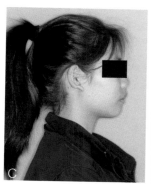 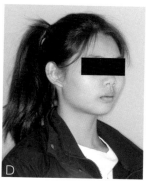

图 4-11　治疗后面像
A. 正面像　B. 正面微笑像　C. 90° 侧面像　D. 45° 侧面像

2．口内像（图 4-12）

（1）拥挤及间隙：已解除，牙列整齐。

（2）尖牙和磨牙关系：中性关系。

（3）上下颌后牙关系：覆𬌗覆盖正常。

（4）上下颌前牙关系：覆𬌗覆盖正常。

（5）上下颌牙列中线：正。

（6）前后牙列牙龈状况：上颌前牙龈乳头略水肿。

（7）牙根形状：上下颌前牙根形明显程度与治疗前一致。

（8）上下颌牙弓形态及协调性：上下颌牙弓呈卵圆形，弓型匹配。

（9）牙体状况：16，36，46，37，47 已行完善充填治疗。

（10）口腔卫生：口腔卫生差，多数牙面脱矿，软垢（＋），结石Ⅰ度。

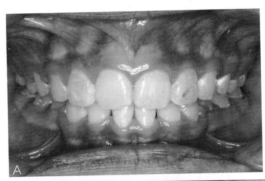

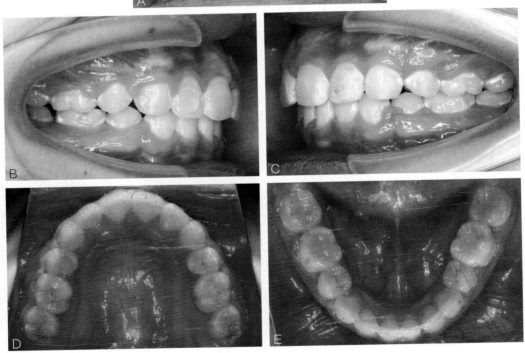

图 4-12　治疗后口内像
A. 口内正面像　B. 口内右侧面像　C. 口内左侧面像　D. 上颌𬌗面像　E. 下颌𬌗面像

第四部分　思辨与解析

【治疗计划的理论依据】

1．治疗动机

患者主诉是上颌前牙前突。由于上颌前牙和上颌前突以及下颌后缩会影响颜面美观，还可能影响患者的口腔功能，如影响咀嚼和发音，前突的牙齿易因外伤折断。因此多数患者或其家长要求矫治的愿望较强烈。

2．掩饰性正畸治疗的选择

考虑到患者年龄和生长发育的骨龄潜能，下颌前牙已经明显前倾，生长发育高峰期已经过了，认为采用功能性矫治器治疗不是最佳方法，因此不考虑采用功能性矫治器治疗。7mm深覆盖在掩饰性正畸可改善的治疗范围内，且患者是轻度骨性Ⅱ类错𬌗。研究表明，Ⅱ类骨性前牙深覆盖患者上下颌切牙唇向倾斜明显，突度较大，随着覆盖增加，上下颌切牙唇向倾斜有增加趋势，上下颌前部牙槽骨高度大于正常组，上下颌后部牙槽骨高度与正常组无差异。因此，可以通过缩短上下颌前段牙弓（内收上下颌前牙）以掩饰骨骼发育异常并通过切牙转矩有效改善牙槽骨的前突状态。同时与患者及家属在治疗前讨论过正畸-正颌联合治疗的可能性，但考虑到患者的治疗意愿没有选择该方案。

3．减数设计

拔牙与非拔牙矫治一直是口腔正畸领域关注的焦点，选择何种方法要根据患者的面部特征、生长型、所处生长发育的时期以及口内具体情况采用个体化的设计方案。该患者下颌前牙明显唇倾，下颌牙列Spee曲线深3mm，拥挤度3mm，上颌牙列前突伴拥挤度1mm，上下颌需要通过拔牙减数来获得治疗的间隙。同时由于25深龋及髓，15牙根弯曲，44根尖牙骨质瘤等问题，考虑到病牙优先拔除原则，选择了拔除15，25，34，44。

4．支抗设计

这是一例需要强支抗的病例，因此用上颌双侧后牙颊侧微种植体支抗钉增加支抗。但是后期由于微种植体支抗钉脱落，双侧磨牙关系略远中，后期采用Ⅱ类颌间牵引调整上下颌位置关系。一项Meta分析表明，种植体支抗钉的松动脱落发生率约为13.5%，而其中列举的松动脱落的原因大致可分为患者相关因素、术者相关因素、植体相关因素、植入过程相关因素、治疗过程相关因素及并发症相关因素。该患者的口腔卫生状况及口腔保健情况较差，一定程度增加了其失败的概率。

5．托槽选择与正畸生物力学

直丝弓技术的托槽增加了下颌前牙负转矩（冠舌向转矩），有利于在下颌牙列排齐时减少下颌前牙唇倾。此外，上颌第一磨牙更大的根颊向转矩有利于抵抗内收力造成的牙冠颊倾。

考虑到垂直向比例偏小及深覆𬌗，建议使用Ⅱ类牵引，且尽量减少下颌切牙唇倾。

【思辨与分析】

该病例进行了 25 个月的正畸治，治疗目标已经实现，患者的主诉也得到了解决，患者对治疗结果非常满意。前牙覆𬌗覆盖关系、后牙咬合关系以及美学效果良好。

1. 骨性

在治疗过程中，矢状向骨骼形态得到了改善，上下颌骨相对位置更加协调，从严重的骨性Ⅱ类错𬌗改善为较轻的骨性Ⅱ类错𬌗。部分原因是下颌骨相对于上颌骨有更多的矢状向生长。上颌前牙内收时 A 点的后移也使得骨性Ⅱ类关系有所改善，上颌骨性前突得到改善。在整个治疗过程中，垂直向关系没有明显变化。

2. 牙性

治疗结束后上下颌前牙均出现不同程度的内收，前牙覆盖明显减少；同时前牙覆𬌗因为下颌前牙压低，下颌 spee 曲线也有明显改善，变成正常前牙覆𬌗覆盖关系。

治疗结束后，上下颌前牙均通过内收有效改善牙槽骨的前突状态，且结束后上下颌中线正，磨牙纠正成Ⅰ类关系，后牙段咬合接触紧密，改善了患者的咬合功能。

我们本来希望通过上颌微种植体支抗钉增加后牙支抗，但由于患者口腔卫生不良，微种植体支抗钉周围黏膜炎症导致脱落，后期没有重新植入，结束治疗后上下颌重叠影像都可看出上下颌后牙都有轻度的近中移动。因此需要强支抗的患者还是应该多进行口腔卫生宣教，保护微种植体支抗钉周围的清洁防止炎症，减少脱落的可能，尽量做好宣教，告知家长微种植支抗钉的重要性，才可一定程度减少支抗丢失。

3. 软组织

在治疗结束时，在放松状态下患者唇部自然闭合，大笑露龈情况有明显改善。且可能由于上下颌中切牙内收产生软组织颏点位于零子午线上，双唇位于 E 线上，软组织侧貌有明显的改善。研究指出，安氏Ⅱ类 1 分类错𬌗畸形矫治中，通过尽可能内收前牙，牙齿改变以及基骨改变后，软组织侧貌也会有明显的改变。

4. 医源性改变

治疗后 X 线片分析显示上颌切牙的牙根长度没有变化。拆除托槽后，多数牙面脱矿的问题仍然存在，原因主要是采用固定矫正的患者菌斑更容易堆积于牙面且患者更不容易将其清洁所导致。牙釉质脱矿在正常人群中的发病率为 29.7%，而正畸患者牙釉质脱矿的发病率为 59.4%，好发于上颌前牙，其中侧切牙发病率最高。因此关于正畸患者牙釉质脱矿的防治应以预防为主，对患者进行口腔卫生宣教，其中包括教导正确的口腔清洁方式、改正不良的饮食习惯等，以及氟化物的应用，如正畸前涂氟、正畸过程中含氟漱口水及含氟牙膏的应用等。而且该患者矫治结束后上颌前牙牙龈乳头可见水肿，嘱其进行牙周基础治疗。

参考文献

1. AL-ZOUBI E M, AL-NIMRI K S. A comparative study between the effect of reverse curve of Spee archwires and anterior bite turbos in the treatment of deep overbite cases. Angle Orthod, 2022 Jan 1, 92(1): 36-44.

2. MUNOZ A. Correction of a Class Ⅱ deep overbite skeletal and dental asymmetric malocclusion in an adult patient. Am J Orthod Dentofacial Orthop, 2005 May, 127(5): 611-617.

3. HORIUCHI Y, HORIUCHI M, SOMA K. Treatment of severe Class Ⅱ Division 1 deep overbite malocclusion without extractions in an adult. Am J Orthod Dentofacial Orthop, 2008 Apr, 133 (4 Suppl): S121-9.

4. PAPAGEORGIOU S N, ZOGAKIS I P, Papadopoulos M A. Failure rates and associated risk factors of orthodontic miniscrew implants: a meta-analysis. Am J Orthod Dentofacial Orthop, 2012 Nov, 142(5): 577-595.e7.

5. UPADHYAY M, YADAV S, NAGARAJ K, et al. Dentoskeletal and soft tissue effects of mini-implants in Class Ⅱ division 1 patients. Angle Orthod, 2009 Mar, 79(2): 240-247.

6. AL-SIBAIE S, HAJEER M Y. Assessment of changes following en-masse retraction with mini-implants anchorage compared to two-step retraction with conventional anchorage in patients with class Ⅱ division 1 malocclusion: a randomized controlled trial. Eur J Orthod, 2014 Jun, 36(3): 275-283.

7. 王琳. 口腔正畸固定矫治器应用中牙釉质脱矿的临床调查. 中国社区医师, 2019, 35（18）: 54, 57.

（潘　婧　纪　芳）

第五章

骨性 II 类高角成人拔牙
舌侧固定矫正

病例简介 ▶

　　SSY 是一名年龄 19 岁女性，问题列表包括严重骨性 II 类错𬌗，安氏 II 类 1 分类错𬌗，垂直向发育过度，面部不对称，12，17，22，27，35，37，46，47 龋齿，覆盖 4mm，无明显牙弓拥挤，浅覆𬌗，1mm 中线不齐，双颌前突，下颌切牙唇倾，唇闭合不全。

　　正畸治疗方案为拔除上下颌左右第一前磨牙，微种植体支抗钉及横腭杆加强支抗，应用定制式舌侧矫治器矫治（0.025inch×0.018inch 托槽）。

第一部分　治疗前评估

【患者一般情况】

1．姓名　SSY。

2．性别　女。

3．出生日期　1998 年 10 月 2 日。

4．治疗开始时年龄　19 岁 3 个月。

【主　诉】　嘴突 10 年，要求矫正。

【现病史】　替牙后觉牙齿前突、闭唇不全逐渐加重。

【既往史】　否认正畸治疗史、颌面外伤史、口腔不良习惯，否认全身系统性疾病。

【临床检查】

1．口外检查

（1）正面观：长宽比 2.1∶1；颧骨：下颌角为 1.1∶1，颧骨不外扩，下颌角不对称；三庭比例 1∶1.1∶1，基本协调；唇休息位露齿 5mm，微笑露龈 3mm；面部不对称，咬合平面右高左低。

（2）侧面观：上下唇松弛，唇闭合不全；闭唇时颏肌紧张；鼻唇角小于 90°；颏唇沟浅。

2．口内检查

（1）牙周组织：上下颌前牙龈缘红肿，牙槽骨水平吸收。

（2）口腔卫生：一般。

（3）牙列：17—27、37—47。

（4）一般牙体检查：21 切端牙体缺损，12，17，22，27，35，37，46，47 龋齿。

（5）拥挤 / 间隙

1）上颌：卵圆形牙弓，前牙段轻度拥挤，切牙稍唇倾。右侧尖牙近中倾斜、左侧尖牙直立。后牙段无拥挤，共 1mm 拥挤。

2）下颌：卵圆形牙弓，前牙段排列整齐，切牙唇倾，右侧尖牙直立、左侧尖牙近中倾斜；后牙段轻度拥挤，共 2mm 拥挤。

（6）牙周组织：13—23，33—43 龈缘轻度红肿。

（7）咬合关系

1）切牙关系：Ⅱ类一分类；

2）前牙覆盖：4mm；

3）前牙覆𬌗：2.08mm；

4）中线：上颌牙列中线左偏 1mm，下颌牙列中线正；

5）左侧后牙关系：磨牙Ⅰ类关系；尖牙Ⅱ类关系；

6）右侧后牙关系：磨牙Ⅰ类关系；尖牙Ⅱ类关系；

7）反𬌗：无；

8）易位：无；

9）其他：Spee's 曲线平坦。

【治疗前照片】

1．面像（图 5-1）

（1）正面：面部不对称、三庭比例基本协调，咬合平面右高左低，颧骨无外扩，下颌角不对称。

（2）唇：长度 22.2mm，唇休息位露齿 5mm，唇闭合不全。

（3）微笑：露龈 3mm，口角右高左低。

（4）颏部：颏唇沟浅，颏肌紧张。

（5）侧面：凸面型，上下唇位于 E 线前，鼻唇角小于 90°，下颌平面角偏高，颏位置后缩。

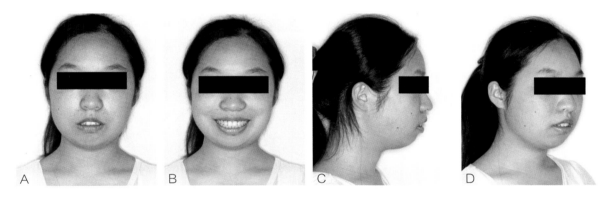

图 5-1 治疗前面像
A. 正面像 B. 正面微笑像 C. 90° 侧面像 D. 45° 侧面像

2．口内像（图 5-2）

（1）上颌前牙段 1mm 拥挤，下颌后牙段 2mm 拥挤。

（2）尖牙远中关系和磨牙中性关系。

（3）上下颌后牙关系正常覆𬌗覆盖。

（4）上下颌前牙关系浅覆𬌗深覆盖。

（5）中线不齐，上中线左偏 1mm。

（6）前后牙牙龈状况：前牙牙龈乳头红肿，牙龈薄型。

（7）牙根形状：下颌前牙根形明显。

（8）上下颌牙弓卵圆形，弓形协调。

（9）牙体状况：12，17，22，27，35，37，46，47 龋齿，21 缺损。

（10）口腔卫生：12，13，42，43，22，23，33，34 区软垢，牙龈缘红肿。

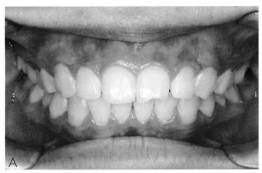

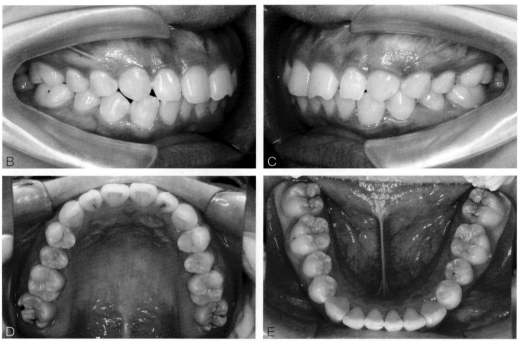

图 5-2 治疗前口内像
A.口内正面像 B.口内右侧面像 C.口内左侧面像 D.上颌𬌗面像 E.下颌𬌗面像

【治疗前影像学资料】

1. 治疗前影像学检查

治疗前全景片见图 5-3，头颅侧位片见图 5-4，颞下颌关节 MRI 见图 5-5。

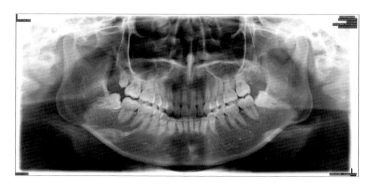

图 5-3 治疗前全景片（2017.06.19）

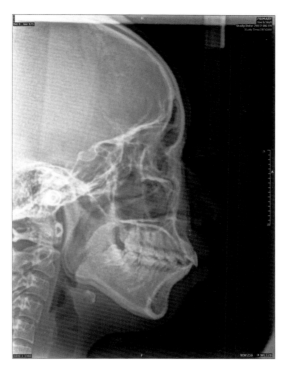

图 5-4　头颅侧位片

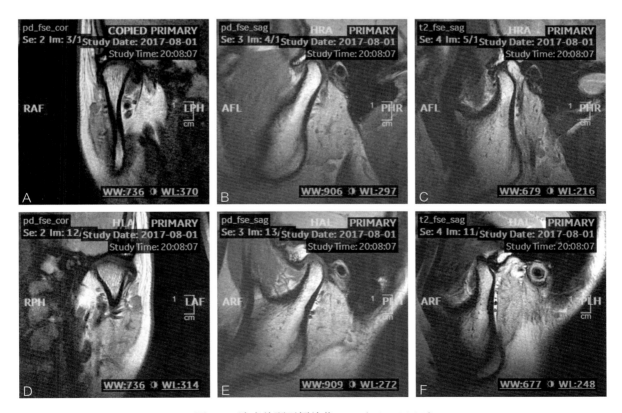

图 5-5　治疗前颞下颌关节 MRI（2017.08.01）

A. 右侧冠状面　B. 右侧矢状面闭口位　C. 右侧矢状面开口位　D. 左侧冠状面

E. 左侧矢状面闭口位　F. 左侧矢状面开口位

2. 治疗前影像学检查结果

（1）全景片：未萌牙 18，38，48，下颌前牙牙根短，上颌磨牙根尖超上颌窦底，髁突形态基本对称。

（2）头颅侧位片：骨性 II 类，高角，垂直生长型，上颌切牙稍唇倾，下颌切牙唇倾。

（3）颞下颌关节 MRI：右侧关节盘内移，左侧可复性盘外旋前移。

（4）未萌牙：18，38，48。

（5）先天缺牙：无。

（6）预后差的牙：无。

（7）其他：无。

3. 其他检查

Bolton 指数用于判断上下颌牙弓中是否存在牙冠宽度不协调的问题，具体分析见表 5-1。

表 5-1　Bolton **指数分析**

牙弓	牙近远中宽度 /mm						
	右侧			左侧			总宽度
	尖牙	侧切牙	中切牙	中切牙	侧切牙	尖牙	
上颌	8.2	7.7	8.6	8.2	6.7	8.2	48
下颌	6.5	6.6	5.0	5.2	6.5	6.9	37

上颌 6 颗牙总宽度（3—3）= 48

下颌 6 颗牙总宽度（3—3）= 37

前牙 Bolton 指数 = 37/48 × 100% = 77.1%（77.2% ± 1.65%）

该比例正常，可以理解为上下颌前牙宽度比例基本协调。

4. 治疗前头影测量描记图

依托头颅侧位片进行头影测量定点标记生成治疗前头影测量描记图，见图 5-6。

5. 治疗前头影测量分析

治疗前头颅侧位片依据上海交通大学附属第九人民医院头影测量分析法，测量结果见表 5-2。

6. 头影测量值解读分析

（1）骨性：头影测量分析显示患者为骨性 II 类错𬌗，ANB 为 7.5°，Wits 值 +3.2mm；相对于中国地区的标准，SNA 值偏高（86°），SNB 值稍偏低（78.5°），表明上颌前突为主，

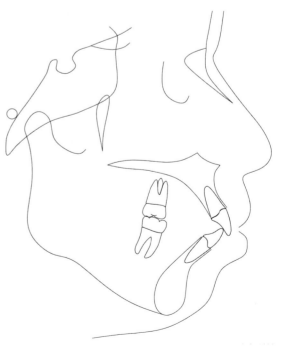

图 5-6　治疗前头影测量描记图

伴下颌后缩是导致矢状向不调的病因。由下颌平面角（31.1°）、SN-Go-Gn 角（36.2°）显示垂直生长型。上颌露齿量过大体现上颌垂直向发育过度。

表 5-2　治疗前头影测量分析

指标	治疗前	正常值
SNA/°	86.0	82.8 ± 4.1
SNB/°	78.5	80.1 ± 3.9
FH-NPo/°	83.3	85.4 ± 3.7
NA-APo/°	17.1	6 ± 4.4
FMA/°	31.1	27.3 ± 6.1
MP-SN/°	36.6	30.4 ± 5.6
Co-Go/mm	58.9	59 ± 3.2
S-N/mm	62.7	71 ± 3
SN/GoMe	95.7%	100% ± 10%
Y-Axis/°	68.0	64 ± 2.3
ANB/°	7.5	2.7 ± 2
Wits/mm	3.2	0 ± 2
ANS-Me/Na-Me	55.7%	54.4% ± 2.3%
ALFH/PLFH	1.5%	1.5% ± 0.0%
S-Go/N-Me	66.0%	63.5% ± 1.5%
U1-SN/°	107.0	105.7 ± 6.3
U1-NA/°	21.0	22.8 ± 5.2
U1-NA/mm	5.3	5.1 ± 2.4
U1-PP/mm	31.8	28 ± 2.1
U6-PP/mm	24.3	22 ± 3
IMPA/°	108.3	96.7 ± 6.4
L1-MP/mm	46.5	42 ± 4
U1-L1/°	108.1	124 ± 8.2
FMIA/°	40.6	55 ± 2
OP-FH/°	15.1	9.3 ± 1
N′-Sn-Pog′/°	26.8	12 ± 4
N′ Vert-Pog′/mm	−6.8	0 ± 2
Upper Lip Length/mm	23.4	20 ± 2
Sn to G Vert/mm	6.5	6 ± 3
UL-EP/mm	1.6	−1.4 ± 0.9
LL-EP/mm	6.3	0.6 ± 0.9

（2）牙性：临床检查发现上颌切牙是唇倾的，从头影测量结果上看，它们的倾斜度在标准范围内（107°）接近上限。然而，与中国地区的标准相比，下颌切牙明显唇倾（108.3°）；由于牙-牙槽骨代偿及骨性Ⅱ类不调，患者切牙角偏小（108.1°）。下颌切牙边缘嵴相对于 N-B 位置偏前（13.2mm），也表明下颌切牙唇倾。

（3）软组织：上下唇均明显前突于 E 线前方，软组织颏前点远离零子午线后方。

【问题列表】 举例如下（列出阳性症状）

1. 严重骨性Ⅱ类，高角，垂直生长型；

2. 面部不对称；

3. 上颌骨垂直向发育过度；

4. 唇前突伴闭合不全；

5. 4mm 覆盖；

6. 安氏Ⅱ类一分类错𬌗，双颌前突；

7. 上下颌牙列轻度拥挤；1mm 中线不齐；

8. 12，17，22，27，35，37，46，47 龋齿；21 牙体缺损；

9. 18，38，48 阻生牙；

10. 双侧颞下颌关节紊乱病。

【治疗计划】

1. 矫治目标

（1）美观：改善双颌前突侧貌及开唇露齿。

（2）功能：建立中性尖牙、磨牙咬合关系及前牙正常覆盖，纠正中线。

（3）稳定健康：建立稳定咬合关系，颞下颌关节随访，维持牙体、牙周健康。

2. 治疗方案一

（1）间隙获得方式：拔除 14，24，34，44。

（2）矫治器：全口定制式舌侧矫治器（0.025inch×0.018inch 托槽）。

（3）支抗设计：上颌微种植体支抗钉加强矢状向支抗；横腭杆垂直向、横向、矢状向控制；前牙区唇侧骨皮质切开手术辅助前牙内收及压入。

（4）其他治疗：龋齿牙体治疗，关节治疗，牙周治疗。

（5）健康宣教：讲解正确的刷牙方法，指导保持口腔卫生。

（6）保持：透明膜片保持器。

（7）稳定性及预后评估

1）治疗结束前需要用 X 线片评价牙根需要完全平行，位于牙槽骨的中央；上下颌切牙的唇倾度正常，建立稳定的最大牙尖交错位，在下颌运动中有正常的切导和尖牙引导功能𬌗，这些对保持器的稳定性具有重要的作用。

2）使用透明膜片保持器进行长期保持和随访。

3. 治疗方案二　正颌—正畸联合治疗

（1）术前正畸：拔除 34，44，18，38，48，上下颌排齐整平，去代偿内收下颌前牙，加大前牙覆盖。

（2）双颌手术：上颌 Le Fort Ⅰ型截骨术，后退、上抬、逆旋，下颌双侧升支矢状劈开术前移至匹配咬合。

（3）术后正畸：精细调整咬合，建立稳定的最大牙尖交错位。

4. **两个计划的优势和劣势比较和选择理由**

（1）治疗计划一优点：避免全麻手术风险；治疗费用更经济。治疗计划一缺点：无法解决面部不对称，上颌前突和下颌后缩，建立标准的直面型；前牙区内收牙齿移动量大，存在牙根吸收及骨开裂开窗风险。

（2）治疗计划二优点：最大程度改善面部不对称，上颌前突和下颌后缩骨面型；避免大幅度移动牙齿，降低前牙区牙根吸收及骨开裂开窗的风险；疗程更短。治疗计划二缺点：费用较高，风险和创伤较大；可能出现手术并发症，需要告知患者。

（3）综合考虑患者的治疗目标和主诉后，选择治疗计划一正畸治疗。

第二部分　矫治过程

【治疗流程】

1．治疗开始日期　2018 年 1 月。

2．治疗开始时患者年龄　19 岁 3 个月。

3．治疗结束日期　2020 年 8 月。

4．治疗结束时患者年龄　23 岁 11 个月。

5．保持情况　透明膜片保持器。

6．总治疗时长　31 个月。

【治疗关键步骤】

治疗中的关键步骤按照时间顺序简要总结，见表 5-3。

表 5-3　治疗关键步骤

日期	步骤
2018 年 1 月	上颌粘接横腭杆；全口粘接舌侧托槽。舌操指导
2018 年 5 月	上颌 0.014inch NiTi，下颌 0.016inch NiTi 排齐牙列，转外科分次拔除 14，44，24，34
2018 年 6 月	14，44，24，34 拔除；上颌 0.017inch × 0.025inch NiTi，下颌 0.017inch × 0.025inch SS 弓丝
2018 年 8 月	上下颌前牙连扎，上下颌 0.017inch × 0.025inch SS；上颌腭侧植入临时性支抗装置（TADs）；关闭拔牙间隙
2018 年 11 月	转外科行上下颌前牙区骨皮质切开手术，术后继续关闭拔牙间隙
2019 年 7 月	上颌磨牙颊侧片段弓辅助排齐后牙段，上颌压入配合舌操效果良好；下颌骨的逆旋实现磨牙关系自动调整为轻Ⅲ类关系，下颌间隙关闭快于上颌
2020 年 1 月	上颌颊、舌侧同时加力关闭间隙，配合双侧Ⅲ类牵引以及调整中线的前牙区斜形牵引
2020 年 8 月	间隙关闭结束，建立稳定的最大牙尖交错位，实现治疗目标；拆除舌侧矫治器；制作上下颌透明膜片保持器

【舌侧矫治器初戴技术操作步骤】

1．工具准备

带舌挡和吸唾的开口器、酸蚀剂、棉球、自粘接树脂水门汀、光固化灯、牙线、慢弯机、球钻、持针器、口镜、镊子。

2．操作姿势

舌侧托槽下颌操作时，一般患者采取大于 45° 的仰卧位，根据医生的身高调整至整个下颌牙列暴露最多的位置；上颌操作时，一般患者采取 180° 仰卧位，患者采取仰头姿势最大程度地暴露整个上颌牙列，医生位于患者 "3 点" "12 点" "9 点" 位操作。

3．操作步骤

（1）为患者简短讲解矫治器安装的基本步骤和方法，解除紧张。

（2）清洁牙面。

（3）放置开口器，隔湿，酸蚀舌侧牙面，冲洗干燥隔湿。

（4）酸蚀牙面 30 ~ 50 秒，气水联合冲洗牙面 20 ~ 30 秒，吹干牙面至牙釉质发白，均匀涂布粘接剂。

（5）间接粘接舌侧托槽，放置粘接树脂于托槽底板，并准确就位间接粘接转移托盘，轻轻按压使其与牙冠殆面密合，托槽与牙齿舌面密合，每个牙位光固化灯照射 5 秒。

（6）牙线检查临接点，去除多余粘接剂。舌侧矫治器特有的一个步骤是当粘固结束以后取下间接转移托盘，用牙线检查每个牙齿之间的邻接点，以防止粘接剂溢出到邻接点之间影响牙周健康。用牙线仔细地通过每一个邻接点，如果发现有粘接剂溢出需要对粘接剂进行彻底的清理。

（7）舌侧矫正技术中弓丝为个性化制作好的，所以在矫治器盒子里挑选出第 1 条弓丝，0.014inch 的镍钛合金弓丝，将其用结扎圈固定于槽沟中，完成整个矫治器的安装。

4．操作技能

舌侧矫治器安装中，方向和力量均和唇侧固定矫治技术不一样，但是操作亦非常简单流程化容易适应，只要经过培训即可熟练操作。其中最重要的步骤就是邻接点和邻接间隙中是否有溢出的粘接剂，一定要仔细检查和清洁干净。橡皮圈和结扎丝结扎方法为先龈方翼沟再殆方翼沟。

5．医患沟通

（1）术前沟通：

1）讲解金属托槽矫正的完整流程和风险，做好心理准备；

2）口腔卫生宣教，讲解龋齿和牙周病的治疗和控制；

3）粘接流程中注意每个阶段的术中告知，解除患者的紧张情绪。

（2）术后告知健康宣教：

1）舌侧托槽易造成软垢堆积在舌侧龈缘，告知患者加强口腔卫生，每次进食后刷牙或水牙线冲洗；

2）矫正期间每次复诊后的 3 ~ 7 天可能会出现同样的牙齿轻度疼痛；

3）矫治器摩擦或弓丝滑动引起尾端刺激黏膜产生口腔溃疡，可使用正畸保护蜡保护，若疼痛或溃疡未缓解需及时复诊；

4）矫治器安置好后，遵医嘱定期复诊。

【治疗中期效果】

1．2018 年 1 月，横腭杆、舌侧矫治器粘接，上下颌 0.014inch NiTi 弓丝，见图 5-7。

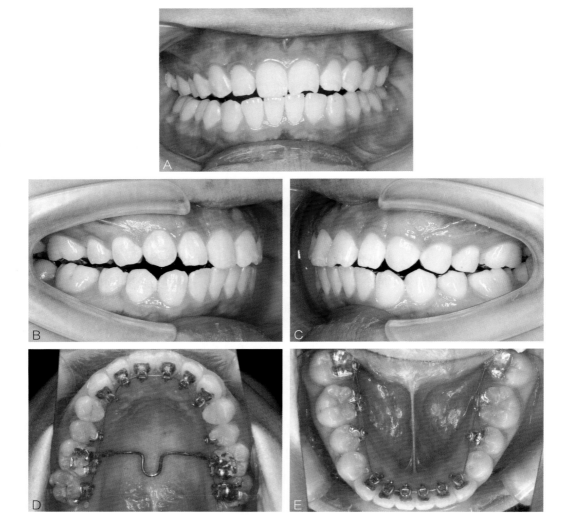

图 5-7　治疗中期 2018 年 1 月口内像

A. 口内正面像　B. 口内右侧面像　C. 口内左侧面像　D. 上颌𬌗面像　E. 下颌𬌗面像

　　2. 2018 年 8 月，14，24，34，44 已拔除；13—23，33—43 结扎丝连扎，0.017inch × 0.025inch 不锈钢弓丝，整体同步关闭间隙；上颌短链尖牙至第一磨牙至微种植体支抗钉"L"形牵引，上颌后牙𬌗平面压低和关闭间隙同步进行；下颌短链尖牙至第一磨牙颌内牵引关闭间隙，见图 5-8。

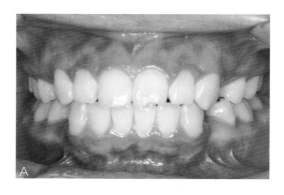

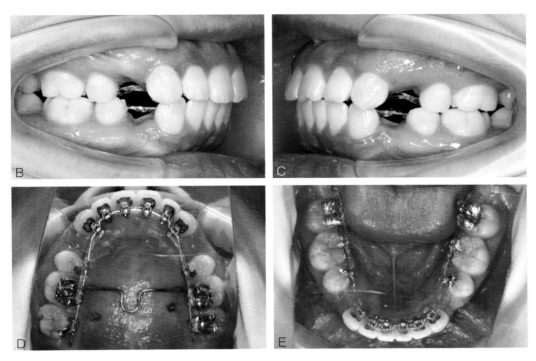

图 5-8　治疗中期 2018 年 8 月口内像
A.口内正面像　B.口内右侧面像　C.口内左侧面像　D.上颌𬌗面像　E.下颌𬌗面像

3. 2019 年 7 月，13—23，33—43 结扎丝连扎，0.017inch×0.025inch 不锈钢弓丝；上颌短链尖牙至微种植体支抗钉关闭间隙；下颌短链尖牙至第二磨牙颌内牵引关闭间隙，见图 5-9。

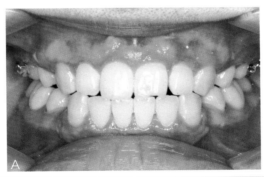

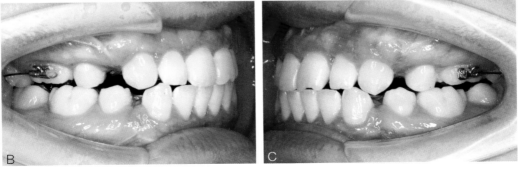

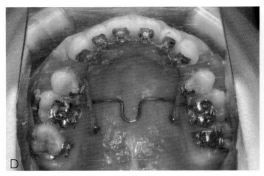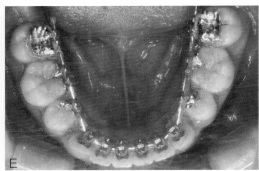

图 5-9　治疗中期 2019 年 7 月口内像

A. 口内正面像　B. 口内右侧面像　C. 口内左侧面像　D. 上颌𬌗面像　E. 下颌𬌗面像

4. 2020 年 1 月，上颌后牙压低已经到位，横腭杆与上腭黏膜接触，颊、舌侧同时以短链关闭剩余间隙，防止尖牙旋转；下颌继续间隙关闭；轻力双侧Ⅲ类牵引（2.5oz）维持磨牙关系，以及调整中线的前牙区斜形牵引，见图 5-10。

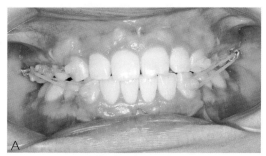

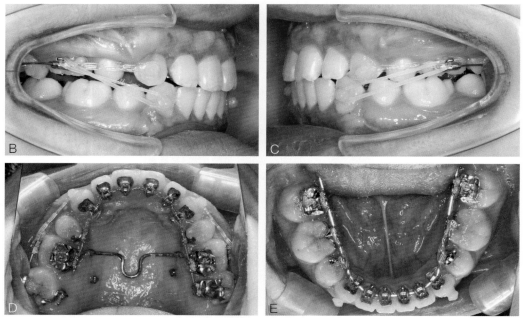

图 5-10　治疗中期 2020 年 1 月口内像

A. 口内正面像　B. 口内右侧面像　C. 口内左侧面像　D. 上颌𬌗面像　E. 下颌𬌗面像

第三部分　治疗结果

【临床检查】

1．咬合关系

（1）切牙关系：Ⅰ类。

（2）前牙覆盖：2mm。

（3）前牙覆殆：1.41mm。

（4）牙列中线：与面中线对齐。

（5）左侧后牙关系：磨牙Ⅰ类关系；尖牙Ⅰ类关系。

（6）右侧后牙关系：磨牙Ⅰ类关系；尖牙Ⅰ类关系。

（7）反殆：无。

（8）易位：无。

（9）其他：无。

2．治疗过程中并发症

（1）骨皮质松解手术后发生疼痛和肿胀，1周左右恢复，术后可以休息1~2天，肿胀和疼痛影响进食可以选择软食。未发现其他并发症。

（2）舌侧矫正器在安装入口腔后的3~7天左右可能影响语言清晰度，横腭杆（TPA）可能影响少数患者的吞咽感觉，一般1~3天可以适应。

【治疗结束后影像学资料】

1．治疗结束后影像学检查

治疗结束后全景片见图 5-11，头颅侧位片见图 5-12，颞下颌关节 MRI 见图 5-13，CBCT 见图 5-14。

（1）全景片：牙根长度维持，髁突形态基本对称，牙槽骨与矫治前相比未发现吸收变化。

（2）头颅侧位片：仍然有骨性Ⅱ类，高角，垂直生长型的特征。

（3）颞下颌关节 MRI：与矫治前相比无变化。

（4）CBCT：上下颌前牙牙根位于牙槽骨内，未发生骨开窗或骨开裂。上下颌前牙牙根长度无明显变化，阻生第三磨牙已拔除。

2．治疗结束后头影测量描记图

依托头颅侧位片进行头影测量定点标记生成治疗结束头影测量描记图，见图 5-15。

3．治疗结束后头影测量分析

治疗后头颅侧位片依据上海交通大学附属第九人民医院头影测量分析法，测量结果见表 5-4。

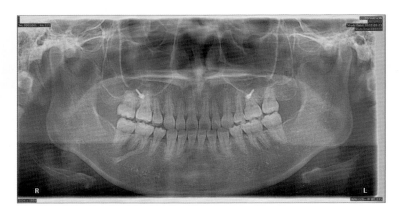

图 5-11 治疗结束全景片（2022.09.23）

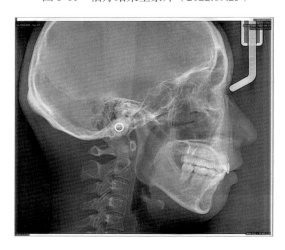

图 5-12 治疗结束头颅侧位片（2022.09.23）

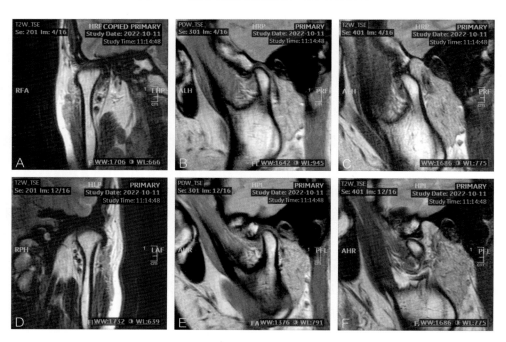

图 5-13 治疗结束颞下颌关节 MRI（2022.10.11）

A. 右侧冠状面　B. 右侧矢状面闭口位　C. 右侧矢状面开口位　D. 左侧冠状面

E. 左侧矢状面闭口位　F. 左侧矢状面开口位

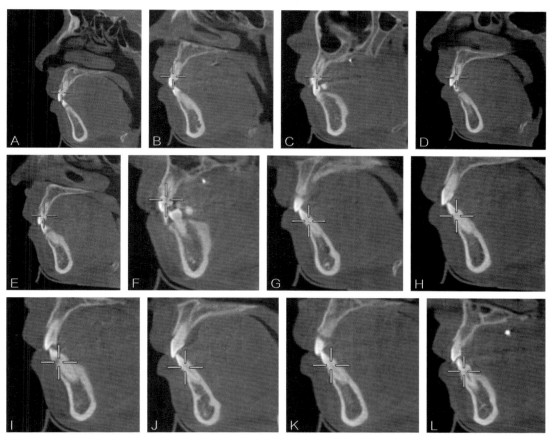

图 5-14　治疗结束 CBCT（2022.09.23）
截取 11，12，13，21，22，23，31，32，33，41，42，43 矢状面牙的根骨关系
A. 11　B. 12　C. 13　D. 21　E. 22　F. 23　G. 31　H. 32　I. 33　J. 41　K. 42　L. 43

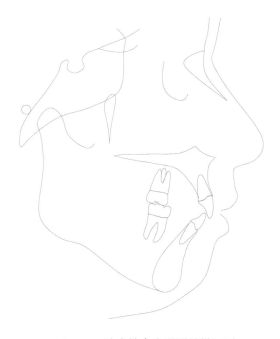

图 5-15　治疗结束头影测量描记图

表 5-4 治疗后头影测量分析

测量指标	治疗前	治疗后	变化
SNA/°	86.0	84.4	−1.6
SNB/°	78.5	77.6	−0.9
FH-NPo/°	83.3	82.3	−1.0
NA-APo/°	17.1	15.8	−1.3
FMA/°	31.1	30.6	−0.5
MP-SN/°	36.6	36.0	−0.6
Co-Go/mm	58.9	59.7	0.8
S-N/mm	62.7	62.7	0.0
SN/GoMe	95.7%	98.9%	3.2%
Y-Axis/°	68.0	68.6	0.6
ANB/°	7.5	6.8	−0.7
Wits/mm	3.2	1.7	−1.5
ANS-Me/Na-Me	55.7%	55.3%	−0.4%
ALFH/PLFH	1.5%	1.4%	−0.1%
S-Go/N-Me	66.0%	67.3%	1.3%
U1-SN/°	107.0	94.3	−12.7
U1-NA/°	21.0	10.0	−11.0
U1-NA/mm	5.3	0.3	−5.0
U1-PP/mm	31.8	30.1	−1.7
U6-PP/mm	24.3	24.1	0.4
IMPA/°	108.3	100.6	−7.7
L1-MP/mm	46.5	44.0	−2.5
U1-L1/°	108.1	129.1	21.0
FMIA/°	40.6	48.9	8.3
OP-FH/°	15.1	17.2	2.1
N′-Sn-Pog′/°	26.8	24.9	−1.9
N′ Vert-Pog′/mm	−6.8	−7.4	−0.6
Upper Lip Length（ULL）/mm	23.4	21.1	−2.3
Sn to G Vert/mm	6.5	4.8	−1.7
UL-EP/mm	1.6	−1.3	−2.9
LL-EP/mm	6.3	1.2	−5.1

4．头影测量值变化的解读分析

（1）骨性：SNA减少了1.6°，可能是由于上颌切牙内收后A点的改建。类似地，SNB减少了0.9°，与下颌切牙内收后B点的改建有关。ANB降低0.7°，Wits降低1.5mm，表明矢状骨关系有所改善，但治疗后仍为骨性Ⅱ类。下颌平面角减少了0.5°，前后面高比降低了0.1%，均表明下颌𬌗平面发生了逆时针旋转，颏唇沟得到改善。

（2）牙性：在上、下颌前牙内收后，U1-SN角度减少了12.7°，达到94.3°。L1-MP减少了7.7°，达到100.6°，U1-L1增加了21°至129.1°正常。下颌切牙的位置相对于A-Po参考线减少了5mm，达到正常范围内。上颌重叠表明切牙内收，磨牙支抗无明显丢失。下颌重叠显示轻微的逆时针旋转，下中切牙直立。

（3）软组织：软组织上唇至E线距离减小2.9mm，下唇至E线距离减小5.1mm，颏唇沟较治疗前形态明显。

5．头影测量描记图重叠分析

SN平面为基准重叠，见图5-16。

（1）治疗前：黑色

（2）治疗后：红色

上颌重叠对比，见图5-17。

（1）治疗前：黑色

（2）治疗后：红色

下颌重叠对比，见图5-18。

（1）治疗前：黑色

（2）治疗后：红色

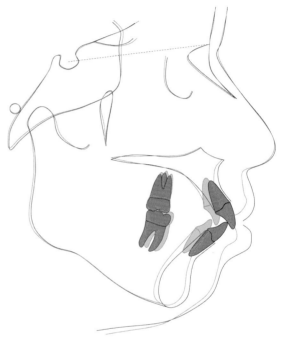

图5-16　SN平面为基准重叠头影测量描记图

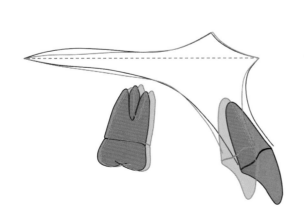

图5-17　上颌重叠头影测量描记图

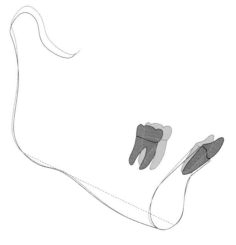

图5-18　下颌重叠头影测量描记图

【治疗后照片】

1.面像（图 5-19）

（1）正面：面部仍然有不对称存在，较治疗前视觉上有所改善，三庭比例协调，咬合平面对称，颧弓未凸显。

（2）唇：长度 21.1mm，唇休息位不露齿，唇外翻改善，唇自然闭合。

（3）微笑：露齿量 75%，口角平衡。

（4）颏部：比较治疗前有颏唇沟显现，颏肌自然不紧张。

（5）侧面：唇凸度较 E 线均在正常范围内，鼻唇角大于 90°，下颌平面角轻微变小，颏位置仍然后缩于"零子午线"后方。

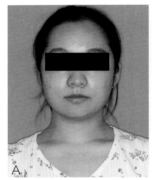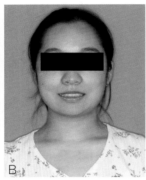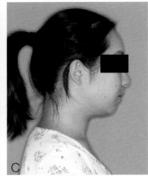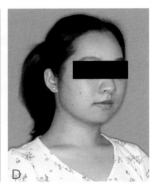

图 5-19 治疗后面像

A. 正面像 B. 正面微笑像 C. 90° 侧面像 D. 45° 侧面像

2.口内像（图 5-20）

（1）拥挤及间隙：无拥挤或间隙。

（2）尖牙和磨牙关系：中性关系。

（3）上下颌后牙关系覆𬌗覆盖：正常。

（4）上下颌前牙关系覆𬌗覆盖：正常。

（5）中线：上下颌中线基本对齐。

（6）前后牙列牙龈状况：牙龈乳头轻度红肿，前牙牙龈薄。

（7）牙根形状：上颌前牙根形较治疗前改善。

（8）上下牙弓形态及协调性：卵圆形牙弓，上下协调匹配。

（9）牙体状况：17，47，12，22 龋齿已经治疗，21 缺损未治疗。

（10）口腔卫生：口内未见明显菌斑和软垢堆积。

佩戴保持器（图 5-21）。

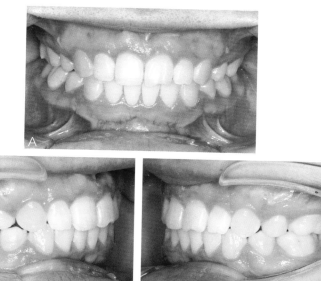

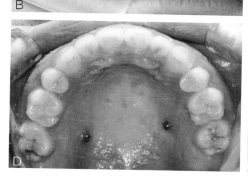
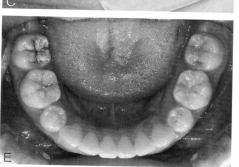
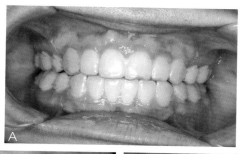
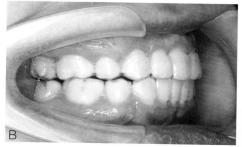
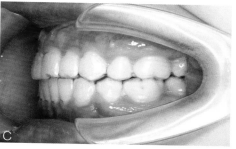

图 5-20 治疗后口内像
A.口内正面像 B.口内右侧面像 C.口内左侧面像 D.上颌𬌗面像 E.下颌𬌗面像

图 5-21 治疗后佩戴保持器口内像
A.口内正面像 B.口内右侧面像 C.口内左侧面像

第四部分　思辨与解析

【治疗计划的理论依据】

1. **治疗动机**　患者主诉双颌前突，主要是想通过正畸改善面型的前突，以及闭唇困难的问题，对下颌骨后缩的问题可以接受。患者的治疗目标明确后选择正畸拔牙治疗。在和患者沟通中充分告知，如果想对目前的颜面美观程度提升，需要采取正畸 - 正颌联合治疗解决下颌后缩和颏部后缩的问题。最后患者选择了先采取拔牙矫正双颌前突，如果对面部美观要求的愿望升高，在正畸结束后采取颏成型手术作为备用方案。

2. **减数设计**　虽然上颌无明显拥挤，但要内收前牙改善凸面型侧貌，需要通过拔除第一前磨牙配合强支抗，间隙几乎全部用来内收约 5 ~ 7mm。考虑到初始覆盖 4mm，下颌前牙唇倾度较大，有明显的骨性Ⅱ类代偿趋势，下颌牙列内收同样需要强支抗，利用上颌的微种植体支抗钉和横腭杆做间接支抗设计控制下牙列支抗。

3. **支抗设计**　这是一例需要强支抗的病例，因此用微种植体支抗钉辅助内收前牙。由于该患者为垂直骨面型高角及颏后缩，希望通过下颌平面的逆时针旋转进行弥补改善，因此设计横腭杆离开腭顶 5 ~ 7mm 距离，进行垂直向控制，同时横腭杆在关闭间隙过程中能够维持牙弓宽度，同时防止上颌磨牙的近中移动。此外，成人严重双颌前突正畸治疗的关键及难点为可否引起根尖部以及根中部牙槽骨的改建，作为一种微创牙槽骨手术，骨皮质切开术能够激活局部区域的牙槽骨改建，有效松解骨皮质，减小牙移动阻力，扩大正畸牙根移动的边界，保护牙根进行控根移动。

4. **托槽选择与正畸生物力学**　个性化舌侧矫治技术预设上、下颌前牙根舌向转矩，有利于补偿上下颌前牙大量内收造成的转矩丢失。此外，舌侧矫治技术利用带状弓，既利于转矩的控制，也在垂直向的抗弯刚度更强，因此对于前牙垂直向压低优于唇侧托槽矫治系统，能够有效配合下颌平面的逆时针旋转和抵抗前牙内收的"钟摆效应"。

考虑到垂直向后牙段压低和前牙内收的需要，使用"L"形牵引方式连接微种植体支抗钉和前牙，这样既能关闭间隙又能同时压低后牙殆平面。此外，颊舌侧同时使用短链以颌内牵引内收，能够防止舌侧矫治过程中发生的"水平过山车效应"。矫治过程中，在下颌牙列使用间接支抗，短Ⅲ类颌间牵引维持上下颌后牙区的矢状关系，同时加强下牙列支抗。

【思辨与分析】

1. **骨性**　在治疗过程中Ⅱ类骨性错殆得到了轻度改善。部分原因是上颌骨皮质切开手术后A点在前牙大量内收后的重新改建。由于横腭杆和微种植体支抗钉的配合，垂直骨面型高角问题得到轻微改善，对患者的正面和侧貌的美观度的改善起到了作用。横腭杆和微种植体支抗钉的配合使用得到了国内学者统计研究的结论支持，相比于单纯依赖微种植体支抗钉系统，横腭杆的配合使用能更有效降低磨牙垂直向变化，维持牙弓宽度，改善颊倾以及拔牙病例的矢状向控制。

2. **牙性** 治疗结束后上下颌前牙唇倾斜度，覆𬌗覆盖达到正常范围。后牙咬合良好，尖牙由近中倾斜变直立，最终达到稳定的尖牙、磨牙中性关系，最大牙尖交错位。

3. **软组织** 治疗结束时，在放松状态下患者唇部自然闭合，微笑时从治疗前露龈 3mm 到上颌切牙露齿量恢复正常。这些特征都利于前牙美学区长期稳定性。软组织颏前点仍然处在零子午线靠后的位置，可以配合颏成形手术进一步改善面下 1/3 侧貌，研究结果表明骨性Ⅱ类错𬌗畸形患者伴有颏部发育不足术后多能取得良好的面部比例协调效果。

4. **医源性改变** 治疗后未发现并发症，X 线片检查上、下颌切牙的牙根长度没有变化。拆除托槽后，没有发现新的釉质脱矿。前牙区未出现明显"黑三角"。

参考文献

1. WISE J B, MAGNESS W B, POWERS J M. Maxillary molar vertical control with the use of transpalatal arches. Am J Orthod Dentofacial Orthop, 1994, 106(4): 403-408.

2. FANG B. Application of corticotomy associated with customized lingual orthodontics in treatment of severe bimaxillary protrusion in adults. Zhonghua Kou Qiang Yi Xue Za Zhi, 2021, 56(10): 961-965.

3. 陈扬熙. 口腔正畸学——基础、技术与临床. 北京：人民卫生出版社，2012.

4. MA T, ZHANG R, FENG Z, et al. Effect of micro-implant screw combined with transverse palatal rod anchorage on the vertical orientation, arch width and posterior cheek inclination of class Ⅱ high-angle patients. Chinese Journal of General Practice, 2021, 19(12): 2024-2027.

5. 娜荷雅，黄晓峰. 正畸治疗后长期稳定性及其相关亦因素研究进展. 北京口腔医学，2016，24（6），349-352.

6. 魏志强，张锡忠. 成人骨性Ⅱ类错𬌗畸形患者的正畸正颌联合治疗进展. 中国美容医学，2015，24（17）.

7. ZHOU X, CHEN L L. Relationship between orthodontic treatment and root resorption. Zhonghua Kou Qiang Yi Xue Za Zhi, 2023, 58(9): 893-898.

（吴嫣然　房　兵　李振霞）

第六章

骨性 II 类开𬌗成人拔牙矫治

病例简介 ▶

HYX，男，18岁。问题列表包括面部不对称，骨性 II 类错𬌗畸形，安氏 II 类 1 分类错𬌗畸形，开𬌗，垂直向发育骨面型，后牙反𬌗等。

正畸治疗方案为：上颌微种植体支抗钉压低上颌后牙进行垂直向控制，促进下颌骨逆旋解决开𬌗，拔除上下颌第一前磨牙改善前突，应用直丝弓矫治技术全口唇侧固定矫治器矫治（0.022inch×0.028inch槽沟）。

第一部分　治疗前评估

【患者一般情况】

1．姓名　HYX。

2．性别　男。

3．出生日期　1993 年 8 月 7 日。

4．治疗开始时年龄　18 岁。

【主　诉】　前牙咬不住 5 年余，要求矫治。

【现病史】　患者自觉前牙咬不住 5 年余，要求治疗。左侧颞下颌关节有关节镜手术史，否认家族性遗传性疾病史，否认正畸治疗史，有吐舌习惯。

【既往史】　否认系统性疾病史，否认过敏史。

【临床检查】

1．口外检查

（1）正面观：面部轻度不对称，面部长宽比稍大，面下 1/3 较长。闭唇时颏肌紧张，微笑时上颌切牙露齿为牙冠 50%，略显不足。

（2）侧面观：凸面型，高角，软组织颏前点位于零子午线后方。上下唇位于 E 线前方，唇闭合不全。鼻唇角小于 90°，颏唇沟较浅。

2．口内检查

（1）软组织：右下颌尖牙及侧切牙龈缘红肿明显，舌体较大，有前伸习惯。

（2）口腔卫生：口腔卫生情况一般，见少量软垢。

（3）牙列

上颌	17 16 15 14 13 12 11	21 22 23 24 25 26 27
下颌	47 46 45 44 43 42 41	41 42 43 44 45 46 47

（4）一般牙体检查：未见明显龋坏及牙体发育异常。

（5）拥挤 / 间隙

1）上颌：卵圆形牙弓，前磨牙、尖牙轻度扭转，上颌牙列无拥挤。

2）下颌：卵圆形牙弓，无拥挤，双侧尖牙近远中共 2mm 散在间隙。

（6）咬合关系

1）切牙关系：开𬌗。

2）前牙覆盖：3mm。

3）前牙覆𬌗：切牙区开𬌗 5mm。

4）中线：上颌牙列中线正，下颌牙列中线右偏 3mm。

5）左侧咬合关系：磨牙Ⅰ类关系，尖牙Ⅰ类关系。

6）右侧咬合关系：磨牙Ⅱ类关系，尖牙Ⅱ类关系。

7）反𬌗：磨牙反𬌗。

8）易位：无。

9）其他：Spee 曲线平坦。

3．功能检查

颞下颌关节：磁共振检查（MRI）显示右侧髁突明显吸收。

【治疗前照片】

1．面像（图 6-1）

（1）正面：面下 1/3 轻度不对称，较长，闭唇时颏肌紧张。

（2）唇：上唇长度 23mm 正常，静息位轻度开唇露齿。

（3）微笑：微笑露齿不足，低位笑线。

（4）颏部：颏唇沟不明显，颏肌紧张。

（5）侧面：凸面型，鼻唇角略小于 90°，下颌平面角高，颏后缩。

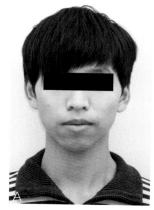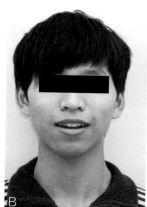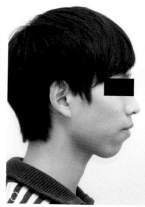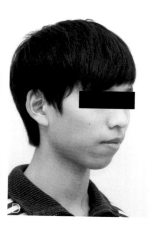

图 6-1　治疗前面像

A. 正面像　B. 正面微笑像　C. 90° 侧面像　D. 45° 侧面像

2．口内像（图 6-2）

（1）拥挤及间隙：上下颌牙列无拥挤，下颌双侧尖牙近远中散隙约 2mm。

（2）尖牙和磨牙关系：右侧尖牙磨牙远中关系，左侧尖牙磨牙近中性关系。

（3）上下颌后牙关系：上颌牙弓宽度小于下颌牙弓，后牙段反覆盖。

（4）上下颌前牙关系：前牙段开𬌗 5mm，覆盖 3mm。

（5）中线：上颌中线与面中线对齐，下颌中线右偏约 3mm。

（6）前后牙列牙龈状况：右下颌尖牙及侧切牙龈缘红肿明显。11，12，21，22，31，32，41，42 牙龈退缩。

（7）牙根形状：上下颌前牙根形较明显。

（8）上下颌牙弓形态及协调性：上下颌牙弓呈卵圆形，上颌牙弓宽度小于下颌牙弓。

（9）牙体状况：无明显龋坏、缺损及牙体变色。

（10）口腔卫生：口腔卫生不佳，见广泛菌斑，软垢。

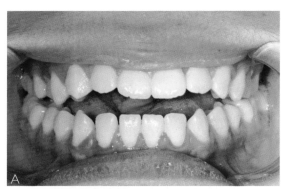
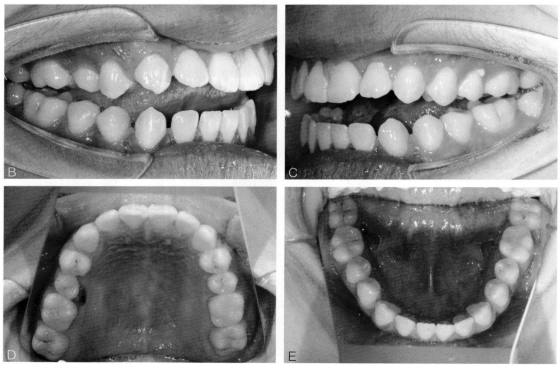

图 6-2　治疗前口内像

A. 口内正面像　B. 口内右侧面像　C. 口内左侧面像　D. 上颌𬌗面像　E. 下颌𬌗面像

【治疗前影像学资料】

1. **治疗前影像学检查**　治疗前全景片见图 6-3，头颅定位侧位片见图 6-4，双侧颞下颌关节磁共振检查见图 6-5。

2. **治疗前影像学检查结果**

（1）全景片：18，28 阻生。

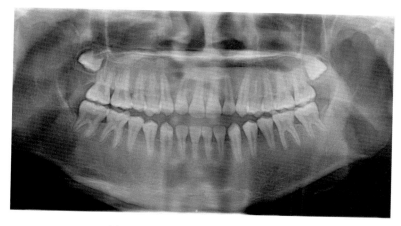

图 6-3　治疗前全景片（2011.01.11）

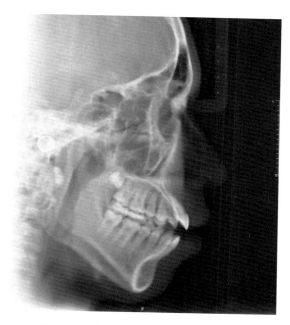

图 6-4　治疗前头颅侧位片（2011.01.11）

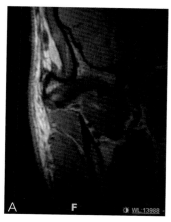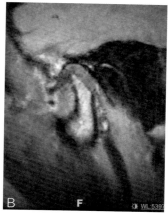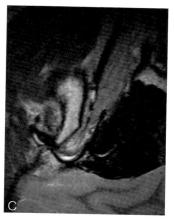

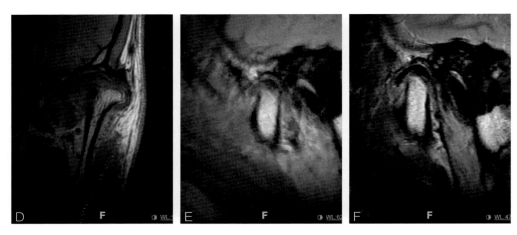

图 6-5　治疗前颞下颌关节磁共振影像

A.右侧冠状位　B.右侧闭口位　C.右侧开口位　D.左侧冠状位　E.左侧闭口位　F.左侧开口位

（2）头颅侧位片：高角，下颌骨下缘不对称，下颌下缘差异明显，下颌后缩，开𬌗。

（3）颞下颌关节 MRI：MRI 示右侧髁突吸收明显。

（4）未萌牙：无。

（5）先天缺牙：无。

（6）预后差的牙：无。

3．**其他检查**　Bolton 指数用于判断上下颌牙弓中是否存在牙冠宽度不协调的问题，具体分析见表 6-1。

表 6-1　Bolton 指数分析

牙弓	牙近远中宽度 /mm						总宽度
	右侧			左侧			
	尖牙	侧切牙	中切牙	中切牙	侧切牙	尖牙	
上颌	8.2	7.9	8.9	9.0	7.5	7.9	49.4
下颌	7.4	6.2	6.2	5.6	6.5	7.0	38.9

上颌 6 颗牙总宽度（3—3）= 49.4

下颌 6 颗牙总宽度（3—3）= 38.9

前牙 Bolton 指数 = 38.9 / 49.4 × 100% = 78.7 %（77.2% ± 1.65%）

该比例在平均值的一个标准差之内，这表明上下颌前牙的大小协调。

4．**治疗前头影测量描记图**　治疗前头影测量描记图见图 6-6。

5．**治疗前头影测量分析**　治疗前头影测量的具体数据见表 6-2。

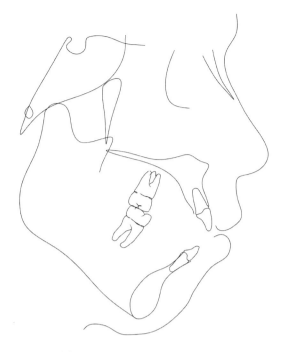

图 6-6 治疗前头影测量描记图

表 6-2 治疗前头影测量分析数据

指标	治疗前	正常值
SNA/°	87.4	82.8 ± 4.1
SNB/°	79.5	80.1 ± 3.9
FH-NPo/°	87.0	85.4 ± 3.7
NA-APo/°	17.5	6 ± 4.4
FMA/°	43.4	27.3 ± 6.1
MP-SN/°	38.2	30.4 ± 5.6
Co-Go/mm	58.0	59 ± 3.2
S-N/mm	61.5	71 ± 3
SN/GoMe	90.9%	100% ± 10%
Y-Axis/°	74.5	64 ± 2.3
ANB/°	7.9	2.7 ± 2
Wits/mm	−2.3	0 ± 2
ANS-Me/Na-Me	57.5%	54.4% ± 2.3%
ALFH/PLFH	140%	150% ± 0
S-Go/N-Me	63.7%	63.5% ± 1.5%
U1-SN/°	109.3	105.7 ± 6.3

续表

指标	治疗前	正常值
U1-NA/°	21.9	22.8 ± 5.2
U1-NA/mm	4.1	5.1 ± 2.4
U1-PP/mm	30.7	28 ± 2.1
U6-PP/mm	25.2	22 ± 3
IMPA/°	97.5	96.7 ± 6.4
L1-MP/mm	43.9	42 ± 4
U1-L1/°	113.0	124 ± 8.2
FMIA/°	41.9	55 ± 2
OP-FH/°	15.4	9.3 ± 1
N′-Sn-Pog′/°	22.5	12 ± 4
N′ Vert-Pog′/mm	−17.7	0 ± 2
ULL/mm	25.4	20 ± 2
Sn to G Vert/mm	11.6	6 ± 3
UL-EP/mm	2.1	−1.4 ± 0.9
LL-EP/mm	5.8	0.6 ± 0.9

6. 头影测量值解读分析

（1）骨性：头影测量分析显示患者为严重骨性Ⅱ类，ANB 为 7.9°，由于𬌗平面改变 Wits 值为 −2.3mm，相对于中国地区的标准，由于前颅底短（61.5mm），SNA 值偏大（87.4°），SNB 值正常（79.5°），因此下颌后缩是导致上下颌矢状向不调的病因。下颌平面角（43.4°）、MP-SN 角（38.2°）和面高比（58%）显示垂直向发育过度，下颌后下旋。

（2）牙性：临床检查发现上下颌前牙唇倾度基本正常，上颌前牙唇倾度 U1-SN（109.3°）和下颌前牙唇倾度 L1-MP（97.5°）均在正常范围内，上颌第一磨牙到腭平面的距离 U6-PP 偏大（25.2mm），表明上颌后牙过度萌出需要进行压低，有利于开𬌗的解决。

（3）软组织：上下唇均明显前突于 E 线前方。

【问题列表】

1. 骨性Ⅱ类错𬌗畸形伴开𬌗，下颌后缩，高角，下颌支不对称。

2. 远中磨牙关系；上颌牙弓宽度小于下颌牙弓，后牙段反覆盖。

3. 下颌牙中线右偏 3mm。

4. 下颌牙列间隙 2mm。

5. 牙龈炎症。

6. 18，28 阻生。

7. 右侧髁突吸收。

【治疗计划】

1. 矫治目标

（1）美观：纠正高角开𬌗，逆时针旋转下颌骨，改善凸面型，建立正常笑线笑弧。

（2）功能：纠正开𬌗，获得正常咬合关系，保障咀嚼及语言功能。

（3）稳定与健康：建立稳定的最大牙尖交错位咬合，正常覆𬌗覆盖，治疗颞下颌关节疾病。

2. 治疗方案一　单纯正畸掩饰性治疗

（1）开𬌗解决方式：利用楔形效应，压低上下颌后牙，促进下颌逆旋，纠正开𬌗。

（2）横向问题解决方式：由于上颌第二磨牙区宽度尚可，上颌前磨牙舌倾，横向不调主要是牙性因素导致，可通过上颌后牙颊向移动进行解决。

（3）间隙获得方式：无拥挤度，开𬌗解除后根据面型突度再次评价是否拔牙内收。上下颌左右第一前磨牙拔除（备）。

（4）矫治器：直丝弓矫治器（0.022inch × 0.028inch 槽沟）。

（5）支抗设计：上颌第一恒磨牙设计横腭杆，与微种植体支抗钉共同作用，便于后牙压低和横向控制。

（6）其他治疗：由于右侧髁突出现吸收迹象，建议先行关节外科会诊，明确治疗方案。

（7）健康宣教：患者口腔卫生情况不佳，牙龈出现红肿出血，进行口腔健康宣教和刷牙指导，建议行牙周治疗。

（8）保持：治疗结束后配戴透明压膜保持器。

（9）稳定性及预后评估：首先需要保证颞下颌关节的健康及稳定。经颞下颌关节外科治疗且关节稳定后方可进入正畸治疗阶段。颞下颌关节稳定，下颌切牙无过度唇倾，保持正常弓形，并建立良好的咬合关系，正常覆𬌗覆盖，就可以认为治疗变化的长期稳定性良好。同时由于患者的不良舌习惯的改变也与开𬌗和下颌间隙的复发息息相关，必要时配戴舌习惯矫治器。

3. 治疗方案二　正畸 - 正颌联合治疗

经关节治疗，颞下颌关节稳定后进行正畸 - 正颌联合治疗，利用正颌手术的方式，解决下颌后缩及顺时针旋转的问题，纠正开𬌗及矢状向不调。

4. 两个计划的优势和劣势比较和选择理由

治疗计划一和治疗计划二各有优劣。治疗计划一通过单纯正畸的方式能够基本解决患者的主诉问题，但对于下颌后缩的改善可能相对有限。治疗计划二通过正畸 - 正颌的方式能够解决患者的面型问题，但风险和创伤也相对较高，所需费用较高，治疗时间相对较短。通过与患者及家属的沟通，下颌后缩的问题通过上下颌后牙的压低和下颌逆时针旋转可以得到改善，单纯正畸治疗能够解决患者的主诉问题，因而选择治疗计划一。

第二部分　矫治过程

关节术后半年，MRI 示双侧颞下颌关节均有良好的骨质改建，颞下颌关节状态稳定，开始进入正畸治疗阶段（图 6-7，图 6-8）。

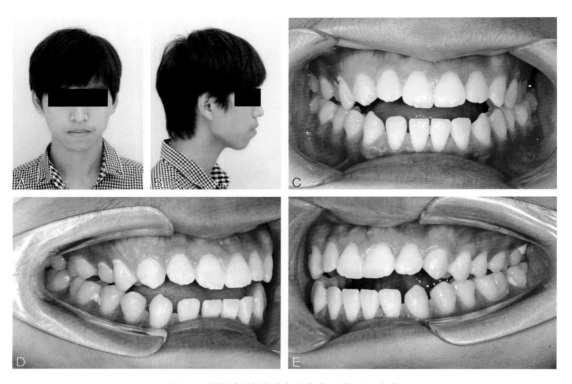

图 6-7　颞下颌关节手术后半年面像及口内像
A. 正面像　B. 侧面像　C.口内正面像　D.口内右侧面像　E.口内左侧面像

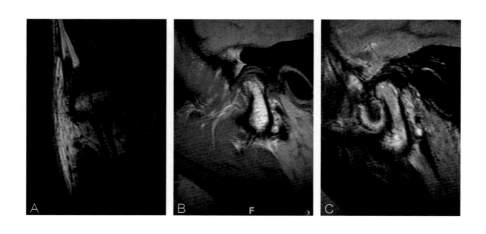

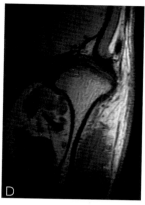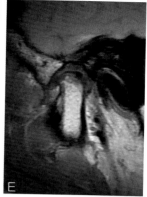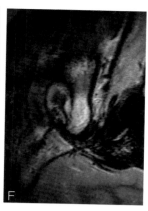

图 6-8　颞下颌关节手术后半年磁共振影像

A.右侧冠状位　B.右侧闭口位　C.右侧开口位　D.左侧冠状位　E.左侧闭口位　F.左侧开口位

【治疗流程】

1．治疗开始日期　2012 年 8 月。

2．治疗开始时患者年龄　19 岁。

3．治疗结束日期　2016 年 7 月。

4．治疗结束时患者年龄　22 岁 11 个月。

5．保持情况　长期保持。

6．总治疗时长　46 个月。

【治疗关键步骤】　以时间顺序列出关键复诊时间及操作内容，详见表 6-3。

表 6-3　治疗关键步骤

日期	步骤
治疗第 1 个月	全口托槽粘接，上颌 TPA 粘接，0.014inch NiTi 弓丝入槽
治疗第 3 个月	上颌腭部微种植支抗钉植入，压低上颌后牙；上颌更换 0.018inch NiTi 弓丝，下颌更换 0.018inch×0.025inch NiTi 弓丝
治疗第 5 个月	上颌更换 0.018inch×0.025inch NiTi 弓丝，下颌更换 0.019inch×0.025inch NiTi 弓丝，腭部微种植支抗钉继续压低上颌后牙，Ⅲ类牵引，9.5mm，3.5oz（1oz ≈ 28.350g）
治疗第 18 个月	转口腔外科拔除 14、24、34、44
治疗第 20 个月	上下颌更换 0.019inch×0.025inch SS 弓丝，橡皮链颌内牵引关闭间隙
治疗第 26 个月	上下颌更换 0.018inch NiTi 弓丝，交互牵引纠正左侧磨牙反殆
治疗第 30 个月	下颌更换 0.018inch×0.025inch SS 弓丝，弯制 T 型曲关闭间隙，上颌更换 0.019inch×0.025inch SS 弓丝，橡皮链关闭间隙
治疗第 36 个月	上下颌更换 0.019inch×0.025inch SS 弓丝，37 号丝弯制内收弯，27，37 交互牵引，4.6，3.5oz
治疗第 40 个月	上下颌更换 0.019inch×0.025inch SS 弓丝，右下至左上斜形牵引调整中线
治疗第 46 个月	间隙关闭，开殆纠正，凸面型改善，实现治疗目标，拆除上下颌托槽，清洁牙面；制作上下颌透明压膜保持器

【固定矫治技术操作步骤】

1．固定矫治器粘接规范操作

（1）工具准备：一次性治疗盘、吸唾管、三用枪、开口器、口镜、探针、镊子、持针器、棉卷、粘接剂、粘接树脂、光固化灯、慢速手机、橡皮杯。

（2）操作姿势：一般患者采用145°～180°仰卧位，完全暴露需要治疗的牙列位置，医生可采用于患者"12点""9点""3点"位操作。

（3）操作步骤

1）清洁牙面：冲洗清洁牙面，可使用慢速手机和橡皮杯清洁牙面软垢。

2）酸蚀牙面：给患者配戴开口器，使用棉卷隔湿，使用适量酸蚀剂放置在牙面托槽粘接位置，每个牙面酸蚀30秒，注意及时吸唾，做好隔湿。

3）粘接：三枪头冲洗30秒后吹干，暴露白色酸蚀面，使用小棉棒蘸取粘接剂液体涂布，按顺序用镊子夹持托槽，底部涂粘接树脂，放置托槽于临床冠中心，调整托槽位置，压紧并用探针去除多余粘接剂，紫外线灯光照固化。

（4）操作技能

1）操作重点在于隔湿，酸蚀完毕的牙面应避免接触唾液或黏膜，尤其下颌前牙区容易接触到下唇黏膜，可使用棉卷进行隔湿，吸唾管及时吸唾，保持口腔环境干燥。

2）托槽的正确定位应位于临床冠中心，必要时可使用托槽定位器等测量工具。

（5）医患沟通

1）操作前健康教育：介绍操作步骤和配合方法，指导患者操作过程中可使用鼻呼吸和口呼吸，不要随意转动头部、舌头勿舔牙面等，嘱咐患者光照固化灯使用期间闭上双眼，如有不适请举手示意。

2）操作后注意事项告知：托槽粘接完毕后应详细告知患者注意事项，包括口腔卫生的维护与保持、饮食指导、复诊指导、矫治器的维护及疼痛处理等。

2．T形曲弯制规范操作

（1）工具准备：细丝弯制钳、末端切断钳、转矩钳、记号笔。

（2）操作姿势：端坐挺胸，双手置于胸前，弓丝距离眼睛约一尺的安全距离，前臂与视线成90°，右手握钳，力量适中，左手握紧弓丝，确保弓丝在同一平面上。

（3）操作程序与步骤

1）取合适长度的0.019inch×0.025inch不锈钢方丝一段，记号笔标记中点。

2）使用弓丝成型器弯制弓形，细丝弯制钳进行弓形调整。

3）记号笔在尖牙远中做标记，弓丝向龈方弯折成直角，形成第一个垂直臂，3mm处做标记，钳夹在标记处，沿圆喙向起始端方向弯折至与起始端弓丝平行，在4mm处做标记，沿圆喙向龈方弯折30°，调整钳夹部位继续弯折成半圆形，至第一个水平臂平行，在距离第一个垂直臂4mm处做标记，钳夹在标记处，沿圆喙向骀方弯折，至与第一个水平臂重叠，钳夹在于第一个垂直臂交点距离1mm处，沿方喙向骀方弯折成直角，形成第二个垂直臂，与第一个垂直臂紧贴且在一个平面上，钳夹持在与起始端弓丝交点的龈方，沿方𬌗向远离起始端方向弯折成直角，与起始端弓丝成一条直线，T 形曲宽度约 10mm，高度约 5mm，转矩钳检查并消除不必要的转矩。

4）T 形曲近远中根据需要加适当前后倾弯，末端插入颊面管，末端切断钳剪去多余弓丝，入槽后抽弓丝加力，末端回弯。

（4）医患沟通：嘱咐患者不动避免弓丝误伤，告知加力初始阶段 3～7 天可能会有牙齿酸痛不适感。

【治疗中期效果】

1．**治疗第 3 个月**　上颌腭部微种植支抗钉植入，压低上颌后牙；上颌更换 0.018inch NiTi 弓丝，下颌更换 0.018inch×0.025inch NiTi 弓丝（图 6-9）。

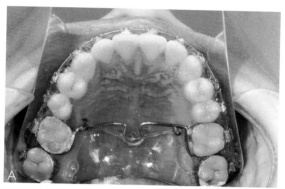

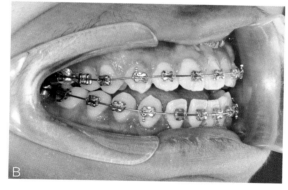
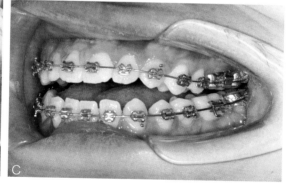

图 6-9　治疗第 3 个月口内像

A.上颌𬌗面像　B.口内右侧面像　C.口内左侧面像

2．**治疗第 18 个月**　实现了后牙区的压低，𬌗平面聚拢下颌骨逆时针旋转，开𬌗解除；开唇露齿问题得到纠正。磨牙为轻 III 类关系。患者还想进一步解决嘴凸问题，故此转口腔外科拔除 14，24，34，44，通过拔牙内收解决双颌前突问题（图 6-10）。

3．**治疗第 30 个月**　下颌更换 0.018inch×0.025inch SS 弓丝，弯制 T 型曲关闭间隙，上颌更换 0.019inch×0.025inch SS 弓丝，橡皮链关闭间隙（图 6-11）。

4．**治疗第 36 个月**　上下颌更换 0.019inch×0.025inch SS 弓丝，关闭剩余间隙，27、37 交互牵引（图 6-12）。

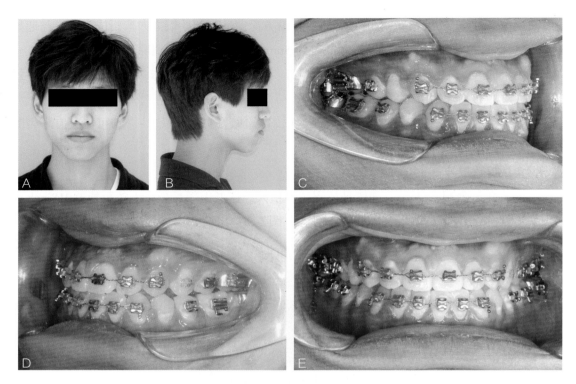

图 6-10　拔牙矫治前面像及口内像
A. 正面像　B. 侧面像　C. 口内右侧面像　D. 口内左侧面像　E. 口内正面像

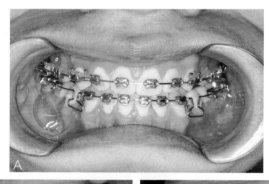

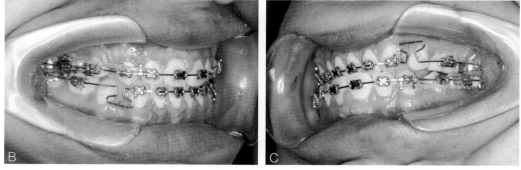

图 6-11　关闭拔牙间隙口内像
A. 口内正面像　B. 口内右侧面像　C. 口内左侧面像

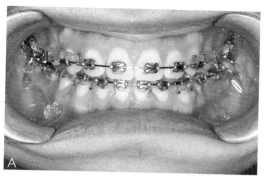

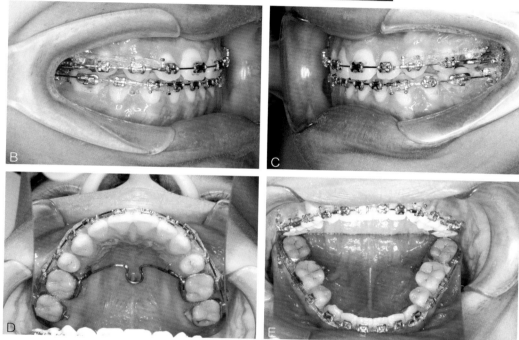

图 6-12 治疗末期口内像

A. 口内正面像 B. 口内右侧面像 C. 口内左侧面像 D. 上颌𬌗面像 E. 下颌𬌗面像

第三部分　治疗结果

【临床检查】

1．咬合关系

（1）切牙关系：正常覆𬌗覆盖。

（2）覆盖：1mm。

（3）覆𬌗：减小（15%）。

（4）中线：上颌牙中线与面中线对齐，下颌牙中线右偏 1mm。

（5）左侧咬合关系：磨牙Ⅲ类关系，尖牙Ⅲ类关系。

（6）右侧咬合关系：磨牙Ⅰ类关系，尖牙Ⅰ类关系。

（7）反𬌗：无。

（8）错位：无。

（9）功能𬌗关系：无前伸侧方𬌗干扰，尖牙保护𬌗，无双重咬合。

2．治疗过程中并发症

由于患者口腔卫生状况不佳，治疗中出现牙龈红肿出血等牙周症状，同时近龈缘部位牙冠出现白垩斑、脱矿等表现，正畸治疗结束后需进行牙周治疗，继续加强口腔卫生宣教。

【治疗结束后影像学资料】

1．治疗结束后影像学检查　治疗结束后全景片见图 6-13，头颅侧位片见图 6-14。

2．治疗结束后头影测量描记图　治疗结束后头影测量描记图见图 6-15。

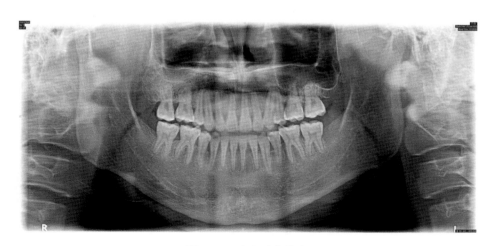

图 6-13　治疗后全景片

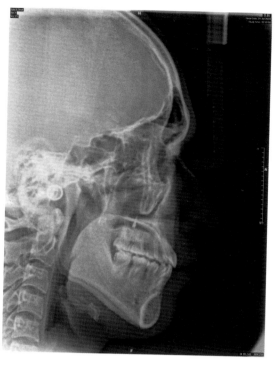

图 6-14 治疗后头颅定位侧位片

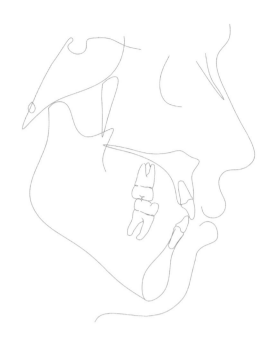

图 6-15 治疗后头影测量描记图

3．治疗结束后头影测量分析

治疗前后软硬组织头影测量分析数据见表 6-4。

表 6-4 治疗结束后头影测量分析数据

测量项目	治疗前	治疗后	变化
SNA/°	87.4	87.2	−0.2
SNB/°	79.5	83.3	+3.8
FH-NPo/°	87.0	82.8	−4.2
NA-APo/°	17.5	8.7	−8.8
FMA/°	43.4	39.1	−4.3
MP-SN/°	38.2	33.2	−5.0
Co-Go/mm	58.0	63.7	5.7
S-N/mm	61.5	61.9	0.4
SN/GoMe	90.9%	104.4%	13.5%
Y-Axis/°	74.5	70.2	−4.3
ANB/°	7.9	3.9	−4
Wits/mm	−2.3	−3.3	−1
ANS-Me/Na-Me	57.5%	57.0%	−0.5%

续表

测量项目	治疗前	治疗后	变化
ALFH/PLFH	140%	140%	0
S-Go/N-Me	63.7%	68.1%	4.4%
U1-SN/°	109.3	109.0	−0.3
U1-NA/°	21.9	21.8	−0.1
U1-NA/mm	4.1	1.3	−2.8
U1-PP/mm	30.7	29.5	−1.2
U6-PP/mm	25.2	23.7	−1.5
IMPA/°	97.5	81.9	−15.6
L1-MP/mm	43.9	44.9	1
U1-L1/°	113.0	133.8	20.8
FMIA/°	41.9	62.0	20.1
OP-FH/°	15.4	19.9	4.5
N′-Sn-Pog′/°	22.5	15.9	−6.6
N′ Vert-Pog′/mm	−17.7	−10.7	7
ULL/mm	25.4	24.1	−1.3
Sn to G Vert/mm	11.6	10.3	−1.3
UL-EP/mm	2.1	−2.3	−4.4
LL-EP/mm	5.8	1.7	−4.1

4. 治疗前后头影测量值变化的解读分析

（1）骨性：SNB 增加了 3.8°，与下颌骨的逆时针旋转有关。ANB 降低由 7.9° 变成 3.9° 达到正常，表明矢状骨关系有所改善，治疗后为骨性Ⅰ类。在治疗过程中实现了垂直向控制，下颌平面角减少了 4.3°，变为 39.1°，而面高比减小了 0.5%，变成了 57%。

（2）牙性：在上颌前牙内收后，U1-SN 角度保持不变，L1-MP 减小了 15.6°，达到 81.92°，这表明在治疗过程中，下颌前牙轻度舌倾。U1-L1 增加了 20.8° 至 133.8°。上颌重叠表明中切牙内收，磨牙有少量近中移动和压低，支抗少量丢失。下颌重叠显示下颌中切牙轻微舌倾，下颌第一磨牙少量近中移动。

（3）软组织：上下唇至 E 线的距离都减少了 4mm 左右达到正常，原因可能是上颌中切牙内收。

5. 治疗前后头影测量描记图分析

将治疗前后的头影测量描记图重叠（图 6-16），分析颌骨及牙齿的变化情况。治疗前为黑色，治疗后为红色。

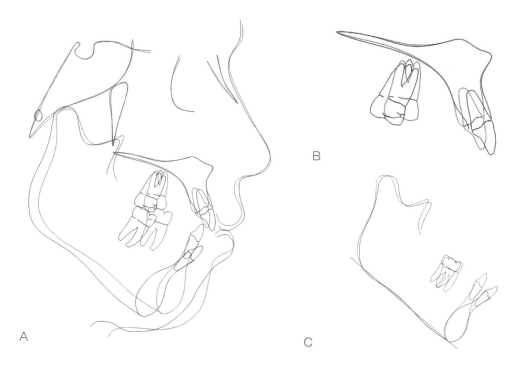

图 6-16 治疗前后头影测量描记图重叠
A.以 SN 平面为基准重叠 B.上颌重叠对比 C.下颌重叠对比

【治疗后照片】

1．面像（图 6-17）

（1）正面：面部仍然有轻度不对称，下颌右偏，面下 1/3 协调。

（2）唇：上唇长度正常，静息位无开唇露齿，无唇外翻，唇闭合自然。

（3）微笑：微笑露齿不足，低位笑线，口角平衡。

（4）颏部：颏唇沟明显改善，无颏肌紧张。

（5）侧面：直面型，鼻唇角 90°，下颌平面角略高，颏轻度后缩。

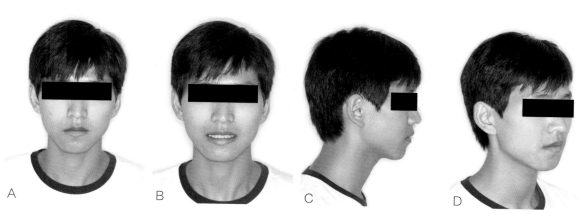

图 6-17 治疗后面像
A.正面像 B.正面微笑像 C.90° 侧面像 D.45° 侧面像

2．口内像（图 6-18）

（1）拥挤及间隙：上下颌牙列无拥挤无间隙。

（2）尖牙和磨牙关系：左侧尖牙磨牙轻度近中关系，右侧尖牙磨牙中性关系。

（3）上下颌后牙关系：覆𬌗覆盖正常。

（4）上下颌前牙关系：覆𬌗覆盖 1mm。

（5）中线：上颌牙列中线齐面中线，下颌牙列中线右偏 1mm。

（6）前后牙列牙龈状况：牙龈乳头红肿。

（7）牙根形状：上下颌前牙根形显露正常。

（8）上下颌牙弓形态及协调性：上下颌牙弓呈卵圆形，形态协调。

（9）牙体状况：近龈缘处牙齿轻度脱矿，呈白垩斑。

（10）口腔卫生：菌斑、软垢较多，口腔卫生不佳。

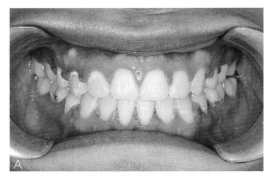

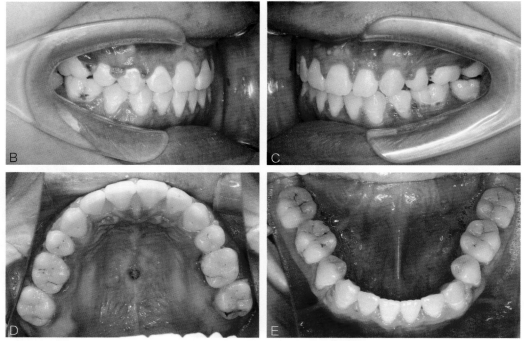

图 6-18　治疗后口内像

A. 口内正面像　B. 口内右侧面像　C. 口内左侧面像　D. 上颌𬌗面像　E. 下颌𬌗面像

第四部分　思辨与解析

【治疗计划的理论依据】

1．治疗动机与治疗目标

患者最初的主诉是牙齿咬不上，对功能的改善要求高，治疗的需求强烈，但是对面型的要求比较模糊，没有明显要求。因此治疗目标的确定为不同层次：第一层次为治疗开𬌗，解决功能问题为主；第二层次为面型改善为主。根据治疗的进程进行设计和安排。

2．正畸治疗

最初考虑采用正畸 - 正颌联合治疗的方式来解决骨性开𬌗的问题，同时改善患者的咬合功能和面型。然而考虑到上颌牙列的狭窄和磨牙垂直高度较大造成的下颌骨顺时针旋转是造成开𬌗的主要原因，通过正畸手段，利用种植钉压低上颌磨牙，进行垂直向控制促进下颌骨逆旋，可以解决患者主诉的主要问题。患者在治疗前没有对其面型提出要求，虽然讨论过正颌治疗，但考虑到患者的治疗意愿没有选择该方案。

3．减数设计

在基本解决开𬌗问题的基础上，患者有第二层次的目标要求，重新进行了面型的评价，因此设计了上下颌双侧第一前磨牙减数，以获得空间改善前突，改善侧貌。

4．支抗设计

本病例需要较强的支抗控制，治疗初始阶段就植入了腭中缝微种植体支抗钉进行垂直向控制。关闭拔牙间隙则主要采用颌内支抗。

5．托槽选择与正畸生物力学

采用唇侧固定直丝弓技术进行矫正，后牙段宽度的协调主要依靠横腭杆和交互牵引，由于下颌关闭间隙过程中出现明显的钟摆效应，Spee 曲线加深，采用 T 形曲关闭间隙的同时产生柔和的持续压入力，对下颌前牙进行压入，"T"曲进入槽沟前弯制成"人字"曲，同时在前牙段和后牙段产生压入和旋转的力量，可以高效地整平和压入前牙。

【思辨与分析】

HYX 进行了 46 个月的掩饰性正畸治疗。最初的治疗目标已经实现，患者的主诉也得到了解决。患者对治疗结果非常满意，咬合关系和美学效果良好。

1．骨性

在治疗过程中，矢状向骨骼形态得到了改善，从骨性Ⅱ类关系改善为骨性Ⅰ类关系。原因主要是下颌骨的逆时针旋转。在整个治疗过程中，垂直向关系得到了较大改善，由于上颌后牙压低，下颌骨逆旋，下颌平面角减小，前面高降低。第二期进行上下颌双侧第一前磨牙拔出矫正，解决了双颌前突的问题。

2．牙性

治疗结束后前牙覆𬌗覆盖正常，覆𬌗的稳定性主要取决于未来吐舌习惯是否能完全改变。

治疗后前牙咬合关系良好，左侧磨牙轻微的Ⅲ类关系，但是保持着稳定的尖窝锁结关系。下颌中线仍然存在右偏，主要是因为患者下颌骨不对称，下颌骨右偏造成的。后牙段咬合接触良好稳定。

3．软组织

在治疗结束时患者唇部可放松自然闭合，上颌切牙在下唇的控制下，患者侧貌协调美观。

4．医源性改变

治疗后全景片显示上颌切牙的牙根长度未见变化。拆除托槽后，发现较明显的牙釉质脱矿现象以及牙龈炎症表现。这主要是由于治疗时间较长，患者口腔卫生状况不佳，建议患者进一步进行牙周及牙体治疗。

参考文献

1. REICHERT I, FIGEL P, WINCHESTER L. Orthodontic treatment of anterior open bite: a review article—is surgery always necessary? Oral Maxillofac Surg, 2014, 18(3): 271-277.

2. CENZATO N, IANNOTTI L, MASPERO C. Open bite and atypical swallowing: orthodontic treatment, speech therapy or both? A literature review. Eur J Paediatr Dent, 2021, 22(4): 286-290.

3. LEE J, CHOI Y J, PARK J H, et al. Surgical vs nonsurgical treatments in patients with anterior open-bite have similar effects in occlusal function: A 2-year follow-up study. American journal of orthodontics and dentofacial orthopedics: official publication of the American Association of Orthodontists, its constituent societies, and the American Board of Orthodontics, 2023.

4. PITHON M M. Nonsurgical treatment of severe Class Ⅱ malocclusion with anterior open bite using mini-implants and maxillary lateral incisor and mandibular first molar extractions. American journal of orthodontics and dentofacial orthopedics: official publication of the American Association of Orthodontists, its constituent societies, and the American Board of Orthodontics, 2017, 151(5): 964-977.

5. MENDES S L, RIBEIRO I L A , DE CASTRO R D, et al. Risk factors for anterior open bite: A case-control study. Dent Res J (Isfahan), 2020, 17(5): 388-394.

（董　婷　杨一鸣）

第七章

唇腭裂术后骨性Ⅲ类均角青少年一例

病例简介 ▶

患者ZXX，男，10岁11个月。先天唇腭裂已完成唇裂、腭裂修复术和牙槽突裂植骨术。问题列表包括骨性Ⅲ类，上颌发育不足；上颌牙弓矢状向深度发育不足；前牙反覆𬌗Ⅱ度；前牙反覆盖4mm；上颌前牙重度拥挤，下颌前牙轻度拥挤；上颌中线右偏3.5mm，下颌中线左偏0.5mm；12缺失；55，65龋损。

治疗方案为正畸双期治疗和唇腭裂序列治疗。正畸双期为：一期上颌前方牵引，二期非减数直丝弓固定矫治器矫治。

第一部分　治疗前评估

【患者一般情况】

1．姓名　ZXX。

2．性别　男。

3．出生日期　2008 年 10 月。

4．治疗开始时年龄　10 岁 11 个月。

【主　诉】　唇腭裂继发错𬌗畸形 7 年余，要求矫正。

【现病史】　患儿出生即有右侧唇腭裂及牙槽突裂，幼年时已行右侧唇裂、腭裂修复术，半年前行右侧牙槽突裂植骨术。术后恢复良好，口腔外科建议转诊我科完善牙槽突裂术后正畸。

【既往史】　否认家族中类似面型，否认正畸治疗史和颌面部外伤史，否认口腔不良习惯，既往体健，否认全身系统疾病，否认药物及材料过敏史。

【临床检查】

1．口外检查

（1）正面观：面部左右轻度不对称，颏点左偏，上中下三等分协调 1∶1∶1。上唇皮肤见唇裂术后瘢痕，瘢痕略挛缩，上唇短，唇肌紧张，鼻唇继发畸形。微笑时上颌切牙未暴露，下颌切牙暴露 5mm。放松状态及微笑时口角右高左低。

（2）侧面观：凹面型，均角，面中部发育不足，鼻唇角小于 90°，颏部发育正常。

2．口内检查

（1）牙列：替牙期，55、65 未替换、无松动，12 口内不可见，13 于植骨区前萌出。牙列上颌 16、55、14、13、11、21、22、23、24、65、26；下颌 36—46。

（2）一般牙体检查：55、65 冠部龋损。

（3）拥挤 / 间隙

1）上颌：腭部可见腭裂术后瘢痕；方圆形牙弓，矢状向牙弓深度不足；上颌前牙舌倾，11 扭转，13 唇侧异位。后牙段排列整齐；前牙段重度拥挤，拥挤度 10mm。

2）下颌：卵圆形牙弓；下颌前牙直立；后牙段无拥挤；前牙段轻度拥挤，拥挤度 1mm。

（4）牙周组织：右上颌植骨区牙龈红肿。口腔卫生尚可。

（5）咬合关系

1）切牙关系：反𬌗。

2）前牙覆盖：反覆盖 4mm。

3）前牙覆𬌗：反覆𬌗Ⅱ度。

4）中线：上颌牙列中线右偏 3.5mm，下颌牙列中线左偏 0.5mm。

5）左侧咬合关系：磨牙中性关系，尖牙远中关系。

6）右侧咬合关系：磨牙中性关系，尖牙唇向位。

7）反𬌗：14—22 前牙区反𬌗。

8）易位：无。

9）Spee 曲线深 2mm。

3．功能检查

颞下颌关节：张口度正常，张口型"↓"，双侧关节动度一致，双侧耳前区未及压痛、弹响或杂音。

【治疗前照片】

1．面像　治疗前面像见图 7-1。

（1）正面：面部左右轻度不对称，颏部左偏，上中下 1/3 比例正常；双侧鼻翼不对称，右侧鼻翼塌陷。

（2）唇：右上唇皮肤见手术瘢痕，上唇唇肌紧张。

（3）微笑：微笑时上颌前牙未暴露。

（4）颏部：颏部发育正常。

（5）侧面：侧貌凹，面中部发育不足，鼻唇角小于 90°，鼻尖下塌。

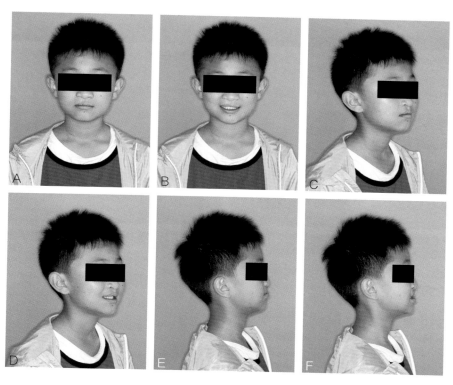

图 7-1　治疗前面像

A. 正面像　B. 正面微笑　C. 45°侧面像　D. 45°侧面微笑像

E. 90°侧面像　F. 90°侧面微笑像

2．**口内像**　治疗前口内像见图 7-2。

（1）拥挤及间隙：上颌前牙重度拥挤，下颌前牙轻度拥挤。

（2）尖牙和磨牙关系：双侧磨牙中性关系，右侧尖牙唇向位，左侧尖牙远中关系。

（3）上下颌后牙关系：覆𬌗覆盖正常。

（4）上下颌前牙关系：反𬌗。

（5）中线：上颌中线右偏 3.5mm，下颌中线左偏 0.5mm。

（6）前后牙列牙龈状况：右上颌植骨区牙龈红肿。

（7）上下颌牙弓形态及协调性：上下颌牙弓宽度匹配，上颌牙弓矢状向长度不足。

（8）牙体状况：55，65 牙冠龋损。

（9）口腔卫生：较差，上颌牙列牙颈缘广泛软垢。

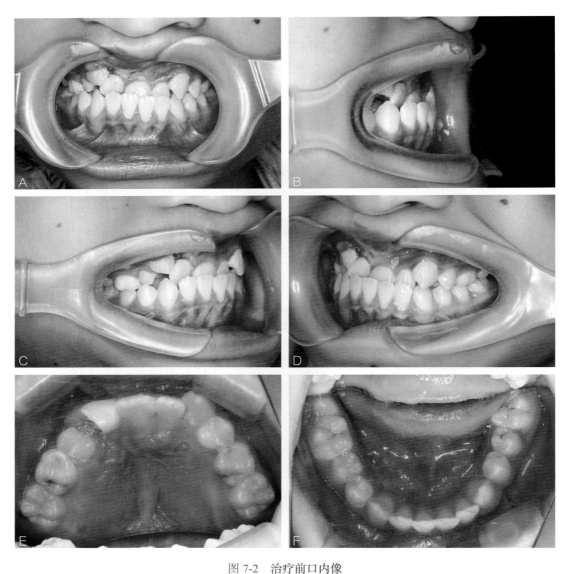

图 7-2　治疗前口内像

A. 口内正面像　B. 覆𬌗覆盖像　C. 口内右侧面像　D. 口内左侧面像　E. 上颌𬌗面像　F. 下颌𬌗面像

【治疗前影像学资料】

1．治疗前影像学检查　治疗前全景片见图 7-3，头颅侧位片见图 7-4，植骨术区 CBCT 影像见图 7-5，双侧颧颌缝 CBCT 影像见图 7-6，双侧颞下颌关节 CBCT 影像见图 7-7。

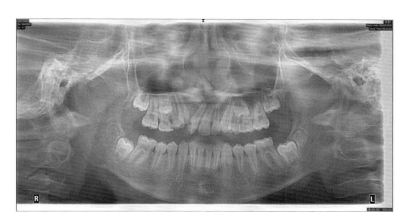

图 7-3　治疗前全景片

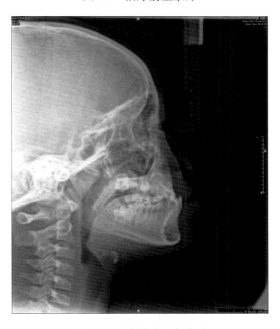

图 7-4　治疗前头颅侧位片

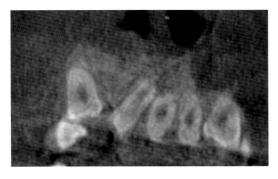

图 7-5　治疗前植骨术区 CBCT 影像

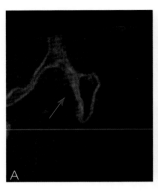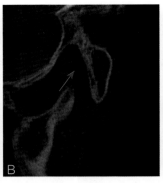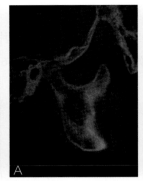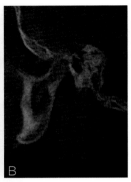

图 7-6　治疗前双侧颧颌缝 CBCT 影像　　　　　　　图 7-7　治疗前双侧颞下颌关节 CBCT 影像
A. 右侧颧颌缝　B. 左侧颧颌缝　　　　　　　　　A. 右侧颞下颌关节　B. 左侧颞下颌关节

2. 治疗前影像学检查结果

（1）全景片：11，13 间牙槽突裂植骨术后，12 缺失。

（2）头颅侧位片：颈椎成熟度 CS3，上颌发育不足。

（3）CBCT：右上颌牙槽突裂植骨区域植骨愈合良好；双侧颧上颌缝尚未骨化闭合；双侧颞下颌关节未见明显异常。

（4）未萌牙：5，25（25 牙胚位置异常）。

（5）先天缺牙：12 缺失。

（6）其他：替牙期多颗牙根尖孔尚未闭合。

3. 其他检查　Bolton 指数用于判断上下颌牙弓中是否存在牙冠宽度不协调的问题，具体分析见表 7-1。

表 7-1　Bolton 指数分析

牙弓	牙近远中宽度 /mm						
	右侧			左侧			总宽度
	尖牙	侧切牙	中切牙	中切牙	侧切牙	尖牙	
上颌	9.5	—	10	10	7.5	9.5	46.5
下颌	8	6.5	6.5	6.5	6.5	8	42

上颌 6 颗牙总宽度（3—3）= 42

下颌 6 颗牙总宽度（3—3）= 46.5

前牙 Bolton 指数 = 42 /46.5 × 100% = 90.32%（77.2% ± 1.65%）

由于患儿 12 缺失，前牙 Bolton 指数异常。

4. 治疗前头影测量描记图　治疗前头影测量描记图见图 7-8。

5. 治疗前头影测量分析　治疗前软硬组织头影测量分析数据见表 7-2。

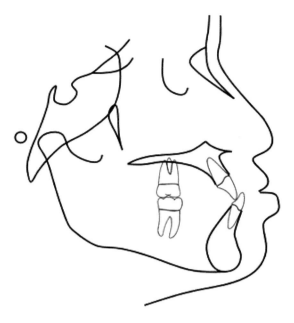

图 7-8　治疗前头影测量描记图

表 7-2　治疗前软硬组织头影测量分析数据

指标	治疗前	正常值
SNA/°	77.6	82 ± 3
SNB/°	79.3	79 ± 3
ANB/°	−1.8	3 ± 1
FMA/°	25.3	25 ± 5
Wits/mm	−5.7	−1
U1-SN/°	102.7	106 ± 6
IMPA/°	97.8	92 ± 5
U1-L1/°	128.7	133 ± 10
前上面高 /mm	49.2	
前下面高 /mm	53.2	
面高比	52%	55%
L1-Apo/mm	6.7	0–2
UL-EP/mm	−0.9	1
LL-EP/mm	+4.3	2
鼻唇角 /°	87.2	102 ± 8

6．头影测量值解读分析

（1）骨性：ANB 为 −1.8°，SNA 值为 77.6°，SNB 值为 79.3°，Wits 为 −5.7mm，提示骨性Ⅲ类错殆畸形。FMA 为 25.3°，均角。下面高占比略小于正常值。

（2）牙性：上颌中切牙与上颌平面夹角正常，提示上颌中切牙的唇倾度正常。IMPA 在正常值范围内，提示下颌中切牙唇倾度基本正常。L1-Apo 大于正常值范围，提示下颌中切牙较 A 点与颏前点连线明显前突，可能是由于 A 点后缩的缘故。

（3）软组织：鼻唇角小，上唇略后缩于 E 线后方，下唇前突于 E 线前方。

【问题列表】

1. 骨性Ⅲ类错𬌗畸形，上颌发育不足。

2. 前牙覆𬌗 2.5mm。

3. 前牙反覆盖 4mm。

4. 上颌牙列重度拥挤，下颌牙列轻度拥挤。

5. 上颌中线右偏 3.5mm，下颌中线左偏 0.5mm。

6. 12 缺失。

7. 55，65 龋损。

【治疗计划】

1. 治疗目标

（1）美观：纠正牙列不齐，改善面部上颌发育不足，改善软组织侧貌。

（2）功能：调整咬合关系，改善覆𬌗覆盖关系。

（3）稳定与健康：建立稳定的磨牙中性关系和正常的覆𬌗覆盖关系。

2. 治疗方案一

（1）间隙获得方式：非拔牙设计，65、55 替换前即使用 TPA 限制 16、26 前移，通过弓丝扩弓获得间隙，12 间隙保持。

（2）矫治器

1）一期：上颌前方牵引（+11 双曲舌簧）促进上颌骨向前生长，解决前牙反𬌗（后期牵引成骨术可能）。

2）二期：自锁托槽排齐牙列，牙性扩弓恢复上颌牙列的宽度匹配下颌牙列，预留 12 修复间隙。

3）三期：随访青春期后下颌骨生长发育状况，如果下颌骨发育过度，上颌骨矫正后仍然发育不足，待成年后行正畸 - 正颌联合治疗。

（3）支抗设计：无特殊支抗设计。

（4）其他治疗：55、65 行牙体治疗。

（5）健康宣教：刷牙宣教，口腔卫生保持指导。

（6）保持：二期完成后上下颌配戴 Hawley 保持器，保持 12 预留修复间隙，待成年后择期修复 12，每年随访反𬌗的复发情况至成年。

（7）稳定性及预后评估：唇腭裂患者的反𬌗主要为上颌骨性发育不足，矫形治疗后上颌发育不足有一定复发概率，还有下颌过度生长发育，造成反𬌗复发。治疗前制订了序列治疗方案，并获得患者的知情同意，在上颌前牵引期间获得患者的高度合作，提高正畸治疗后的稳定性。

3．治疗计划二

（1）间隙获得方式：非拔牙设计，65，55 替换前即使用 TPA 限制 16，26 前移，通过隐形矫治器扩弓获得间隙排齐牙列和维持 12 的间隙。

（2）矫治器

1）一期：上颌前方牵引（+11 双曲舌簧）促进上颌骨向前生长，解决前牙反𬌗（后期 DO 手术可能）。

2）二期：隐形矫治器排齐牙列，预留 12 修复间隙。

3）三期：随访青春期后下颌骨生长发育状况，如果下颌骨发育过度，上颌骨矫正后仍然发育不足，待成年后行正畸 - 正颌联合治疗。

（3）支抗设计：无特殊支抗设计。

（4）其他治疗：55，65 行牙体治疗。

（5）健康宣教：刷牙宣教，口腔卫生保持指导。

（6）保持：二期完成后上下颌配戴 Hawley 保持器保持，保持 12 预留修复间隙，待成年后择期修复 12。每年随访反𬌗的复发情况至成年。

4．两个治疗计划的优势和劣势比较和选择理由

治疗计划一选择传统直丝弓托槽矫治器，优势是治疗效率更高、依从性要求较低、方便对唇侧异位牙施力，劣势是不易清洁、复诊频率高。治疗计划二的隐形矫治器，舒适度高，复诊频率低，对患儿食物要求低，但是要求患者依从性高。考虑到患儿年龄较小，上学时家长无法做到时刻监督，且 13 唇侧异位牙隐形矫治器可能无法很好地包绕施力，故选择治疗计划一。

第二部分　矫治过程

【治疗流程】

1. **治疗开始日期**　2019 年 8 月。

2. **治疗开始时患者年龄**　10 岁 11 个月。

3. **治疗结束日期**　2023 年 3 月。

4. **治疗结束时患者年龄**　14 岁 6 个月。

5. **保持情况**　保持中。

6. **总治疗时长**　43 个月。

【治疗关键步骤】　以时间为顺序，关键复诊时间和具体操作内容见表 7-3。

表 7-3　治疗关键步骤

日期	步骤
治疗第 1 个月	活动式上颌前方牵引矫治器（+11 双曲舌簧）初戴，嘱 3/8inch 8oz 橡皮筋两日一换，牵引时长 12 ~ 14h/d
治疗第 9 个月	反𬌗解除，一期上颌前方牵引完成
治疗第 10 个月	16、26 TPA 粘接，14、13、11、21、22、23、24 托槽粘接，上颌 0.014inch Cu NiTi 弓丝
治疗第 14 个月	上颌更换 0.017inch×0.025inch NiTi 弓丝继续排齐，等待 55、65 替换，15、25 萌出
治疗第 23 个月	上下颌 6—6 均已萌足，去除 TPA，16、15、25、26，下颌 6—6 粘接托槽，上下颌 0.014inch Cu NiTi 弓丝，16、26 𬌗增高
治疗第 25 个月	上下颌更换 0.017inch×0.025inch NiTi 弓丝，13、11 间推簧预留 12 修复间隙
治疗第 27 个月	上下颌更换 0.017inch×0.025inch 不锈钢弓丝，13、11 间推簧加力预留 12 修复间隙
治疗第 29 个月	13、11 间修复间隙足，等待 17、27、37、47 萌足
治疗第 36 个月	17、27、37、47 托槽粘接，上下颌更换 0.018inch NiTi 弓丝
治疗第 41 个月	上下颌更换 0.017inch×0.025inch NiTi 弓丝
治疗第 43 个月	建立正常覆𬌗覆盖。拆除上下颌托槽；制作上下颌 Hawley 保持器，12 间隙保持至成年后修复

【操作步骤】

1. 上颌前方牵引器配戴

（1）工具准备：口腔治疗盘、酒精棉球、干棉卷、口镜，镊子、持针器、活动式上颌前方牵引矫治器（+11 双曲舌簧）、面具、三德钳，直机头和树脂磨头。

（2）操作步骤

1）清洁牙面、试戴活动式上颌前方牵引器的口内部分，检查箭头卡、单臂卡和双曲唇弓与牙齿的结合程度和固位性，若固位性不佳，则使用三德钳对钢丝进行调整，直至矫治器能够稳定地固定在上颌牙列。

2）面具的试戴和调整：调整额托和颏部的托平稳贴合皮肤，没有对皮肤过度重压的地方，以免夜间长时间配戴后对皮肤产生不利的影响。

3）调整面具上牵引杆的位置：将牵引杆的位置调整至牵引橡皮筋与殆平面成 10°～30° 向下的夹角，不压迫下唇的位置即可进行固定。

4）为患者讲解活动矫治器的配戴方法、取出方法以及清洁方法，讲解面具的安装与橡皮筋牵引的安装方法，然后进一步让患者或家长在椅旁进行练习，能够熟练掌握以后方可完成。

5）上颌前方牵引矫形力：矫形力大小为 350g/ 侧，较殆平面斜向下 10°～30°。嘱患者每 2 日更换一次橡皮筋，如一侧橡皮筋丢失，需要同时更换两侧橡皮筋。告知患者施力后如发现口内装置固位不佳，及时联系复诊。

6）上颌前方牵引矫治器的配戴：嘱患者除进食后取下清洁及早晚刷牙外，全天配戴口内装置。口外面具每日配戴时间需达 12～14 小时（上学期间可不配戴，回家后即开始配戴至第二天上学前）。

7）上颌前方牵引矫治器的治疗风险：告知患者由于配戴不佳，上颌骨生长发育不足等原因可能致上颌前方牵引治疗失败或治疗结束后反殆复发，需随访至成年后有必要可能采取正畸 - 正颌联合治疗。

2. 固定矫治器粘接规范操作

（1）工具准备：托槽、一次性使用口腔涂药棒、酒精棉球、干棉卷、酸蚀剂、粘接剂、树脂、光固化灯、开口器、口镜 ×2，镊子、持针器、托槽定位器。

（2）清洁牙面：冲洗清洁牙面，可使用慢速手机和橡皮杯清洁牙面软垢。

（3）酸蚀牙面：给患者配戴开口器，使用棉卷隔湿，使用适量酸蚀剂放置在牙面托槽粘接位置，每个牙面酸蚀 30 秒，注意及时吸唾，做好隔湿。

（4）粘接：三枪头冲洗 30 秒后吹干，暴露白色酸蚀面，使用小棉棒蘸取粘接剂液体涂布，按顺序用镊子夹持托槽，底部涂粘接树脂，放置托槽于临床冠中心，调整托槽位置，压紧并用探针去除多余粘接剂，紫外线灯光照固化。

3. 固定矫治器粘接后医嘱

（1）告知患者每次复诊后出现牙齿酸软属于正常情况。

（2）嘱托槽粘接后勿咬硬食、黏食。

（3）进食后即刻清洁注意口腔卫生，告知患者口腔卫生不佳可能导致牙齿脱矿、龋坏、牙龈红肿、牙槽骨吸收等并发症发生。

（4）如觉弓丝、托槽粗糙尖锐，可使用正畸保护蜡保护口腔黏膜，如果疼痛严重则复诊进行修剪。

（5）如有托槽脱落、弓丝断裂或脱出、口腔黏膜损伤等情况，及时联系复诊。

【治疗中期效果】

1. **治疗第 1 个月**　上颌前方牵引装置初戴，口内像见图 7-9，面像见图 7-10。

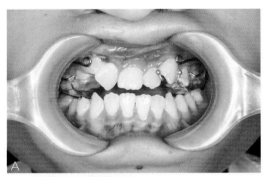

图 7-9　上颌前方牵引装置初戴口内像

A. 口内正面像　B. 覆𬌗覆盖观　C. 口内右侧面像　D. 口内左侧面像　E. 上颌𬌗面像

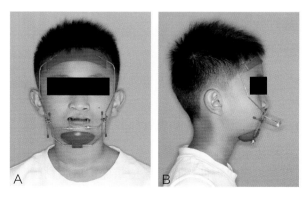

图 7-10　上颌前方牵引装置初戴面像

A. 正面观　B. 侧面观

2. 治疗第 9 个月　反𬌗解除，一期上颌前方牵引完成。口内像见图 7-11。

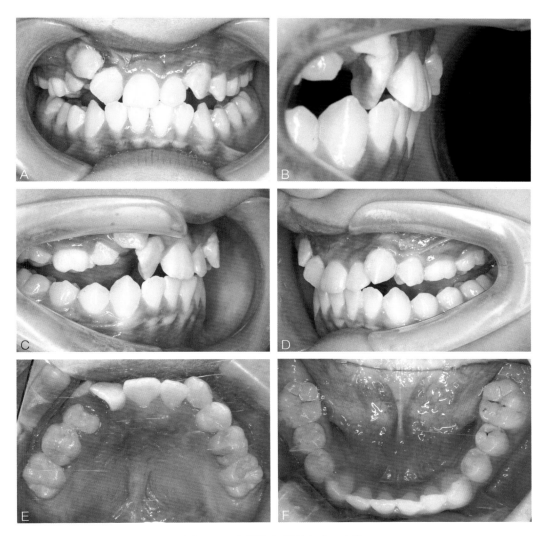

图 7-11　上颌前方牵引完成口内像
A. 口内正面像　B. 覆𬌗覆盖观　C. 口内右侧面像　D. 口内左侧面像　E. 上颌𬌗面像　F. 下颌𬌗面像

3. 治疗第 23 个月　下颌 6—6 粘接托槽，上下颌 0.014inch Cu NiTi 弓丝，16、26 𬌗增高。口内像见图 7-12。

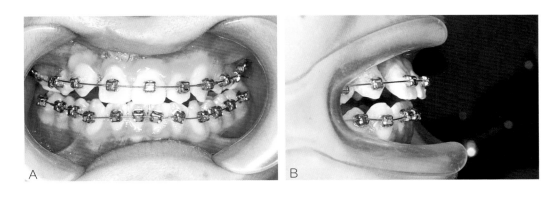

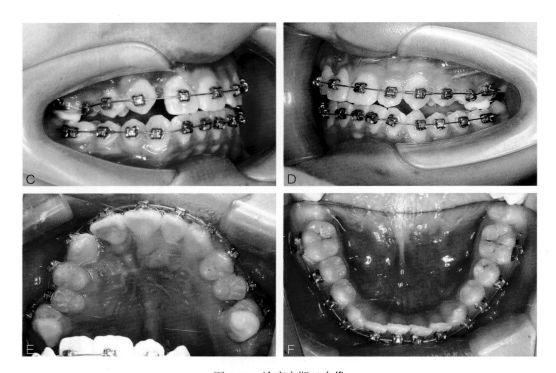

图 7-12　治疗中期口内像

A.口内正面像　B.覆拾覆盖像　C.口内右侧面像　D.口内左侧面像　E.上颌拾面像　F.下颌拾面像

第三部分　治疗结果

【临床检查】

1．咬合关系

（1）切牙关系：Ⅰ类。

（2）覆盖：4mm。

（3）覆𬌗：1mm。

（4）中线：上颌中线与面中线对齐，上下颌中线正。

（5）左侧咬合关系：磨牙和尖牙均为中性关系。

（6）右侧咬合关系：磨牙和尖牙均为中性关系。

（7）反𬌗：无。

（8）易位：无。

（9）尖牙保护𬌗；无前伸侧方𬌗干扰；无双重咬合。

2．治疗过程中并发症

治疗过程中有多次矫治器损坏使得治疗周期延长。

特殊情况影响患者无法按时复诊，复诊周期延长使得治疗周期延长。

【治疗结束后影像学资料】

1．治疗结束后影像学检查　治疗结束后全景片见图 7-13，头颅侧位片见图 7-14。

2．治疗结束后头影测量描记图　治疗结束后头影测量描记图见图 7-15。

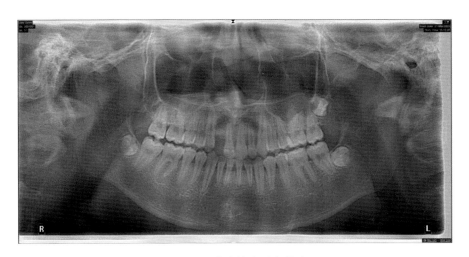

图 7-13　治疗结束后全景片

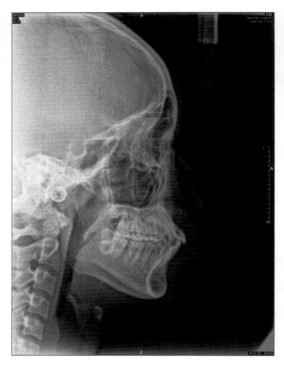

图 7-14　治疗结束后头颅侧位片

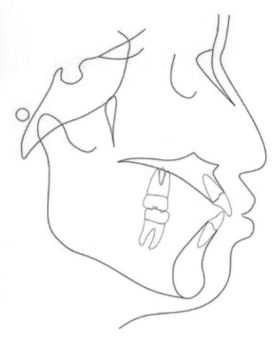

图 7-15　治疗结束后头影测量描记图

3．治疗结束后头影测量分析　治疗结束后软硬组织头影测量分析数据见表 7-4。

表 7-4　治疗结束后软硬组织头影测量分析数据

指标	治疗前	治疗后	变化
SNA/°	77.6	79.4	+1.8
SNB/°	79.3	76.8	−2.5
ANB/°	−1.8	2.6	+4.3
FMA/°	25.3	27.0	+1.7
Wits/mm	−5.7	1.9	+7.6
U1-SN/°	102.7	110.3	+7.6
IMPA/°	97.8	100.5	+2.7
U1-L1/°	128.7	115.3	−13.4
前上面高/mm	49.2	52.7	+3.5
前下面高/mm	53.2	60.1	+6.9
面高比	52%	53.3%	+1.3%
L1-APo/mm	6.7	5.8	−0.9
UL-EP/mm	−0.9	+1.2	+2.1
LL-EP/mm	+4.3	+4.1	−0.2
鼻唇角/°	87.2	72.3	−14.9

4．治疗前后头影测量值变化的解读分析

（1）骨性：治疗后 SNA 增加了 1.8°，表明了上颌骨向前生长。SNB 减小了 2.5°，FMA 增加了 1.7°，ANS-ME/Na-Me 增加了 1.3%，这可能是由于面具的作用下颌骨后下旋转的效果，对骨性Ⅲ类的矫正有利。ANB 增加了 4.3°，Wits 增加了 7.6mm，矢状向关系有所改善，治疗前Ⅲ类的骨性关系到治疗后改善为Ⅰ类。

（2）牙性：治疗后 U1-SN 和 IMPA 均有所增大，这表明上下颌前牙唇倾度有所增加。U1-Apo 增加表明上颌前牙矢状向位置前移。

（3）软组织：UL-EP 增加，表明上唇突度增加。LL-EP 减小，表明下唇突度减小。基本都在正常值范围。

5．治疗前后头影测量描记图分析

将治疗前后的头影测量图迹重叠（图 7-16），分析颌骨及牙齿的变化情况。治疗前为黑色，治疗后为红色。

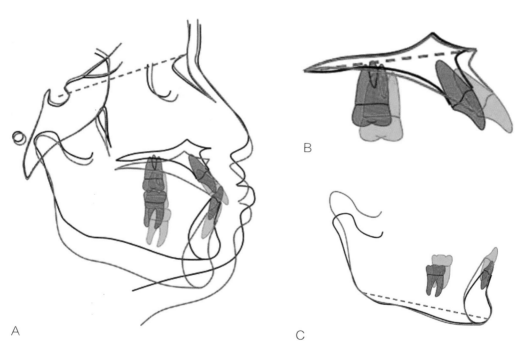

图 7-16　治疗前后头影测量描记图重叠
A. 以 SN 平面为基准重叠　B. 上颌重叠对比　C. 下颌重叠对比

【治疗后照片】

1．面像　治疗后面像见图 7-17。

（1）面部左右轻度不对称，颏部左偏，上中下三等分协调。

（2）唇：右上唇皮肤见手术瘢痕，上唇紧张。

（3）微笑：微笑时上颌前牙暴露 1/2，口角右高左低。

（4）颏部；颏唇沟正常。

（5）侧面；侧貌轻度凸面型。

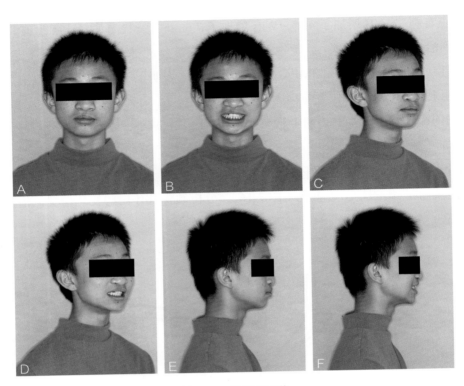

图 7-17 治疗后面像

A. 正面像　B. 正面微笑像　C. 45°侧面像　D. 45°侧面微笑像　E. 90°侧面像　F. 90°侧面微笑像

2．口内像　治疗后口内像见图 7-18。

（1）拥挤及间隙：解除拥挤，预留 12 修复间隙。

（2）尖牙和磨牙关系：双侧尖牙和磨牙中性关系。

（3）上下颌后牙关系：覆𬌗覆盖正常。

（4）上下颌前牙关系：覆𬌗正常，深覆盖 I 度。

（5）中线：上下颌中线齐。

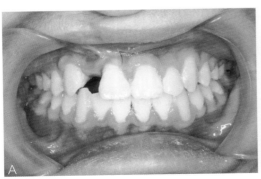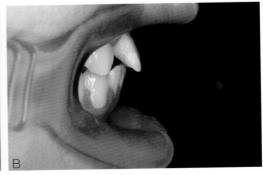

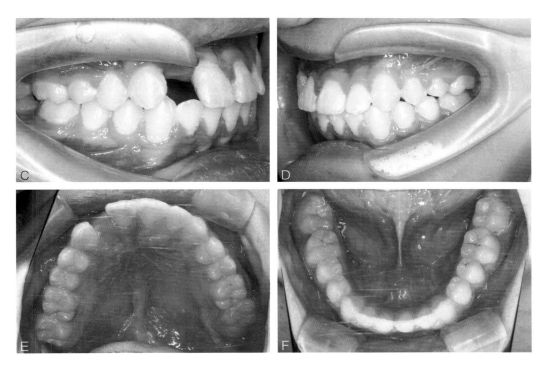

图 7-18　治疗后口内像

A.口内正面像　B.覆殆覆盖像　C.口内右侧面像　D.口内左侧面像　E.上颌殆面像　F.下颌殆面像

（6）前后牙列牙龈状况：前牙区龈乳头略红肿。

（7）上下颌牙弓形态及协调性：上下颌牙弓匹配。

（8）牙体状况：未发现龋齿。

（9）口腔卫生：牙龈缘清洁不佳。

第四部分　思辨与解析

【治疗计划的理论依据】

1．**治疗动机**　本病例是唇腭裂继发骨性Ⅲ类错𬌗的青少年患者，就诊时前牙反𬌗，牙列拥挤，侧貌凹陷。就诊时，患者及家长对改善咬合和侧貌有很强的治疗意愿，且在既往唇腭裂序列治疗中依从性良好，综合评估患儿能较好地配合上颌前方牵引及二期固定矫治的治疗，因此选择了唇腭裂序列治疗，并且告知疗程费用以及副作用和风险，患者及家长在充分知情同意下开始治疗。

2．**唇腭裂患者的正畸治疗**　唇裂修复术后由于上唇皮肤手术瘢痕增生、上唇短、肌肉紧张，腭裂修复手术瘢痕、先天发育潜能较低，造成对上颌骨生长发育的限制，形成以上颌发育不足为主的地包天。相较于遗传因素、不良习惯等导致的地包天，唇腭裂患者的反𬌗主要存在上颌发育不足和不对称问题，青春期矫形治疗后由于下颌过度生长发育造成反𬌗复发的可能性较低。询问病史，本例患者有唇裂、腭裂、牙槽突裂手术治疗史，且无地包天家族史，故对本例行上颌前方牵引矫形治疗后稳定性的预期相对较高。本例患者已经完善了牙槽突裂植骨术，CBCT示植骨术区骨愈合尚可，可支持正畸治疗的开展。

3．**上颌前方牵引矫治**　本例患者治疗前 SNA 77.6°，SNB 79.3°，ANB −1.8°，FMA 25.3°，前牙区反𬌗，可判断是以上颌矢状向发育不足为主的骨性Ⅲ类错𬌗均角患者。目前颈椎成熟度分期为CS3，未达到生长发育高峰期有生长发育潜力，因此，选用上颌前方牵引矫治器，促进上颌骨矢状向发育，改善前牙覆𬌗覆盖，并为上颌生长提供良好条件。

4．**非减数治疗**　本例患者上颌前牙重度拥挤，下颌前牙轻度拥挤，Spee曲线较深，但其为唇腭裂患者，面中部凹陷伴鼻部塌陷，为避免其侧貌愈加凹陷，考虑非减数治疗。需要的间隙主要通过 Leeway 间隙和弓丝扩弓获得。

5．**托槽选择与正畸生物力学**　本例采用了低摩擦轻力自锁托槽系统，利用在细丝期间自锁托槽的低摩擦力，可以通过牙弓宽度扩大创造间隙，高效地完成牙齿的排齐和间隙的扩展，提高临床矫治效率。

本例患者属于牙列拥挤非减数病例，治疗前头影测量提示患者上颌前牙唇倾度小，下颌前牙唇倾度处于正常值上限，所以为了避免下颌前牙过度唇倾，选择应用低转矩托槽。

【思辨与分析】

本例病例进行了9个月的一期上颌前方牵引治疗和34个月的固定直丝弓矫正。由于特殊情况无法按时复诊的原因，固定直丝弓矫正的时间有所延长。最初的治疗目标已经实现，患者的主诉也得到了解决。患者及家长对治疗结果非常满意。咬合关系和美学效果都得到了改善。

1．**骨性**　在治疗过程中，矢状向骨骼形态得到了改善，从骨性Ⅲ类关系改善为骨性Ⅰ类关系。上颌骨向前下生长，下颌骨顺时针旋转和向前下生长发育，上下面高比例和下颌平面角都有较好的保持。

2．**牙性**　治疗结束后前牙覆盖从反覆𬌗反覆盖恢复到了正的覆𬌗覆盖。覆𬌗处于正常值，覆盖较正常值略大，也是非减数治疗中扩弓的结果。牙列拥挤得到了解除，尖牙磨牙关系都恢复到中性关系，咬合关系得到了明显改善。13，11 之间预留了与 22 对称的 12 修复间隙，通过在 Hawley 保持器上增添 12 树脂牙维持 12 修复空间，待成年后再行修复治疗。

3．**软组织**　在治疗结束时，上唇相对松弛，突度有所增加，下唇突度有所降低，侧貌有明显改善。

4．**医源性改变**　治疗后头颅定位侧位片显示上颌切牙的牙根长度正常。拆除托槽时，发现口内多颗牙托槽周围有表浅的牙釉质脱钙，这可能和矫治期间口腔卫生不佳有关，进一步宣教口腔卫生保持的方法。全口牙龈高度无明显变化。

参考文献

1. LIAO Y F, MARS M. Long-term effects of clefts on craniofacial morphology in patients with unilateral cleft lip and palate. Cleft Palate Craniofac J, 2005 Nov, 42(6): 601-609.

2. 左晖，石冰，邓典智，等．唇裂修复术对唇腭裂患者上颌骨生长发育的影响．华西口腔医学杂志，2001，19（4）：3.

3. 李巍然，林久祥，傅民魁．唇腭裂术后反合与普通反合畸形的牙颌、面形态结构比较研究．中华口腔正畸学杂志，1994（1）：4.

4. BACCETTI T, FRANCH L, MCNAMARA J A J R. An improved version of the cervical vertebral maturation (CVM) method for the assessment of mandibular growth. Angle Orthod, 2002 Aug, 72(4): 316-323.

5. DAMON D H. The rationale, evolution and clinical application of the self-ligating bracket. Clin Orthod Res, 1998 Aug, 1(1): 52-61.

（李忆凡　陈振琦）

第八章

一例青少年骨性Ⅲ类错𬌗的双期矫治

病例简介 ▶

QX，男，10岁5个月，问题列表包括骨性Ⅲ类错𬌗畸形，凹面形，面部不对称畸形，上颌发育不足，下颌发育过度；安氏Ⅲ类错𬌗畸形，前牙反𬌗，牙弓狭窄，牙列拥挤，下颌牙列中线左偏；13，23含牙囊肿；正畸治疗方案为：双期矫治，Ⅰ期口外弓和颈带辅助远中移动上颌第一磨牙，为13，23萌出创造间隙；待13，23萌出后上颌固定式扩弓和面具前牵引装置促进上颌骨发育，解除反𬌗；Ⅱ期通过无托槽隐形矫治器排齐上下颌牙列，建立正常覆𬌗覆盖关系，配合Ⅲ类牵引调整颌间关系，矫正Ⅲ类错𬌗畸形。

第一部分　治疗前评估

【患者一般情况】

1．姓名　QX。

2．性别　男。

3．出生日期　2006 年 4 月 13 日。

4．治疗开始时年龄　10 岁 5 个月。

【主　诉】　地包天 4 年，要求矫正。

【现病史】　患者自前牙换牙后发现地包天，有逐渐加重趋势。

【既往史】　否认家族中类似面型，否认正畸治疗史和颌面部外伤史，否认口腔不良习惯，既往体健，否认全身系统疾病及药物过敏史。

【临床检查】

1．口外检查

（1）正面观：面部三停比例不协调，面下 1/3 长；上唇长度约 21mm，唇休息位露齿 0mm，微笑露齿 4mm，面部不对称，颏点左偏，𬌗平面无明显偏斜。

（2）侧面观：凹面形，均角，鼻唇角＜ 90°，鼻旁凹陷，颏唇沟浅，颏部前突。

（3）颞下颌关节：开口度、开口型正常，双侧颞下颌关节区未及弹响及杂音。

2．口内检查

（1）软组织：牙龈健康。

（2）口腔卫生：未见明显软垢。

（3）牙列：混合牙列，12，11，21，22，32，31，41，42，45 已替换，37，47 已萌出。

（4）一般牙体检查：16，26，36，46 牙釉质发育不良。

（5）拥挤 / 间隙：上颌卵圆形牙弓，尖牙和前磨牙区萌出间隙不足；下颌尖圆形牙弓，33，43 萌出间隙不足。

（6）咬合关系

1）切牙关系：反覆𬌗反覆盖。

2）前牙覆盖（mm）：–3.5mm。

3）前牙覆𬌗（mm）：–3.1mm。

4）中线：上颌牙列中线正，下颌牙列中线左偏 1mm。

5）左侧咬合关系：磨牙Ⅲ类关系，尖牙Ⅲ类关系。

6）右侧咬合关系：磨牙Ⅲ类关系，尖牙Ⅲ类关系。

7）反𬌗：前后牙段反𬌗。

8）易位：无。

9）其他：Spee 曲线 4mm。

3．功能检查

颞下颌关节：张口度 40mm，张口型"↓"，双侧关节区未及弹响压痛。

【治疗前照片】

1．面像（图 8-1）

（1）正面：面部不对称、颏部左偏，面下 1/3 长，大小三庭比例不协调，鼻旁凹陷。

（2）唇：长度约 21mm，无开唇露齿及唇外翻。

（3）微笑：上颌牙暴露量不足，微笑时口角偏斜，左高右低，双侧颊廓宽大。

（4）颏部：颏唇沟浅。

（5）侧面：凹面型，鼻唇角小于 90°，均角，颏前突，颏唇沟浅。

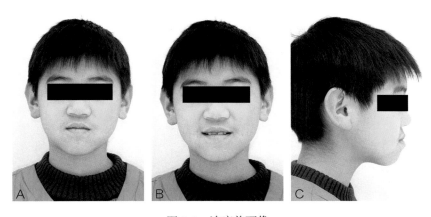

图 8-1　治疗前面像
A.正面像　B.正面微笑像　C.侧面像

2．口内像（图 8-2）

（1）拥挤及间隙：替牙期牙列拥挤，上下颌尖牙和前磨牙区萌出间隙不足。

（2）尖牙和磨牙关系：双侧 Ⅲ 类尖牙、磨牙关系。

（3）上下颌后牙关系：双侧后牙段反𬌗，上下颌后牙舌倾。

（4）上下颌前牙关系：前牙反覆𬌗反覆盖。

（5）中线：上颌中线正，下颌中线左偏 1mm。

（6）前后牙列牙龈状况：牙龈健康。

（7）牙根形状：下颌前牙区唇侧根形明显，31，41 牙龈轻微退缩。

（8）上下颌牙弓形态及协调性：上颌牙弓呈卵圆形，下颌牙弓呈尖圆形。

（9）牙体状况：16，26，36，46 牙釉质发育不良。

（10）口腔卫生：未见明显菌斑，软垢和结石。

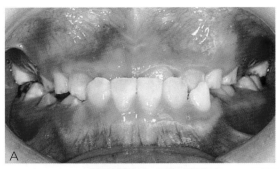

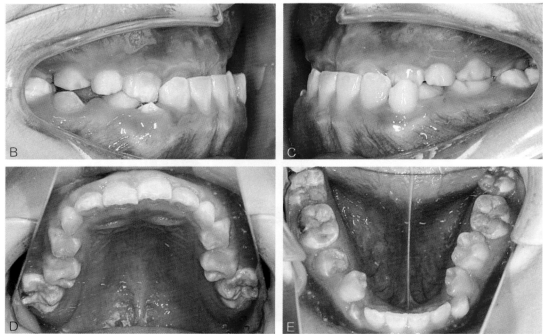

图 8-2　治疗前口内像

A.口内正面像　B.口内右侧面像　C.口内左侧面像　D.上颌𬌗面像　E.下颌𬌗面像

【治疗前影像学检查】

1. **治疗前影像学检查**　治疗前全景片见图 8-3，头颅侧位片见图 8-4，CBCT 影像见图 8-5。

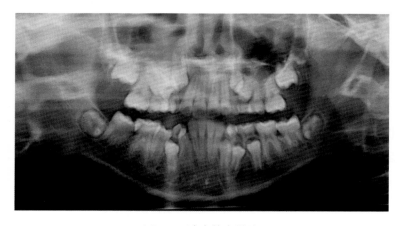

图 8-3　治疗前全景片

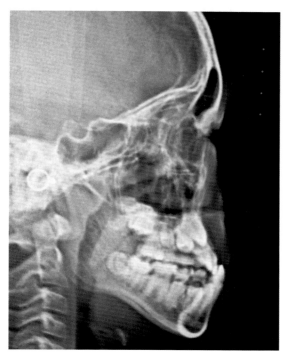

图 8-4 治疗前头颅侧位片

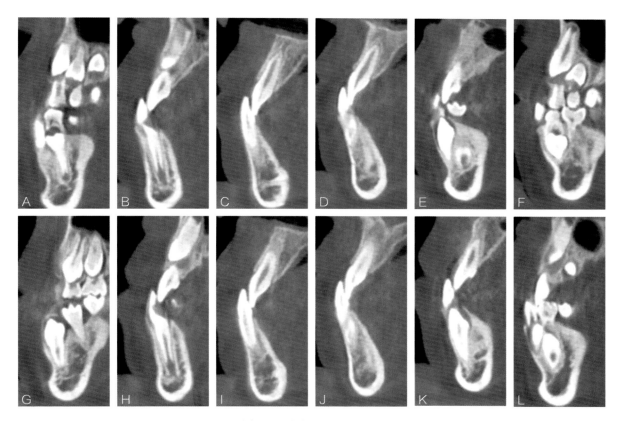

图 8-5 治疗前 CBCT 影像

A. 13 矢状面　B. 12 矢状面　C. 11 矢状面　D. 21 矢状面　E. 22 矢状面　F. 23 矢状面　G. 43 矢状面
H. 42 矢状面　I. 41 矢状面　J. 31 矢状面　K. 32 矢状面　L. 33 矢状面

2．治疗前影像学检查结果

（1）全景片：上下颌前磨牙区萌出间隙不足；13，23含牙囊肿；25牙胚缺失；18，28，38，48牙胚可见。

（2）头颅侧位片：颈椎发育分期（CVMS2期），骨性Ⅲ类错𬌗畸形（上颌发育不足，下颌发育过度），下颌前牙舌倾。

（3）CBCT：下颌前牙唇侧牙槽骨薄。

（4）未萌牙：13，14，15，23，24，33，34，35，43，44，45。

（5）先天缺牙：25。

（6）预后差的牙：无。

3．治疗前头影测量描记图   治疗前头影测量描记图见图8-6。

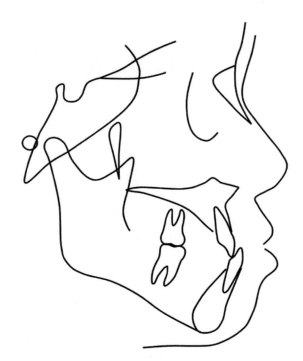

图 8-6   治疗前头影测量描记图

4．治疗前头影测量分析   治疗前软硬组织头影测量分析数据见表8-1。

表 8-1   治疗前头影测量分析数据

指标	治疗前	正常值
SNA/°	76.8	82.8 ± 4.1
FH-NPo/°	84.8	85.4 ± 3.7
SNB/°	79.7	80.1 ± 3.9
NA-APo/°	−1.3	6 ± 4.4

续表

指标	治疗前	正常值
ANB/°	−3.0	2.7 ± 2
FMA/°	29.4	27.3 ± 6.1
MP-SN/°	35.7	30.4 ± 5.6
Wits/mm	−6.4	0.0 ± 2.0
Co-Go/mm	48.8	59 ± 3.2
S-N/mm	61.2	71 ± 3
SN/GoMe	89.9%	100% ± 10%
Y-Axis（SGn-FH）/°	62.8	64 ± 2.3
ANS-Me/Na-Me	54.0%	54.4% ± 2.3%
S-Go/N-Me	67.0%	63.5% ± 1.5%
U1- SN/°	105.0	105.7 ± 6.3
U1-NA/°	28.2	22.8 ± 5.2
U1-NA/mm	4.4	5.1 ± 2.4
U1-PP/mm	25.2	28 ± 2.1
U6-PP/mm	19.2	22 ± 3
L1-MP/°	80.9	92 ± 5
L1-NB/°	17.3	30.3 ± 5.8
L1-NB/mm	3.8	6.7 ± 2.1
U1-L1/°	137.4	124.0 ± 8.2
Upper OP-FH/°	9.1	9.3 ± 1.0
Upper Lip Length/mm	19.8	12.0 ± 4.0
N'-Sn-Pog'/°	170.8	168 ± 4
N'Vert-Pog'/mm	10.9	0 ± 2
UL-EP/mm	2.2	−1.4 ± 0.9
LL-EP/mm	6.9	0.6 ± 0.9
0-Medridian to Sn/°	2.9	8.0 ± 2.0
0-Medridian to Pog'/°	7.9	0.0 ± 2.0

5. 治疗前后头影测量值变化解读分析

（1）骨性：头影测量分析显示患者为骨性Ⅲ类，ANB 为 −3°，Wits −6.4mm；SNB 值偏大（79.7°），SNA 值偏小（76.8°），表明上颌发育不足及下颌发育过度共同导致矢状向不调。下颌平面角为 29.4°，S-Go/N-Me 为 67%，提示患者为均角面型，高角倾向。

（2）牙性：临床检查发现上颌切牙较直立，从头影测量结果上看，其倾斜度在正常范围内（105°）。然而，与标准值相比，下颌切牙明显舌倾（80.9°）；由于牙 - 牙槽骨代偿及骨性Ⅲ类错𬌗，患者切牙角偏大（137.4°）。下颌切牙边缘嵴相对于 N-B 位置偏后（3.8mm），与 N-B 夹角偏小（17.3°），也表明下颌切牙舌倾。

（3）软组织：软组织 Pog 点相对于零子午线距离偏前，提示颏部位置前突。软组织 Sn 点相对于零子午线距离偏小，提示鼻下点位置后缩。

【问题列表】

1. 凹面型，面部不对称畸形。

2. 骨性Ⅲ类错𬌗畸形（上颌发育不足，下颌发育过度），均角。

3. 安氏Ⅲ类错𬌗畸形。

4. 前牙反𬌗。

5. 下颌牙中线左偏 1mm。

6. 上下颌牙弓狭窄。

7. 下颌前牙代偿性舌侧倾斜，唇侧骨皮质薄。

8. 13，23 含牙囊肿。

9. 25 缺失。

【治疗计划】

1．矫治目标

（1）美观：创造间隙引导牙齿正常萌出，排齐牙列，建立正常的咬合关系，改善前牙微笑美学，改善凹面型，重建颌面美观。

（2）功能：恢复上下颌牙弓正常形态，解除前后牙段反𬌗，建立中性尖牙磨牙关系和正常前牙覆𬌗覆盖关系；咬合运动时无早接触点和𬌗干扰，CO-CR 协调。

（3）稳定与健康：维持牙周健康和咬平衡，并尽量保持矫治结果的稳定。

2．治疗方案一　采用序列矫治方案

（1）治疗步骤：Ⅰ期首先通过口外弓和颈带推上颌磨牙向远中，扩展上颌牙弓长度，为尖牙和前磨牙替换创造间隙；待牙齿顺利萌出后，采取上颌面具前牵引促进上颌骨向前发育，纠正骨性Ⅲ类错𬌗畸形；Ⅱ期随访至生长发育高峰期结束观察Ⅲ类错𬌗是否复发，如果面型和咬合基本正常则选择正畸治疗。如果复发，根据骨面型评估后确定 18 岁后进行正畸 - 正颌联合治疗。

（2）间隙获得方式：Ⅰ期口外弓和颈带远中移动上颌第一磨牙，扩展牙弓长度，为尖牙和前磨牙萌出提供间隙；Ⅱ期上下颌牙列远中移动和扩弓获得间隙，解除牙列拥挤和整平 Spee 曲线，实现尖牙和磨牙Ⅰ类关系，前牙正常覆𬌗覆盖关系。

（3）矫治器：口外弓 + 颈带装置；上颌面具前牵引装置；无托槽隐形矫治器。

（4）支抗设计

1）口外弓 + 低位颈带牵引：调整作用力为 300 ~ 500g/ 每侧，每日牵引 10 ~ 12 小时。

2）上颌面具前牵引：利用 14，24，16，26 作为支抗牙制作上颌固定式快速扩弓器，在尖牙唇面设计牵引钩。面具与牵引钩之间的牵引力为 300 ~ 500g/ 每侧，作用方向为𬌗平面成向前下角度 10° ~ 30°，以临床调整至对上下唇无碰撞为准，每日牵引 10 ~ 14 小时。

3）Ⅱ期治疗期间，Ⅲ类牵引辅助下颌磨牙远中移动和调整Ⅲ类颌间关系。

（5）健康宣教：维护牙周健康。

（6）医患沟通：告知治疗流程，费用，风险及副作用等，口腔健康宣教。

（7）保持：透明压膜保持器长期保持。

（8）稳定性及预后评估：利用口外弓和颈带进行上颌双侧磨牙远中移动治疗后，尖牙和前磨牙陆续替换萌出；待14，24萌出到位开始进入上颌骨前牵引阶段，矫治Ⅲ类错骀畸形，其稳定性取决于患者下颌骨的矢状向和垂直向生长发育潜力。

3．治疗方案二　暂不矫治，随访到生长发育结束后进行正畸 - 正颌联合治疗。具体治疗方案根据患者替牙后牙列情况及颌骨生长发育情况再行确定。

4．两个计划的优势和劣势比较和选择理由

（1）治疗计划一：优势在于患者就诊时处于生长发育早期，有足够的时间使得临床治疗分为两个阶段，第一阶段利用口外弓加颈带扩展牙弓的长度创造间隙，使牙槽骨内埋伏的拥挤牙13，14，15，23，24能够顺利萌出，前磨牙萌出后可以进入面具前牵引阶段，矫正Ⅲ类错骀畸形，降低了上颌拔牙的可能性和Ⅱ期矫治治疗的难度。其次如果患者的反骀没有复发或者轻微复发，可以安全进入Ⅱ期正畸治疗阶段，患者的医疗费用和治疗风险可显著降低。缺点在于Ⅰ期治疗时间较长。Ⅲ类错骀畸形的治疗原则是早发现早治疗，但是也有一定的风险，一期治疗结束后，到达患者的生长发育高峰期，有可能下颌骨进一步发育过度而造成反骀的复发，大量的文献研究报道复发率达到25%左右，需要和患者及家长充分沟通，告知复发风险，得到患者的知情同意。

（2）治疗计划二：优势在于青春期不采取阻断性治疗，可以避免Ⅲ类错骀畸形治疗后复发的风险，等到18岁成人以后正颌正畸治疗可最大程度改善上颌发育不足，下颌发育过度等骨性畸形，面部美观改善最佳。缺点在于在生长发育过程中等待18岁后治疗，患者的面部畸形会给患者带来心理压力；Ⅲ类错骀畸形也会一定程度影响到饮食、语音和咀嚼等功能；手术治疗费用较为昂贵，风险较大。

（3）患者选择治疗计划一，早期进行颌骨矫形治疗，后期根据生长发育情况再确定后续治疗方案。

第二部分　矫治过程

【治疗流程】

1．治疗开始日期　2016 年 9 月。

2．治疗开始时患者年龄　10 岁 5 个月。

3．治疗结束日期　2023 年 2 月。

4．治疗结束时患者年龄　16 岁 10 个月。

5．保持情况　正在保持。

6．总治疗时长　治疗 I 期 2 年，II 期 2 年 5 个月，随访 2 年。

【治疗关键步骤】　以时间顺序列出关键复诊时间及操作内容，详见表 8-2。

表 8-2　治疗中关键步骤

日期	步骤
I 期治疗第 1 个月	上颌第一磨牙粘接带环，口外弓调整，颈带低位牵引，每侧 300g，每日配戴 10 ~ 14 小时。配戴指导
I 期治疗第 10 个月	患者配戴效果良好，15—13，23—24 均已萌出，拆除磨牙带环，清洁牙面
I 期治疗第 11 个月	上颌粘接 Hyrax 扩弓前牵引装置，上颌扩弓调整为每周 0.25mm，扩大 3mm 以后，开始扩大和缩小交替进行；前牵引每侧 350g，斜向前下 15°，每日配戴 10 ~ 12 小时，配戴指导
I 期治疗第 18 个月	13—23 托槽粘接，0.014 NiTi 弓丝同时排齐上颌前牙，前牵引继续
I 期治疗第 24 个月	患者配戴效果良好，前牙反𬌗已解除，III 类错𬌗矫正完成，拆除矫治器，清洁全口牙齿
随访 2 年	下颌发育稳定，患者要求继续治疗
II 期治疗第 1 个月	开始戴用无托槽隐形矫治器，每天配戴 22 小时左右，2 周换 1 副，配合 III 类牵引夜间戴用（7.9mm，3.5oz）。予以配戴指导
II 期治疗第 29 个月	结束治疗达到治疗目标，去除附件，严格清洁牙齿，抛光去除菌斑结石。上下颌制作透明压膜保持器。予以配戴指导

【操作步骤】

1．口外弓技术操作步骤

（1）工具准备：双颊面管上颌磨牙带环（口外弓管，主弓管）、口外弓、颈带、T 形钳。口腔治疗盘、酒精棉球、干棉卷、口镜，镊子、直机头和磨头。

（2）操作姿势：一般患者采取 45° 仰卧位，根据医生工作操作的方便角度决定医生的位置，可以采取患者 9 点和 3 点方向。颈带调整时患者采取坐位，医生位于患者侧方及后方进行。

（3）操作步骤

1）选择合适尺寸的带环，粘接于上颌双侧第一磨牙。

2）调整口外弓的内弓，使得中心段与牙弓前牙段形态一致呈弧形，末端与后牙段弧度一致，在内弓的末端相当于磨牙近中管口处弯制 U 型曲或焊接阻止点。

3）将调整好的口外弓内弓插入口外弓管内，颈带挂于外弓的钩上，调整颈带使得单侧牵引力值 300g 左右。

（4）操作技能

1）磨牙带环或颊面管是口外弓的口内部件，由于颊面管直接粘接于牙面，无法承受口外牵引较大的力量，只能使用在第一磨牙粘接带环，应选择合适尺寸的带环，保证贴合牙面并牢固粘接。

2）目前临床使用的口外弓管多为成品，临床应用前应先用 T 型钳对内弓进行调整并弯制阻挡曲，口外弓的前牙段应与前牙唇面离开 5 ~ 8mm，不能对前牙产生任何压力。

3）口外弓的口外部件加力方式通常分为 3 种：颈带、简单头帽及复合头帽，分别适用于低位牵引、高位牵引和水平牵引。临床应根据患者具体情况选择合适的牵引方式。根据患者的骨面型高角 / 低角 / 均角选择，高角患者可以选择头帽加高位牵引，均角患者就选择水平牵引，低角患者可以选择低位牵引，对于Ⅲ类错𬌗畸形，矫正上下颌骨矢状关系，需要适当的顺时针旋转下颌骨，所以一般选择水平牵引和低位牵引。

（5）医患沟通

1）应与患者充分沟通，使其明白为什么要戴这种装置，如果不能保证戴用时间会出现什么问题。告知刚开始戴用时有什么不适，但很快可以适应。

2）教会患者及家长熟练摘戴，让他们不会因为摘戴不顺手而降低依从性。

3）告知家属制作患者戴用时间记录表，督促并保证戴用时间。

4）告知家属口外弓戴用过程中应避免外力碰撞，否则易导致意外伤害；如口内带环脱落，请暂停戴用口外弓，及时与医生联系复诊。告知可能的风险，使患者完全知情同意。

2．上颌前牵引技术操作步骤

（1）工具准备：上颌扩弓前牵引装置、前牵引面具、橡皮圈。口腔治疗盘、酒精棉球、干棉卷、口镜，镊子、持针器、三德钳，慢机弯机头和球钻。

（2）操作姿势：一般患者采取仰卧位，医生位于患者侧后方或视野清楚的位置进行口内前牵引装置的粘接，随后患者坐位，医生位于患者前方进行面具调整。

（3）操作步骤

1）清洁牙面，充分隔湿；试戴牵引器的口内部分，检查与牙齿的密合程度及固位性，检查扩弓器螺丝旋转是否正常，进行消毒备用。

2）调拌光固化或化学固化玻璃离子，均匀涂布在带环内侧。

3）将上颌扩弓前牵引装置就位于口内，与安装带环的牙齿完全贴合，待其基本固化去除多余粘接剂，完全固化后开始进行面具调整。

4）调整前牵引面具，调整面具上牵引杆位置，将牵引杆位置调整至牵引橡皮筋与𬌗平面成10°~30°向下的夹角，不压迫下唇的位置即可进行固定。保证橡皮圈挂上后牵引力值约350g每侧，方向向前下15°。

5）为患者讲解面具的配戴方法及口腔清洁方法：扩弓器进入口腔粘接前，为家长讲解扩弓器螺丝旋转的方法并使其在口外进行练习，当家长能够熟练旋转螺丝以后，再将旋转螺钉归位进行消毒备用；讲解面具的安装与橡皮筋牵引的安装方法，然后进一步让患者或家长在椅旁进行练习，能够熟练掌握以后方可完成。

（4）医患沟通

1）应与患者充分沟通，使其明白为什么要戴这种装置，如果不能保证戴用时间会出现什么问题。告知刚开始戴用时有什么不适，但很快可以适应。

2）教会患者及家长熟练摘戴，让他们不会因为摘戴不顺手而降低依从性。

3）教会家长如何操作进行扩弓器的扩大和缩小，以及操作时间和次数。

4）告知家属制作患者戴用时间记录表，督促并保证戴用时间。

5）告知家属面具戴用过程中应避免外力碰撞，否则易导致意外伤害；如口内装置松动脱落，请暂停戴用面具，及时与医生联系复诊。

3. 隐形矫治技术操作步骤

（1）数字化口腔扫描

1）工具准备：口内扫描仪、三用枪、口镜。

2）操作姿势：一般患者采取斜卧位，医生坐在患者10点方向，身体平稳，持拿扫描尾部朝向屏幕。

3）操作步骤：启动口内扫描仪，预热扫描探头。扫描前吹干患者口腔至无唾液池，扫描按照咬合面→舌侧→唇侧→咬合顺序。最后检查并补全缺失区段。

4）操作技能：①咬合面：扫描时连续移动，一般从一侧最后一颗磨牙开始，逐渐移动探头至对侧最后一颗磨牙。扫至尖牙时可将扫描头稍滑向舌侧直至对侧尖牙；②舌侧/颊侧：完成咬合面扫描后可直接将探头翻转扫描舌侧。探头与牙面保持45°，可扭转摆动探头以获取邻面构造。从舌侧45°向颊侧翻转，向中线移动，越过中线后，从对侧末端牙齿开始扫描，以同样的方式从后牙扫到前牙颊面；③对颌：完成单颌扫描后转换到对颌牙弓；④咬合：确认患者处于正中咬合位，将探头对准上下颌牙齿的唇颊面，以上下小波浪运动向前移动，扫描至口内扫描仪中模型对齐咬合，扫描对侧咬合。

5）医患沟通：介绍后续流程，指导患者操作过程中不要口呼吸，不要随意转动头部等，如有不适举手示意。

（2）附件粘接

1）工具准备：光固化灯、树脂充填器、低速弯手机、球钻、粘接剂、附件粘接模板、酸蚀剂、光固化复合树脂、小毛刷，口腔治疗盘、酒精棉球、干棉卷、口镜，镊子、持针器。

2）操作姿势：一般患者采取斜卧位，医生坐在患者12点、9点、3点方向。

3）操作步骤

①试戴模板：清洁牙面后试戴上下颌附件粘接模板，检查模板是否贴合，有些病例严重牙列拥挤，模板贴合度较差，可能需要分段进行粘接。

②吹干牙面：清洁牙面后，可使用酒精棉球进行擦拭并吹干牙面。

③酸蚀：在需要粘接附件的位置涂布磷酸酸蚀剂，酸蚀牙面 30 秒。

④去除酸蚀剂：用干棉球轻轻拭去酸蚀剂，然后用三用枪加压冲洗牙面 30 秒。吹干牙面至被酸蚀牙面呈白垩色即可。

⑤涂布粘接剂：均匀涂布粘接剂于被酸蚀牙面，气枪轻吹牙面，将粘接剂吹成均匀的薄层，这一步在附件粘接中非常重要。如果粘接剂过多，在模板戴入后，粘接剂可能会渗透进树脂和模板之间造成透明膜片与树脂牢固粘合而导致附件粘接失败，同时破坏了附件模版。

⑥光固化：使用光固化灯光照牙面 15 秒左右；使用充填器将树脂材料填入附件空泡中，注意填入的树脂量应平齐或略微溢出空泡。

⑦将附件粘接模板戴入口内，按压咬合面，使模板完全就位，牙齿与附件应紧密贴合。

⑧使用光固化灯光照附件 30 秒左右（具体时长请参考树脂材料说明），使附件完全固化。

⑨取下模板：刮匙轻翘附件处矫治器边缘，使附件粘接模板脱离附件及牙面，取下模板。

⑩使用低速手机配合球钻磨除附件周围溢出的多余树脂材料，修整附件边缘。修整时注意不能破坏附件的边缘和完整性，如果发生附件完整性被破坏，需要重新粘接。

4）操作技能

①根据需要，附件粘接模板可剪断分区域进行粘接。

②粘接前需清洁牙面，去除软垢结石和菌斑等，以免影响粘接强度。

③酸蚀剂选用黏稠的、流动性缓慢的，否则 30 秒后酸蚀剂会流至邻牙或牙龈造成其他牙牙釉质的脱矿。

④酸蚀剂充分冲洗干净后，用棉球隔湿，防止唾液和相邻黏膜沾染已酸蚀的牙面。

⑤牙面吹干后涂抹粘接剂保留 15 秒，使之充分渗透入釉柱。

⑥吹薄，光照 5～10 秒。粘接剂太厚或未固化容易将粘接剂挤入树脂与模板之间，使模板不易与附件分离。

⑦选择适量流动性适中的树脂填入模板、压紧，戴入牙弓使模板充分就位。光固化尽量从切端或邻面进行光照，因为树脂的聚合收缩是朝向光源的。

⑧用探针或刮匙轻轻掀起附件龈方模板边缘，使模板与附件分离后，取下模板。

⑨用低速球钻修整多余树脂、抛光。

5）医患沟通

①应与患者充分沟通，使其明白隐形牙套的作用原理，如果不能保证戴用时间会出现什么问题。告知刚开始戴用时有什么不适，但很快可以适应。

②教会患者熟练摘戴，让他们不会因为摘戴不顺手而影响依从性。

③充分告知患者牙套戴用相关事项，包括：牙套摘戴及清洁方法，咬胶使用方法，牙套戴用

时间及更换方式，刷牙注意事项和橡皮筋使用方法等。

④告知患者如发现附件脱落、牙套损坏等意外情况，无需惊慌，及时与医生联系复诊。

【治疗中期效果】

1. Ⅰ期治疗第 1 个月情况见图 8-7、图 8-8。口外弓初戴，颈带低位牵引，每侧 300g，每日配戴 12～14 小时。

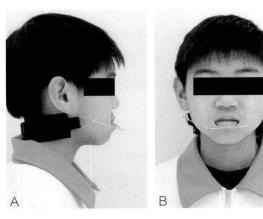

图 8-7　口外弓初戴面像
A. 侧面像　B. 正面像

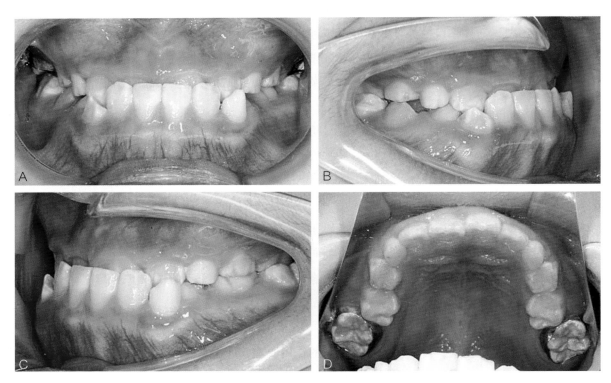

图 8-8　口外弓初戴口内像
A. 口内正面像　B. 口内右侧面像　C. 口内左侧面像　D. 上颌𬌗面像

2. Ⅰ期治疗第 10 个月情况见图 8-9，图 8-10。拆除口外弓。

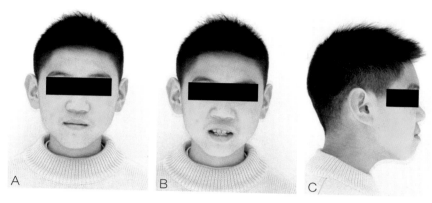

图 8-9 口外弓戴用结束面像
A. 正面像 B. 正面微笑像 C. 侧面像

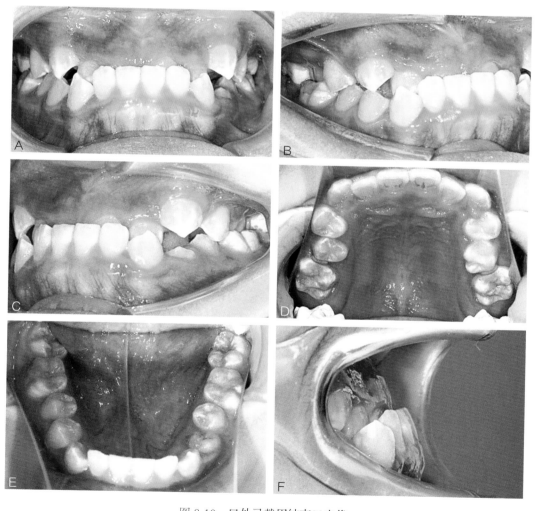

图 8-10 口外弓戴用结束口内像
A. 口内正面像 B. 口内右侧面像 C. 口内左侧面像 D. 上颌𬌗面像
E. 下颌𬌗面像 F. 覆𬌗覆盖像

3．Ⅰ期治疗第 11 个月情况见图 8-11。上颌粘接 Hyrax 扩弓前牵引装置，上颌快速扩弓，每周 0.25mm，扩弓 4 次，缩弓 4 次，扩缩交替；前牵引每侧 350g，斜向前下 30°（9.5mm，8oz），每日配戴 12 ~ 14 小时。

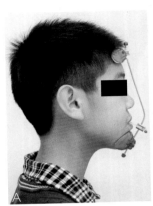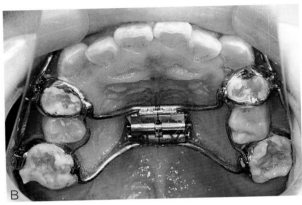

图 8-11　面具前牵引戴用面像及口内像

A. 侧面像　B. 上颌𬌗面像

4．Ⅰ期治疗第 24 个月情况见图 8-12、图 8-13。拆除前牵引矫治器，结束Ⅰ期治疗。

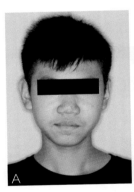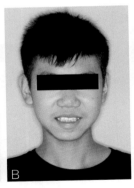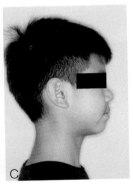

图 8-12　面具前牵引戴用结束面像

A. 正面像　B. 正面微笑像　C. 90° 侧面像

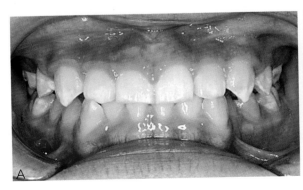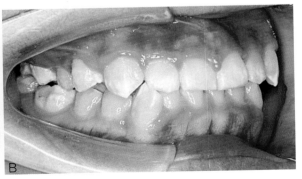

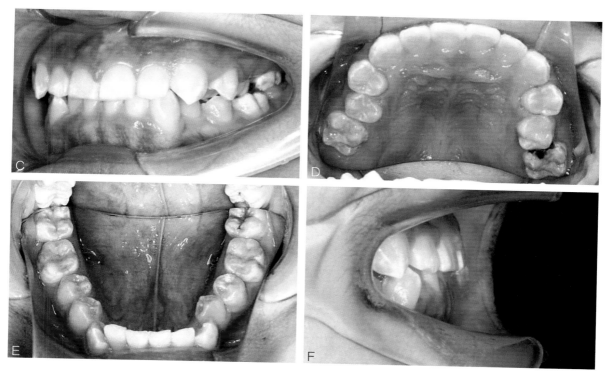

图 8-13 面具前牵引戴用结束口内像

A. 口内正面像 B. 口内右侧面像 C. 口内左侧面像 D. 上颌𬌗面像 E. 下颌𬌗面像 F. 覆𬌗覆盖像

5. 随访 2 年后情况见图 8-14、图 8-15。咬合关系及面型稳定，开始 Ⅱ 期治疗。

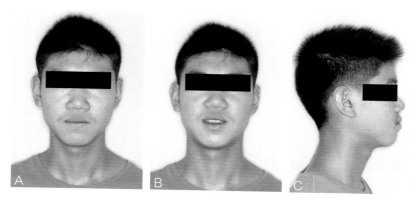

图 8-14 随访 2 年后面像

A. 正面像 B. 正面微笑像 C. 90° 侧面像

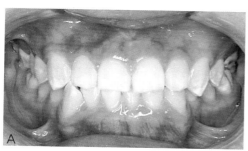
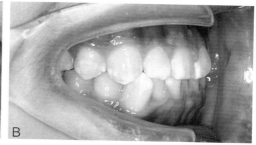

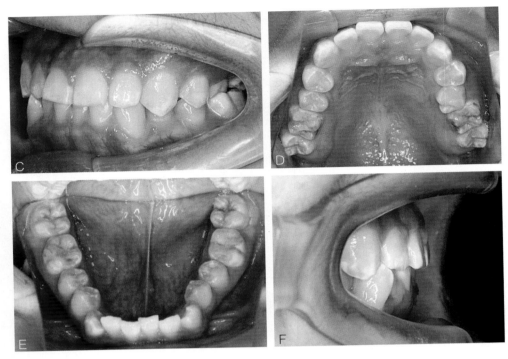

图 8-15 随访 2 年后口内像

A.口内正面像 B.口内右侧面像 C.口内左侧面像 D.上颌𬌗面像 E.下颌𬌗面像 F.覆𬌗覆盖像

6. Ⅱ期治疗第 12 个月情况见图 8-16、图 8-17。上下颌戴至 20 副牙套，7.9mm，3.5 oz Ⅲ类牵引，夜间戴用。

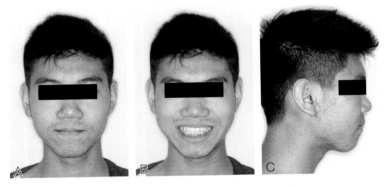

图 8-16 无托槽透明矫治器治疗中面像

A. 正面像 B. 正面微笑像 C.90° 侧面像

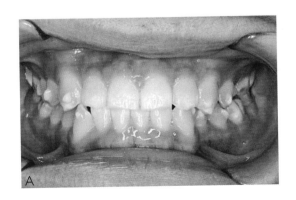

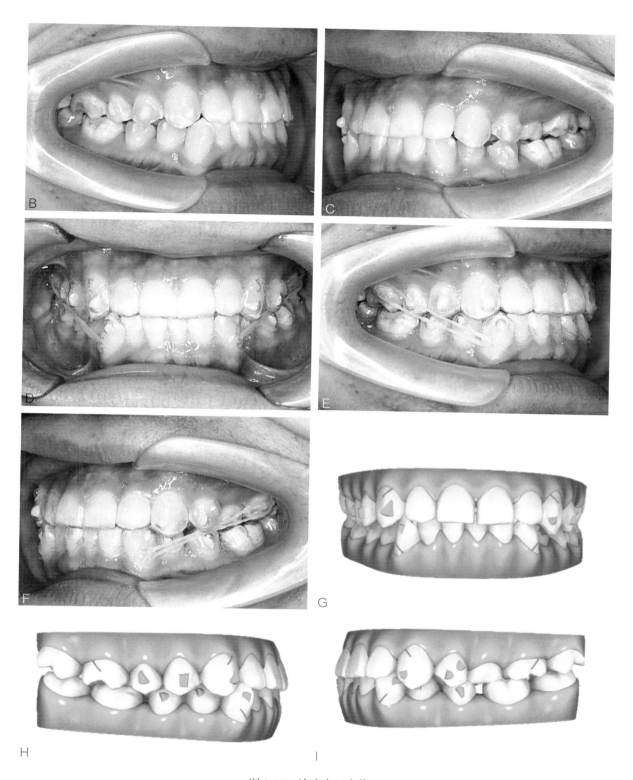

图 8-17 治疗中口内像

A. 正面咬合像　B. 右侧面咬合像　C. 左侧面咬合像　D. 戴矫治器正面咬合像　E. 戴矫治器右侧面咬合像
F. 戴矫治器左侧面咬合像　G. 正面 clincheck 图像　H. 右侧面 clincheck 图像　I. 左侧面 clincheck 图像

第三部分　治疗结果

【临床检查】

1. 咬合关系

（1）切牙关系：正常覆𬌗覆盖。

（2）覆盖：2mm。

（3）覆𬌗：2mm。

（4）中线：上颌中线与面中线对齐，下颌右偏0.5mm。

（5）左侧咬合关系：磨牙Ⅲ类关系，尖牙Ⅰ类关系。

（6）右侧咬合关系：磨牙Ⅰ类关系，尖牙Ⅰ类关系。

（7）反𬌗：无。

（8）错位：无。

（9）功能𬌗关系：无前伸侧方𬌗干扰，尖牙保护𬌗，无双重咬合。

2. 治疗过程中并发症

患者牙釉质发育不良，加之治疗过程中口腔卫生控制不佳，导致治疗后牙面牙釉质脱矿呈白垩色，加强口腔卫生宣教后明显改善。

3. 正畸治疗指数分析

正畸治疗需要指数（the index of orthodontic treatment need，IOTN）用于客观评价正畸治疗需要，分为牙齿健康部分和美观部分。同行评估等级指数（peer assessment rating index，PAR）是标准化的评价正畸疗效的客观标准。具体评分见表8-3。

表8-3　正畸治疗指数

指标			评分
正畸治疗需要指数（IOTN）	牙齿健康指数	治疗前	5
		治疗后	1
	美观指数	治疗前	9
		治疗后	1
同行评估等级指数（PAR）		治疗前	38
		治疗后	5
		改善度	33
		改善百分比 /%	87

【治疗结束后影像学检查】

1. 治疗结束后影像学检查

治疗结束后全景片见图 8-18，头颅侧位片见图 8-19，CBCT 影像见图 8-20。

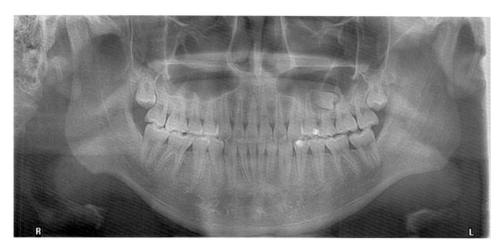

图 8-18 治疗后全景片

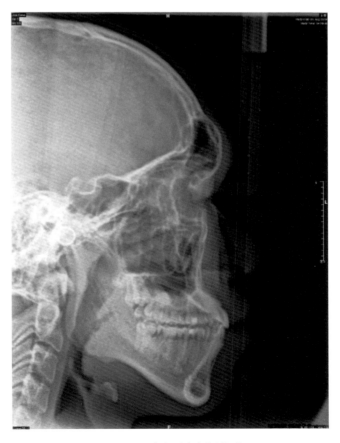

图 8-19 治疗后头颅侧位片

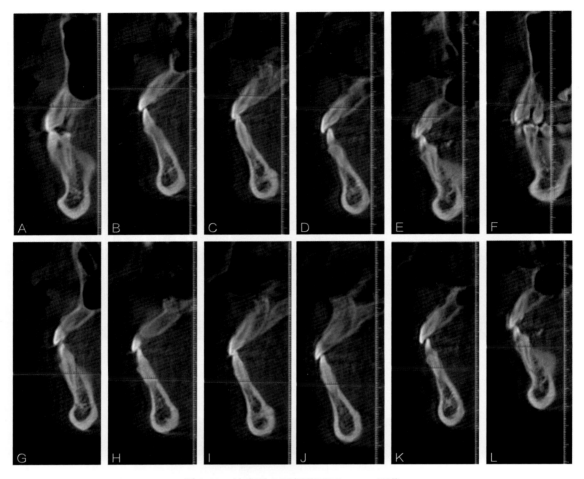

图 8-20 治疗后上下颌前牙区 CBCT 影像
A. 13 矢状面　B. 12 矢状面　C. 11 矢状面　D. 21 矢状面　E. 22 矢状面　F. 23 矢状面　G. 43 矢状面
H. 42 矢状面　I. 41 矢状面　J. 31 矢状面　K. 32 矢状面　L. 33 矢状面

2. 治疗结束后头影测量描记图　治疗结束后头影测量描记图见图 8-21。

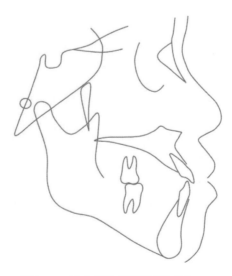

图 8-21　治疗后头影测量描记图

3．治疗结束后头影测量分析　治疗前后软硬组织头影测量分析数据见表 8-4。

表 8-4　治疗前后头影测量分析数据

测量指标	治疗前	Ⅰ期治疗后	Ⅱ期治疗前	Ⅱ期治疗后	正常值
SNA/°	76.8	80.3	84.3	85.2	82 ± 3
FH-NPo/°	84.8	86.1	88.2	90.0	85.4 ± 3.7
SNB/°	79.7	81.5	84.8	85.1	79 ± 3
NA-APo/°	−1.3	1.3	−3.3	−3.0	6 ± 4.4
ANB/°	−3.0	−1.2	−0.5	0.1	3 ± 1
FMA/°	29.4	32.8	29.8	29.2	27.3 ± 6.1
MP-SN/°	35.7	38.0	35.7	34.9	30.4 ± 5.6
Wits/mm	−6.4	−4.3	−0.8	−1.6	0.0 ± 2.0
Co-Go/mm	48.8	55.4	57.8	61.1	59 ± 3.2
S-N/mm	61.2	65.7	66.2	70.0	71 ± 3
SN/GoMe（%）	89.9	102.4	106.1	112.5	100 ± 10
Y-Axis/°	62.8	63.8	61.5	60.6	64 ± 2.3
ANS-Me/Na-Me（%）	54.0	54.7	54.8	55.4	54.4 ± 2.3
S-Go/N-Me（%）	67.0	63.6	64.9	64.1	63.5 ± 1.5
U1- SN/°	105.0	119.9	122.8	115.8	105.7 ± 6.3
U1-NA/°	28.2	39.6	38.5	30.6	22.8 ± 5.2
U1-NA/mm	4.4	10.2	8.9	7.9	5.1 ± 2.4
U1-PP/mm	25.2	27.7	25.4	26.5	28 ± 2.1
U6-PP/mm	19.2	22.3	23.8	26.7	22 ± 3
L1-MP/°	80.9	71.7	74.9	75.1	92 ± 5
L1-NB/°	17.3	11.7	12.3	14.2	30.3 ± 5.8
L1-NB/mm	3.8	3.8	4.1	4.9	6.7 ± 2.1
U1-L1/°	137.4	129.9	129.8	135.2	124.0 ± 8.2
Upper OP-FH/°	9.1	6.0	1.1	2.4	9.3 ± 1.0
Upper Lip Length/mm	19.8	23.5	23.1	24.4	12.0 ± 4.0
N′-Sn-Pog′/°	170.8	167.9	170.6	170.7	168 ± 4
N′Vert-Pog′/mm	10.9	0.0	2.2	5.0	0 ± 2
UL-EP/mm	2.2	0.7	−0.3	1.9	−1.4 ± 0.9
LL-EP/mm	6.9	5.1	3.9	4.7	0.6 ± 0.9
0-Medridian to Sn/mm	2.9	5.6	4.9	5.5	8.0 ± 2.0
0-Medridian to Pog′/mm	7.9	1.0	4.5	3.3	0.0 ± 2.0

4．治疗前后头影测量值变化的解读分析

（1）骨性：Ⅰ期治疗后，ANB 由 −3° 增大到 −1.2°，Wits 由 −6.4mm 增大到 −4.3mm，主要是由于面具前牵引治疗促进了上颌骨向前生长，骨性Ⅲ类不调改善，但患者治疗后仍为Ⅲ类错𬌗，下颌发生顺时针旋转，MP-FH 增加；Ⅰ期治疗后患者停止治疗随访 2 年观察生长发育情况，在此期间，患者上下颌骨均有生长，与下颌骨相比，上颌骨的生长量更大，ANB 减小到 –0.5°，下颌平面角有所减小。Ⅱ 期治疗期间患者生长发育明显减慢，随着下颌牙列的内收和牙槽骨改建，ANB 增大为 0.1，Wits 也有所增加，矢状向颌骨关系改善良好。

（2）牙性：Ⅰ 期治疗后，U1-SN 角度增大了 14°，L1-MP 减小接近 10°，上颌前牙唇倾度增加主要是由于两方面原因，第一：前牵引治疗在促进颌骨发育的同时，不可避免地带来牙唇倾效应；第二：由于上颌前牙存在拥挤，早期排齐导致前牙唇倾。随着反𬌗的解除，下颌前牙出现舌倾代偿。患者随访 2 年后，上下颌前牙唇倾度均有所增加，Ⅱ 期治疗过程中，上下颌磨牙都设计远中移动内收前牙，上颌前牙唇倾度减小，下颌前牙唇倾度基本不变。由于患者治疗后仍为骨性Ⅲ类错𬌗，因此最终 U1-SN 角度偏大，L1-MP 角度偏小。

（3）软组织：Ⅰ 期治疗前患者主要表现为上颌发育不足，颏部前突，软组织颏前点到零子午线距离较大，为 7.9mm，软组织 Sn 点到零子午线距离偏小为 2.9mm；随着前牵引治疗上颌骨向前生长明显，Ⅰ 期治疗后 Sn 点到零子午线距离均明显增加；下颌可能因为反𬌗解除后颌位因素的去除有所后退，颏前点到零子午线距离减小；随访到 Ⅱ 期治疗前，Sn 点到零子午线距离基本不变，颏前点到零子午线距离明显增加，这主要是由于下颌骨的生长发育；Ⅱ 期治疗后，颏前点到零子午线距离进一步减小，Sn 点到零子午线距离少量增加。

5. 头影测量描记图重叠分析

将治疗前 - Ⅰ 期治疗后 - Ⅱ 期治疗前 - Ⅱ 期治疗后的头影测量描记图重叠（图 8-22），分析颌骨及牙齿的变化情况。治疗前黑色，Ⅰ 期治疗结束绿色，Ⅱ 期治疗前蓝色，治疗后红色。

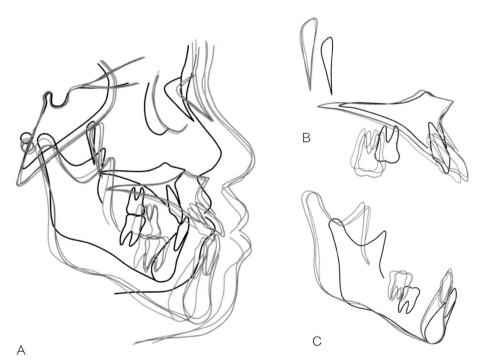

图 8-22　治疗前后头影测量描记图重叠
A. 以 SN 平面为基准重叠　B. 上颌重叠对比　C. 下颌重叠对比

【治疗后照片】

1. 面像（图 8-23）

（1）正面：面部基本对称、鼻旁略有凹陷。

（2）唇：长度正常，无开唇露齿及唇外翻。

（3）微笑：上颌前牙暴露量 100%，无微笑口角偏斜，颊廊宽度正常。

（4）颏部：颏前突，颏唇沟浅。

（5）侧面：凹面型，鼻唇角小于 90°。

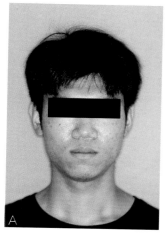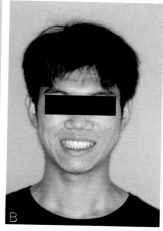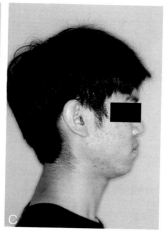

图 8-23　治疗后面像

A. 正面像　B. 正面微笑像　C. 90° 侧面像

2. 口内像（图 8-24）

（1）上下颌牙列排列整齐，无拥挤及间隙。

（2）双侧尖牙和磨牙关系：中性关系。

（3）上下颌后牙关系：覆𬌗覆盖正常。

（4）上下颌前牙关系：覆𬌗覆盖正常。

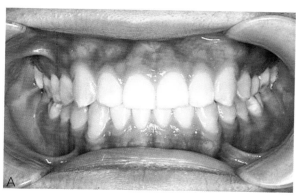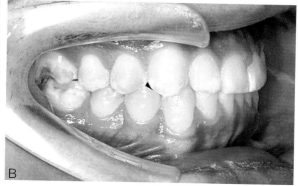

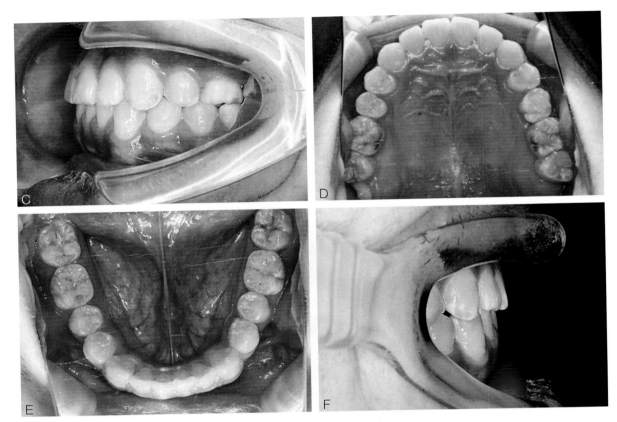

图 8-24 治疗后口内像

A. 口内正面像　B. 口内右侧面像　C. 口内左侧面像　D. 上颌𬌗面像　E. 下颌𬌗面像　F. 覆𬌗覆盖像

（5）上颌牙列中线正，下颌牙列中线右偏 0.5mm。

（6）前后牙列牙龈状况健康。

（7）下颌前牙牙根根形正常。

（8）上下颌牙弓呈卵圆形，宽度协调。

（9）牙体状况：无龋齿，多颗牙牙釉质发育不全治疗前后无变化，65 滞留。

（10）口腔卫生：尚可，未见明显菌斑，软垢，结石。

【治疗计划的理论依据】

1. 治疗动机

患者Ⅰ期治疗前双侧磨牙近中关系，前牙反𬌗，面型为凹面型，因此患者及家属治疗意愿强烈。Ⅰ期治疗后患者及家属对治疗结果满意，随访期间自觉咬合及面型未见明显加重趋势，因此随访2年后要求进行Ⅱ期矫治，由于患者及家属对当前面型满意，无正颌-正畸联合治疗的明显适应证，因此选择单纯正畸治疗进一步排齐牙列，改善咬合。

2. 序列矫治方案的选择

（1）Ⅰ期矫形治疗：对患者采用功能性矫治器进行生长改良，这主要是因为患者颈椎生长发育分期处于CVMS2期，为生长发育高峰期之前，且上颌骨发育明显不足；通过面具前牵引治疗，促进上颌骨向前生长，解除反𬌗，改善凹面型，利于颌面部正常发育。后续治疗方案根据上下颌生长发育情况再行确定。

在前牵引治疗前，采用了口外弓远中移动上颌磨牙，这主要是考虑到上颌牙列拥挤，牙弓长度减小；前牵引治疗通常带来一定程度的牙效应，上颌牙列前移会进一步增加牙列拥挤度；对于骨性Ⅲ类上颌发育不足的患者，若上颌拥挤度过大或前牙唇倾明显，常需要拔牙矫正，过早的上颌拔牙不利于骨性Ⅲ类纠正。因此，本病例在前牵引前，针对上颌牙弓长度偏小的问题，首先通过口外弓远中移动上颌磨牙，为前磨牙萌出提供更加充足的间隙，减小后期拔牙矫正的可能性。

关于前牵引时机，Kama（2006年）研究报道，相比混合牙列，在乳牙列进行前牵引可实现更多的骨性效应；与晚期混合牙列相比，早期混合牙列可实现更大的骨性效应；Suda（2000年）认为，腭中缝在"婴儿"阶段（8~10岁）宽而光滑，但在"幼年"阶段（10~13岁）变得更加鳞状和重叠，因此，治疗骨骼Ⅲ类错𬌗畸形的最佳时间是在上颌切牙萌出后。曾祥龙教授在2000年《现代口腔正畸学诊疗手册》提出，16，26，12—22萌出后是开始矫形治疗最好的时机。当然，治疗时机取决于多种因素，包括患者初诊年龄、乳恒牙替换情况、矫治器类型及配合度等，不能一概而论。本病例患者就诊时乳磨牙稳定性欠佳，矫治器无法获得稳定的固位，因此我们选择在前磨牙萌出到位后再进行前牵引治疗。以往研究证实了面具前牵引治疗的有效性和稳定性。有文献比较了上颌不同扩弓方式对前牵引治疗效果的影响，指出相比于上颌快速扩弓组和慢速扩弓组，快速扩缩弓组上颌向前生长更加明显，可达到3.87mm，骨性效果更明显，可达到88.7%。另外有很多文献对面具前牵引治疗的稳定性进行随访评价。普遍认为，上颌面具前牵引治疗具有较好的稳定性。例如有文献对上颌面具前牵引治疗进行长达5~10年的随访，发现长期稳定性70%~75%，复发率25%~30%，复发的主要原因为下颌的生长发育，因此，在进行上颌面具前牵引治疗时建议过矫正。

（2）掩饰性正畸治疗：髁突是下颌骨的主要生长中心。Bjork（1963年）发现，在儿童期，髁突每年生长3mm，青春期前略有下降，随后每年生长5.5mm，直到14.5岁。Hagg（1992年）发现青春期前髁突生长11.3mm/3年，青春期高峰后9.6mm/3年。一般认为，下颌骨发育在CVMS3~4期间达到顶峰。对于下颌骨发育过度的患者，下颌骨的生长发育趋势对于治疗结果具有重要意义，因此分阶段矫治至关重要。该患者在结束Ⅰ期矫形治疗后，进行了长达两年的观察随访，主要是观察患者的下颌骨发育是否趋于停止。在随访期间观察到咬合关系比较稳定，可以开始后续治疗。检查发现患者轻度骨性Ⅲ类，尖牙磨牙Ⅲ类关系，下颌牙列中度拥挤，单侧后牙反𬌗，在掩饰性正畸可改善的治疗范围内，同时患者及家属对于软组织侧貌较为满意，商讨过后开始了掩饰性正畸治疗。

3．支抗设计

本患者在开始Ⅱ期治疗时，轻度骨性Ⅲ类，尖牙磨牙Ⅲ类关系，下颌牙列中度拥挤，上颌无拥挤度，单侧后牙反𬌗，25牙胚发育迟缓，65滞留，覆𬌗覆盖正常，因此选择了非拔牙矫正，通过隐形矫治器推上下颌磨牙向远中移动，排齐牙列，解除拥挤，建立尖牙磨牙中性关系。对于支抗设计，初始和患者沟通，下颌双侧可能需要植入种植钉支抗辅助牙列远移；不过在治疗过程中通过配合Ⅲ类牵引，下颌远移效果基本实现。由于25牙胚发育迟缓且方向异常，和患者沟通后暂时保留65，对25发育进行随访。

4．矫治器选择与正畸生物力学

Ⅰ期治疗首先采用口外弓和颈带牵引远中移动上颌磨牙，由于患者下颌平面角为均角、Ⅲ类错𬌗畸形，选择颈带低位牵引，上颌磨牙在远移同时会发生一定程度的伸长。骨缝的间质增生是上颌骨的主要生长发育方式之一。上颌骨矫形治疗的生物力学机制即力传至上颌骨周围的骨缝引起骨缝的生长，从而实现上颌骨向前向下生长，达到改善Ⅲ类骨面型的目的。本病例中上颌面具前牵引治疗采用了固定式上颌快速扩弓装置，通过扩弓及缩弓交替，快速打开腭中缝，促进上颌横向发育；Ⅱ期治疗使用无托槽隐形矫治器，通过下颌牙列远移获得间隙排齐整平，同时改善尖牙磨牙Ⅲ类关系。

【思辨与分析】

患者经过了约2年的Ⅰ期治疗和2年多的Ⅱ期治疗，最初的治疗目标基本实现，患者的主诉也得到了解决。治疗后咬合关系和美学效果良好，患者及家属对治疗效果非常满意。

1．骨性

经过治疗患者矢状向骨骼形态得到了改善，从严重骨性Ⅲ类关系改善为较轻的骨性Ⅲ类关系。主要原因是面具前牵引治疗促进上颌骨向前生长，下颌骨过度生长受到抑制。Ⅱ期治疗通过下颌磨牙远移前牙内收B点后移，也使得骨性Ⅲ类不调有明显改善。

2．牙性

经过面具前牵引治疗患者磨牙关系从完全Ⅲ类关系改善为轻度Ⅲ类关系，主要是上颌骨向前生长以及牙列近中移动的综合效应。在随访期内患者的磨牙关系基本没有发生变化，Ⅱ期治疗中通过下颌磨牙远中移动，Ⅲ类关系改善为Ⅰ类。由于65暂时保留，牙冠近远中径偏大，所以左侧磨牙为轻微近中关系。

3. 软组织

在治疗结束时，在放松状态下患者唇部能自然闭合，微笑时上颌前牙暴露量接近100%，较治疗前明显改善。由于患者鼻旁发育欠佳，丰满度稍差，因此治疗后鼻唇角偏小，双唇略显前突，但面下1/3整体协调。

4. 医源性改变

全景片显示治疗后牙根未见明显吸收。由于患者多颗牙牙釉质发育不良，所以治疗后牙面出现散在牙釉质脱矿表现。

参考文献

1. KAMA, J D, OZER T, BARAN OS. Orthodontic and orthopaedic changes associated with treatment in subjects with Class Ⅲ malocclusions. Eur. J. Orthod, 28: 496-502, 2006.

2. SUDA N, ISHII-SUZUKI M, HIROSE K, et al. Effective treatment plan for maxillary protraction: Is the bone age useful to determine the treatment plan? Am. J. Orthod, 118: 55-62, 2000.

3. LIU Y, HOU R, JIN H, et al. Relative effectiveness of facemask therapy with alternate maxillary expansion and constriction in the early treatment of Class Ⅲ malocclusion. Am J Orthod Dentofacial Orthop, 2021 Mar, 159(3): 321-332. doi: 10.1016/j.ajodo.2019.12.028. Epub 2021 Jan 22.

4. MAINO G B, CREMONINI F, MAINO G, et al. Long-term skeletal and dentoalveolar effects of hybrid rapid maxillary expansion and facemask treatment in growing skeletal Class Ⅲ patients: a retrospective follow-up study. Prog Orthod, 2022 Sep 30, 23(1): 44.

5. KAKALI L, CHRISTOPOULOU I, TSOLAKIS I A, et al. Mid-term follow up effectiveness of facemask treatment in class Ⅲ malocclusion: a systematic review. Int Orthod, 2021 Sep, 19(3): 365-376.

6. PALMA J C, TEJEDOR-SANZ N, OTEO M D, et al. Long-term stability of rapid maxillary expansion combined with chincup protraction followed by fixed appliances. Angle Orthod, 2015 Mar, 85(2): 270-277.

7. MASUCCI C, FRANCHI L, DEFRAIA, et al. Stability of rapid maxillary expansion and facemask therapy: a long-term controlled study. Am J Orthod Dentofacial Orthop, 2011 Oct, 140(4): 493-500.

8. WELLS A P, SARVER D M, PROFFIT W R. Long-term efficacy of reverse pull headgear therapy. Angle Orthod, 2006 Nov, 76(6): 915-922.

（刘　璐　杨一鸣）

第九章

骨性Ⅲ类双颌前突成人拔牙固定矫治器矫治

病例简介 ▶

　　CYJ 是一名 21 岁 4 个月的女性，问题列表包括骨性Ⅲ类双颌前突，面部不对称，安氏Ⅲ类错𬌗，前牙反𬌗，上颌牙列中度拥挤，下颌牙列轻度拥挤，左上颌尖牙、右上颌尖牙及左下颌尖牙至右下颌尖牙唇侧牙槽骨菲薄，上颌第三磨牙阻生，左下颌第一磨牙颊沟龋。

　　正畸治疗方案选择为：拔除上下颌双侧第一前磨牙及上颌第三磨牙，应用Ⅲ型传动矫治器矫治，早期轻力Ⅲ类牵引改善前牙反𬌗，关闭间隙内收上下颌前牙改善面部美观。支抗设计为上颌横腭杆加强支抗。

第一部分 治疗前评估

【患者一般情况】

1. 姓名 CYJ。

2. 性别 女。

3. 出生日期 1998 年 11 月 2 日。

4. 治疗开始时年龄 21 岁 4 个月。

【主 诉】 地包天 9 年，要求矫正。

【现病史】 恒牙替换后出现地包天，自觉影响美观。

【既往史】 否认家族中类似面型，否认正畸治疗史和颌面部外伤史，否认口腔不良习惯，既往体健，否认系统性疾病史，否认药物及材料过敏史。

【临床检查】

1. 口外检查

（1）正面观：面部欠对称，𬌗平面及口角左高右低。全面高：颧骨：下颌角约为 1.8∶1.3∶1，三庭比例 1∶1∶1.2，面下 1/3 较长，长唇长度 20mm，唇休息位露齿 0mm，微笑露齿 8mm。

（2）侧面观：凸面型，均角，鼻唇角约为 90°，上下唇凸于 E 线前方，软组织颏前点凸于零子午线前方，闭唇时颏肌紧张，颏唇沟消失。

2. 口内检查

（1）牙列：恒牙列，17—27，37—47。

（2）一般牙体检查：36 颊沟龋。

（3）拥挤 / 间隙

1）上颌：方圆形牙弓，中切牙角度基本正常，中度拥挤，共有 5mm 拥挤度。

2）下颌：卵圆形牙弓，切牙舌倾，共 2.5mm 拥挤度。

（4）牙周组织：牙龈缘充血红肿，13、23、33—43 唇侧根形明显，全口牙龈红肿，牙龈厚度正常。口内见大量菌斑、软垢，口腔卫生较差。

（5）咬合关系

1）切牙关系：前牙反𬌗。

2）前牙覆盖：–2.5mm。

3）前牙覆𬌗：2mm。

4）中线：上颌牙列中线与面中线齐，下颌牙列中线左偏 2mm。

5）左侧咬合关系：磨牙Ⅲ类关系，尖牙Ⅲ类关系。

6）右侧咬合关系：磨牙Ⅲ类关系，尖牙Ⅲ类关系。

7）反殆：13—23，33—43。

8）易位：无。

9）其他：Spee 曲线平坦。

3．功能检查

颞下颌关节：张口度 3.5mm，张口型正常，双耳前区未扪及弹响、压痛。

【治疗前照片】

1．面像（图 9-1）

（1）正面：面部不对称，颏点左偏，面下 1/3 较长，闭唇肌肉紧张。

（2）唇：上唇长度基本正常，唇休息位闭合不全。

（3）微笑：露齿正常，口角左高右低，微笑时尖牙和前磨牙贴合颊部，颊廊小。

（4）颏部：颏肌紧张，颏唇沟偏浅，软组织颏发育欠佳。

（5）侧面：凸面型，面中份扁平，双唇位于 E 线前方。

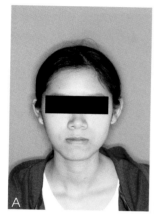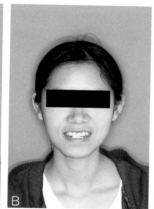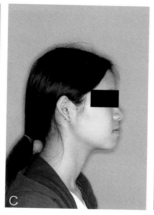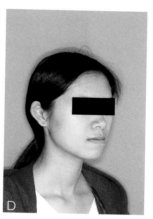

图 9-1　治疗前面像

A. 正面像　B. 正面微笑像　C. 90° 侧面像　D. 45° 侧面像

2．口内像（图 9-2）

（1）拥挤及间隙：上颌牙列中度拥挤，下颌牙列轻度拥挤。

（2）尖牙和磨牙关系：双侧尖牙磨牙近中关系。

（3）上下颌后牙关系：双侧后牙覆殆覆盖正常。

（4）上下颌前牙关系：上下颌前牙反殆。

（5）中线：上颌中线与面中线对齐，下颌中线颏左偏。

（6）前后牙列牙龈状况：牙龈乳头红肿，牙龈厚度尚可。

（7）牙根形状：上下颌前牙根形明显。

（8）上下颌牙弓形态及协调性：上颌牙弓呈方圆形，下颌牙弓呈卵圆形。

（9）牙体状况：36 颊沟龋。

（10）口腔卫生：全口牙面见广泛菌斑及软垢。

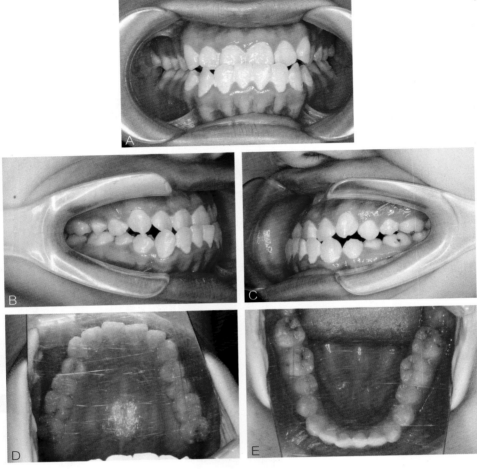

图 9-2 治疗前口内像

A. 口内正面像 B. 口内右侧面像 C. 口内左侧面像 D. 上颌𬌗面像 E. 下颌𬌗面像

【治疗前影像学资料】

1. 治疗前影像学检查

治疗前全景片见图 9-3，头颅侧位片见图 9-4，前牙区 CBCT 影像见图 9-5，颞下颌关节 MRI 影像见图 9-6。

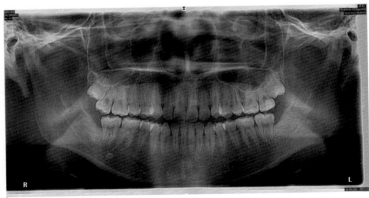

图 9-3 治疗前全景片（2018.09.25）

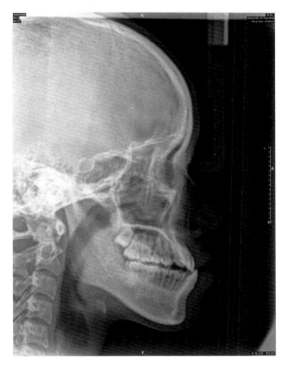

图 9-4 治疗前头颅侧位片（2018.09.25）

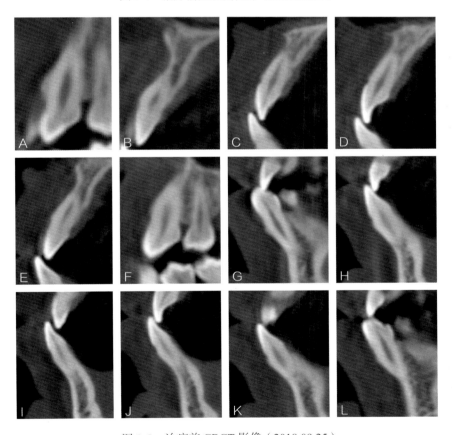

图 9-5 治疗前 CBCT 影像（2018.09.25）

A. 13 矢状面　B. 12 矢状面　C. 11 矢状面　D. 21 矢状面　E. 22 矢状面　F. 23 矢状面　G. 43 矢状面

H. 42 矢状面　I. 41 矢状面　J. 31 矢状面　K. 32 矢状面　L. 33 矢状面

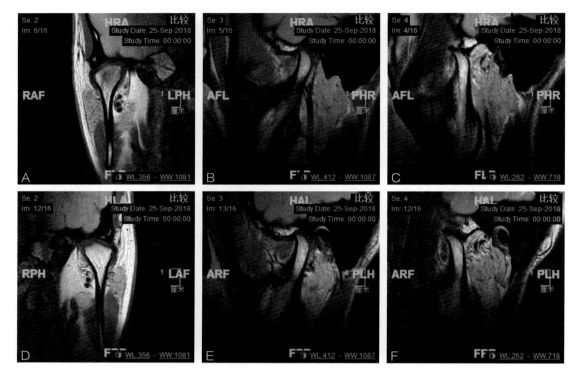

图 9-6　治疗前颞下颌关节 MRI 影像（2018.09.25）

A. 右侧冠状位　B. 右侧闭口位　C. 右侧张口位　D. 左侧冠状位　E. 左侧闭口位　F. 左侧张口位

2. 治疗前影像学检查结果

（1）全景片：18、28 垂直阻生，27 充填体近髓腔，牙槽骨未见明显吸收。

（2）头颅侧位片：参考头影测量分析。

（3）CBCT：13，23，33—43 唇侧牙槽骨菲薄，牙根近牙槽骨唇侧，上下颌切牙冠唇面与牙根成角度。

（4）颞下颌关节 MRI：双侧正常盘髁关系。

（5）未萌牙：18，28，38，48。

（6）先天缺牙：无。

（7）预后差的牙：无。

3. 其他检查　Bolton 指数用于判断上下颌牙弓中是否存在牙冠宽度不协调的问题，具体分析见表 9-1。

表 9-1　Bolton 指数分析

牙弓	牙近远中宽度 /mm						总宽度
	右侧			左侧			
	尖牙	侧切牙	中切牙	中切牙	侧切牙	尖牙	
上颌	7.9	7.2	8.2	8.5	7.2	8.2	47.2
下颌	6.6	6.0	5.4	5.3	6.3	6.6	36.2

上颌 6 颗牙总宽度（3—3）= 47.2

下颌 6 颗牙总宽度（3—3）= 36.2

前牙 Bolton 指数 = 36.2/47.2 × 100% = 76.7%（77.2% ± 1.65%）

该比例刚好在平均值的一个标准差之内，说明上下颌前牙宽度比例基本协调。

4. 治疗前头影测量描记图　治疗前头影测量描记图见图 9-7。

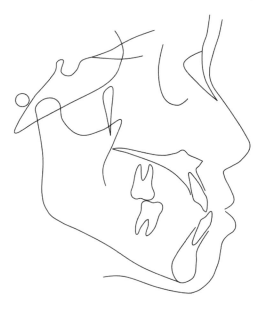

图 9-7　治疗前头影测量描记图

5. 治疗前头影测量分析　治疗前软硬组织头影测量分析数据见表 9-2。

表 9-2　治疗前头影测量分析数据

指标	治疗前	正常值
SNA/°	80.5	82.8 ± 4.1
FH-NA/°	91.5	91 ± 7.5
SNB/°	81.4	80.1 ± 3.9
FH-NPo/°	92.5	85.4 ± 3.7
NA-APo/°	−2.2	6 ± 4.4
FMA（FH-MP）/°	23.5	27.3 ± 6.1
MP-SN/°	35.1	30.4 ± 5.6
Co-Go/mm	58.6	59 ± 3.2
S Vert-Co/mm	9.1	20.2 ± 2.6
S-N/mm	67.7	71 ± 3
SN/GoMe	89.2%	100% ± 10%
Y-Axis（SGn-FH）/°	56.6	64 ± 2.3

续表

指标	治疗前	正常值
Po-NB/mm	−1.0	4 ± 2
ANB/°	−1.4	2.7 ± 2
Wits/mm	−8.0	0 ± 2
ANS-Me/Na-Me	53.1%	54.4% ± 2.3%
ALFH/PLFH（前后面高比）	134.3%	150% ± 0
S-Go/N-Me	62.3%	63.5% ± 1.5%
U1-SN/°	100.4	105.7 ± 6.3
U1-NA/°	20.3	22.8 ± 5.2
U1-NA/mm	4.5	5.1 ± 2.4
U1-PP/mm	26.0	28 ± 2.1
U6-PP/mm	22.9	22 ± 3
IMPA（L1-MP）/°	89.7	96.7 ± 6.4
L1-MP/mm	40.5	28 ± 2.1
L1-NB/°	26.2	30.3 ± 5.8
L1-NB/mm	6.5	6.7 ± 2.1
U1-L1/°	134.9	124 ± 8.2
Overjet/mm	−2.6	2 ± 1
Overbite/mm	2.0	3 ± 2
FMIA（L1-FH）/°	66.8	55 ± 2
OP-FH/°	5.9	9.3 ± 1
N′-Sn-Pog′/°	11.0	12 ± 4
N′Vert-Pog′/mm	12.2	0 ± 2
ULL/mm	19.8	20 ± 2
Sn to G Vert/mm	6.9	6 ± 3
Pog′to G Vert/mm	8.0	0 ± 4
UL-EP/mm	−0.8	−1.4 ± 0.9
LL-EP/mm	3.2	0.6 ± 0.9

6. 治疗前后头影测量值变化的解读分析

（1）骨性：头影测量分析显示患者为骨性Ⅲ类错𬌗，ANB 为 −1.4°，Wits −8mm；下颌平面角（23.5°）显示为偏低角生长型，下面高与全面高比例下降（ANS-Me/Na-Me 为 53.1%）。

（2）牙性：临床检查发现上颌切牙稍显唇倾，但从头影测量结果上看，它们的倾斜度在种族标准范围内（100.4°）。由于牙 - 牙槽骨代偿及骨性Ⅲ类错𬌗，与上海九院测量法的标准相比，下颌切牙稍有舌倾。

（3）软组织：上下唇均明显前突于 E 线前方；软组织颏前点到零子午线距离增加（8mm），提示下颌前突。

【问题列表】

1. 骨性Ⅲ类错𬌗，下颌骨发育过度。

2. 面部不对称。

3. 尖牙、磨牙Ⅲ类关系。

4. 前牙反𬌗。

5. 上颌牙列中度拥挤，下颌牙列轻度拥挤。

6. 13，23，33—43 唇侧牙槽骨菲薄。

7. 18，28 阻生。

8. 牙龈炎。

9. 36 颊沟龋。

【治疗计划】

1. 矫治目标

（1）美观：改善双唇前突和凹面型侧貌，矫正反𬌗排齐牙列，建立微笑美观。

（2）功能：获得正常覆𬌗覆盖、稳定的最大牙尖交错咬合，CO-CR 位协调一致，无双重咬合。

（3）稳定与健康：使下颌前牙牙根位于下颌骨内，避免骨开窗、骨开裂进一步加重，控制牙龈炎症，防止牙龈退缩。

2. 治疗方案一　掩饰性正畸治疗

（1）间隙获得方式：拔牙矫治。

（2）拔牙设计：拔除 14，24，34，44。

（3）矫治器：传动固定唇侧矫治技术。第一阶段排齐整平，轻力Ⅲ类颌间牵引解除前牙反𬌗；第二阶段纳入前磨牙，调整磨牙关系，整体内收前牙，保持与𬌗平面的关系，关闭拔牙间隙；第三阶段精细调整，建立中性尖窝关系。

（4）支抗设计：上颌第一磨牙 TPA，加强支抗及上颌牙列的宽度控制。

（5）其他治疗：36 行牙体治疗，牙周治疗。

（6）健康宣教：刷牙宣教指导，转牙周病科治疗。

（7）保持：透明压膜保持器长期保持。

（8）稳定性及预后评估：只要下颌切牙不过度舌倾，其长轴和颏轴保持一致，即有利于咬合力的传导及良好𬌗关系的维持，可认为治疗后的长期稳定性良好。治疗难点及风险在于，Ⅲ类错𬌗畸形正畸治疗中，下颌前牙内收的移动量较大，良好的牙根转矩控制及根-骨关系维持需要施加轻力后进行较慢的移动，随着牙根的移动促进牙槽骨的改建，如果牙移动超出了牙槽骨改建的限制则需要倾斜移动下颌前牙，此时需注意消除前牙咬合创伤，以保持前牙区治疗后的长期健康。

3. 治疗方案二　正畸 - 正颌联合治疗

正畸 - 正颌联合治疗，拔除 14，24，35，45，术前正畸加大反覆盖，排齐整平去代偿，协调牙弓宽度，33—43 唇侧牙周辅以牙槽骨骨增量手术；双颌手术，上颌骨 Le Fort Ⅰ 型前移，下颌升支矢状截骨术（BSSRO）后退下颌骨，备颏成形术；术后正畸精细调整咬合。治疗难点及风险在于下颌前牙去代偿过程中根 - 骨关系的监控及精准设计正颌术前反覆盖的大小，以期通过正颌手术获得面型的最大改善。

4. 两个计划的优势和劣势比较和选择理由

（1）治疗计划一：优势在于持续轻力即可产生较大范围的倾斜移动，减少牙根吸收，在较短时间内改善双唇前突侧貌，有效节省支抗；局限性在于可能加重面中 1/3 凹陷，无法解决颏部前突及面部不对称问题。

（2）治疗计划二：优势在于解决下颌骨性前突及面部偏斜，恢复正常面型及咬合关系；缺点在于去代偿阶段畸形将更加严重，患者承担手术风险及费用较高。

（3）患者及家长表示治疗目标为排齐牙列和建立正常覆𬌗覆盖，对面型没有要求，故选择治疗方案一。

第二部分 矫治过程

【治疗流程】

1. 治疗开始日期 2019年3月。

2. 治疗开始时患者年龄 21岁4个月。

3. 治疗结束日期 2021年6月。

4. 治疗结束时患者年龄 22岁6个月。

5. 保持情况 长期保持。

6. 总治疗时长 27个月。

【治疗关键步骤】 以时间顺序列出关键复诊时间及操作内容，详见表9-3。

表9-3 治疗中关键步骤

日期	步骤
2019年3月	除14、15、24、25、34、35、45、55外，全口Ⅲ型传动托槽粘接，上下颌0.014inch SS弓丝+10°后倾弯，Ⅲ类牵引（9.5mm，2oz）改善前牙反𬌗
2019年10月	转口腔外科拔除14、24、34、44
2020年1月	粘接15、25、35、45托槽，上颌半冠式TPA粘接，上下颌更换弓丝为0.018inch SS弓丝，Ⅲ类牵引（9.5mm，2oz）调整磨牙关系
2020年7月	上下颌更换弓丝为0.020inch SS弓丝，颌内牵引关闭间隙
2020年10月	下颌更换为0.016inch×0.022inch NiTi弓丝，调整34、44托槽位置
2021年3月	磨除横腭杆以建立紧密尖窝关系，上颌颌内牵引关闭散隙，下颌更换0.016inch×0.022inch SS弓丝，下颌前牙内收
2021年6月	间隙关闭，牙尖交错位，建立正常覆𬌗覆盖，实现治疗目标。拆除上下颌托槽；制作上下颌压膜保持器

【固定矫治技术操作步骤】

1. 固定矫治器粘接规范操作

（1）工具准备：托槽、一次性使用口腔涂药棒、酒精棉球、干棉卷、酸蚀剂、粘接剂、树脂、光固化灯、开口器、口镜，镊子、持针器、托槽定位器。

（2）操作姿势：一般患者采取45°~180°仰卧位，根据医生操作面的暴露情况决定，医生位于患者"12点""9点"位操作。

（3）操作步骤

1）清洁牙面：用抛光刷将牙齿表面污垢彻底清除。

2）隔湿，酸蚀：开口器撑开口唇，隔湿，每个牙面酸蚀20~30秒，用小棉球轻轻擦除酸蚀剂后三枪头冲洗30秒后吹干，暴露白色酸蚀面。

3）粘接和光固化：在牙面酸蚀处涂抹粘接剂液体后吹匀，以镊子夹持托槽，在托槽底板涂抹一层树脂粘接剂后将托槽放置于牙齿的临床牙冠中心点，按压后使托槽和牙面完全贴合，挤出多余粘接剂，用探针将多余粘接剂刮去后用紫外线灯光照固化（根据紫外线灯的时间设定光照时间）。

（4）操作技能：该病例设计为矫治器初戴时仅在上下颌切牙、尖牙及磨牙上粘接托槽、颊面管，于治疗第二阶段再在前磨牙上粘接托槽。

（5）医患沟通：嘱患者张口保持不动，舌头勿舔牙面，维持牙面干燥以保证粘接的牢固性。光固化时闭上双眼。

（6）术后告知健康宣教

1）宣教患者加强口腔卫生，每次进食后刷牙。

2）刚粘接托槽或者复诊更换新弓丝后，需要3~7天适应轻度牙齿酸胀感，若觉矫治器磨嘴可使用正畸保护蜡。

3）嘱患者饮食方面避免咬硬性食物以免托槽脱落。

4）告知患者若矫治器出现松动脱落，保存好脱落的托槽，及时复诊处理。

2．矫正弓丝制作规范操作

（1）工具准备：细丝弯制钳、末端切断钳。

（2）操作姿势：右手持细丝弯制钳，左手握弓丝。

（3）操作程序与步骤：取合适长度不锈钢圆丝一段，标记牙弓中心点，弯制弓丝成标准弓形，尖牙近中及第一磨牙近中作出标记，于尖牙近中弯制小圈曲，接着于第一磨牙近中弯制10°后倾曲，比对牙弓长度后用末端切断钳剪去多余弓丝，入槽后作末端回弯。

（4）操作技能：小圈曲的弯制，将细丝弯制钳夹持在弓丝相应位置后沿圆喙以左手拇指辅助向龈方弯折90°，继续弯折成半圆形后弯折90°，调整细丝钳夹持部位，弯折成圆形，与起始端弓丝成一条直线。小圈曲垂直于主弓丝平面，在其龈方，小圈曲的近中端位于远中段的牙冠面。

（5）医患沟通：嘱患者保持不动避免弓丝误伤，弓丝初入槽或结扎时可能会觉牙齿酸痛。

（6）术后告知健康宣教：告知患者颌间牵引的挂法，每晚刷牙后更换一次牵引圈。

【治疗中期效果】

1. 2019年3月治疗情况见图9-8，除14，15，24，25，34，35，45，55外，全口托槽粘接，上下颌0.014inch SS弓丝+10°后倾弯，Ⅲ类牵引（9.5mm，2oz）改善前牙反𬌗。

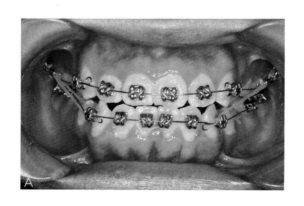

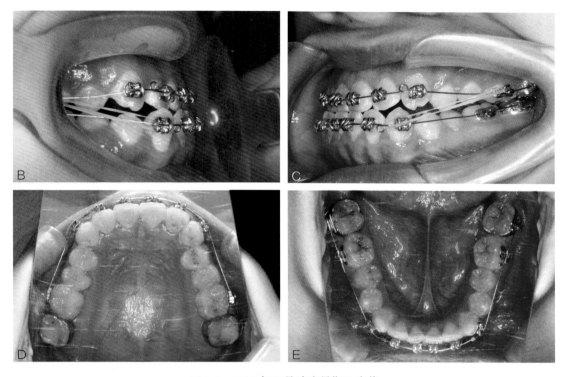

图 9-8 2019 年 3 月治疗早期口内像

A. 口内正面像 B. 口内右侧面像 C. 口内左侧面像 D. 上颌𬌗面像 E. 下颌𬌗面像

2. 2019 年 10 月治疗情况见图 9-9，拔除 14、24、34、44。

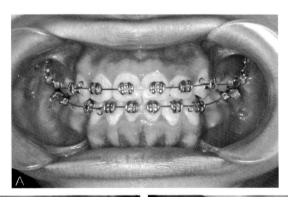

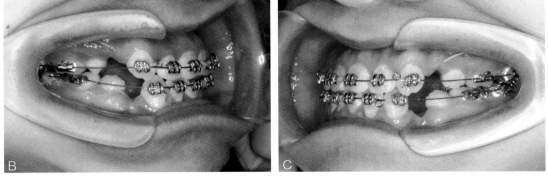

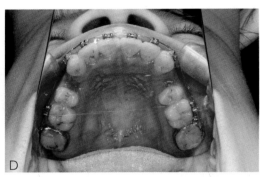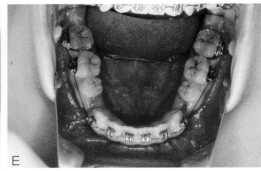

图 9-9　2019 年 10 月治疗中期口内像
A.口内正面像　B.口内右侧面像　C.口内左侧面像　D.上颌𬌗面像　E.下颌𬌗面像

3. 2020 年 10 月治疗情况见图 9-10，粘接 15，25，35，45 托槽，上颌半冠式横腭杆粘接，上下颌更换弓丝为 0.018inch SS 弓丝，Ⅲ类牵引（9.5mm，2oz）调整磨牙关系。

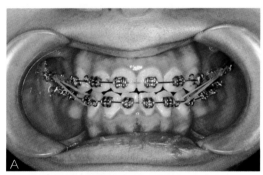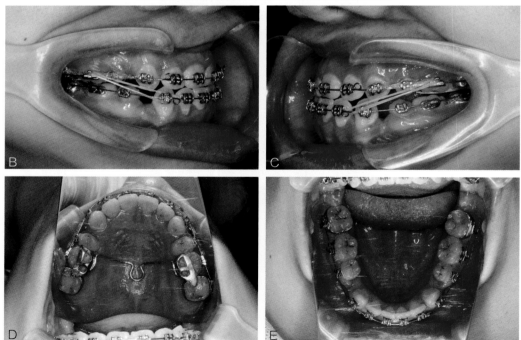

图 9-10　2020 年 10 月治疗中期口内像
A.口内正面像　B.口内右侧面像　C.口内左侧面像　D.上颌𬌗面像　E.下颌𬌗面像

4. 2021年3月治疗情况见图9-11，磨除TPA以建立紧密尖窝关系，上颌颌内牵引关闭散隙，下颌更换0.016inch×0.022inch SS弓丝，继续内收下颌前牙。

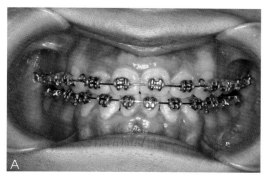

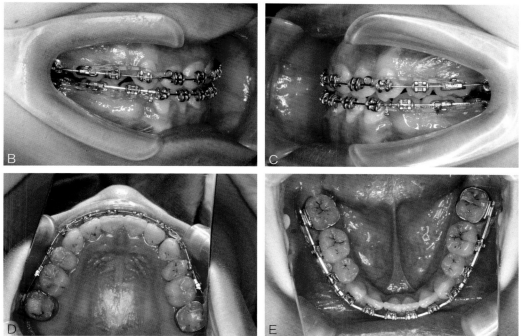

图9-11　2021年3月治疗中期口内像
A. 口内正面像　B. 口内右侧面像　C. 口内左侧面像　D. 上颌𬌗面像　E. 下颌𬌗面像

第三部分　治疗结果

【临床检查】

1．咬合关系

（1）切牙关系：Ⅰ类。

（2）覆盖：2mm。

（3）覆𬌗：2mm。

（4）中线：与面中线对齐。

（5）左侧咬合关系：磨牙Ⅰ类关系，尖牙Ⅰ类关系。

（6）右侧咬合关系：磨牙Ⅰ类关系，尖牙Ⅰ类关系。

（7）反𬌗：无。

（8）错位：无。

（9）功能𬌗关系：无前伸侧方𬌗干扰，尖牙保护𬌗，无双重咬合。

2．治疗过程中并发症

治疗过程中有 3 次矫治器损坏使得治疗周期延长。患者治疗中后期口腔卫生多次宣教，但是维护欠佳，部分牙面见牙釉质脱矿，全口牙龈红肿，转诊至牙体牙髓科及牙周病科行相应治疗。

3．治疗结果的不足

因患者上下颌前牙冠与根之间形成一定的角度，且下颌前牙区唇舌侧牙槽骨菲薄，治疗中下颌前牙直立至牙根接近舌侧骨皮质后停止牙根转矩控制，继续倾斜移动内收。需在保持阶段对其进行严密观察随访，必要时行下颌前牙区骨增量术。

【治疗结束后影像学资料】

1．治疗结束后影像学检查　治疗结束后全景片见图 9-12，头颅侧位片见图 9-13。

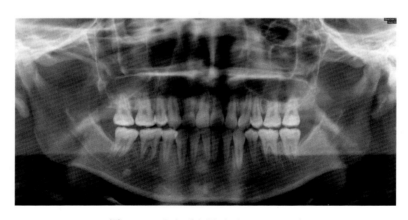

图 9-12　治疗后全景片（2021.06.21）

2. 治疗结束后头影测量描记图 治疗结束后头影测量描记图见图 9-14。

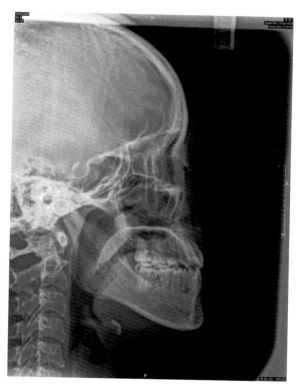

图 9-13 治疗后头颅侧位片（2021.06.21）

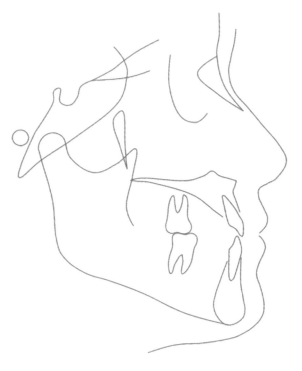

图 9-14 治疗后头影测量描记图

3. 治疗结束后头影测量分析 治疗前后软硬组织头影测量分析数据见表 9-4。

表 9-4 治疗前后头影测量分析数据

测量指标	治疗前	治疗后	变化
SNA/°	80.5	80.1	−0.4
FH-NA/°	91.5	93.6	2.1
SNB/°	81.4	80.2	−1.2
FH-NPo/°	92.5	93.0	−0.5
NA-APo/°	−2.2	1.3	3.5
FMA（FH-MP）/°	23.5	24.1	0.6
MP-SN/°	35.1	36.7	1.6
Co-Go/mm	58.6	55.1	−3.5
S Vert-Co/mm	9.1	8.5	−0.6
S-N/mm	67.7	65.9	−1.8

续表

测量指标	治疗前	治疗后	变化
SN/GoMe	89.2%	87.6%	−1.6%
Y-Axis（SGn-FH）/°	56.6	56.3	−0.3
Po-NB/mm	−1.0	0.4	1.4
ANB/°	−1.4	0.8	2.2
Wits/mm	−8.0	−4.1	3.9
ANS-Me/Na-Me	53.1%	53.5%	0.4%
ALFH/PLFH（前后面高比）	134.3%	136.6%	2.3%
S-Go/N-Me	62.3%	60.3%	−2.0%
U1-SN/°	100.4	98.5	−1.1
U1-NA/°	20.3	17.5	−2.8
U1-NA/mm	4.5	1.5	−3.0
U1-PP/mm	26.0	24.6	−1.4
U6-PP/mm	22.9	22.6	−0.3
IMPA（L1-MP）/°	89.7	75.4	−14.3
L1-MP/mm	40.5	38.1	−2.4
L1-NB/°	26.2	11.6	−14.6
L1-NB/mm	6.5	0.5	−6.0
U1-L1/°	134.9	150.1	15.2
Overjet/mm	−2.6	2.2	4.8
Overbite/mm	2.0	0.4	−1.6
FMIA（L1-FH）/°	66.8	81.2	14.4
OP-FH/°	5.9	5.0	−0.9
N'-Sn-Pog'/°	11.0	11.6	0.6
N'Vert-Pog'/mm	12.2	10.2	−2.0
ULL/mm	19.8	19.5	−0.3
Sn to G Vert/mm	6.9	6.4	−0.5
Pog'to G Vert/mm	8.0	5.2	−2.8
UL-EP/mm	−0.8	−3.4	−2.6
LL-EP/mm	3.2	−2.6	−5.8

4. 治疗前后头影测量值变化的解读分析

（1）骨性：SNA 减少了 0.4°、SNB 减小了 1.2°，由于上、下颌切牙内收后 A 点及 B 点的改建所致。ANB 增加 2.2°，Wits 增加 3.9mm，表明矢状骨关系有所改善，但治疗后仍为骨性Ⅲ类。治疗后下颌平面角控制良好，增加了 0.6°，变为 24.1°，面高比控制良好，稍有增加，前后面高比增加了 2.3%，下面高与全面高比增加了 0.4%。

（2）牙性：在上颌前牙内收后，U1-SN 角度减少了 1.1°，达到 98.5°。L1-MP 减小了 14.3°，达到 75.4°，这表明在治疗过程中下颌前牙内收更为显著。但 L1-MP 与正常值相比较小，这是由于掩饰性治疗中以下颌切牙的牙根位置确定牙冠的倾斜度。U1-L1 增加了 15.2° 至 150.1°。上下颌重叠表明中切牙内收，上颌磨牙有少量近中移动，其中，下颌中切牙内收更为显著。

（3）软组织：鼻唇角减小 5°，上唇至 E 线距离减小 2.6mm，下唇至 E 线距离减小 5.8mm，为上下颌中切牙内收所致，双唇前突和Ⅲ类错𬌗的侧貌显著改善。

5. 治疗前后头影测量描记图分析

将治疗前后的头影测量描记图重叠（图 9-15），分析颌骨及牙齿的变化情况。治疗前为黑色，治疗后为红色。

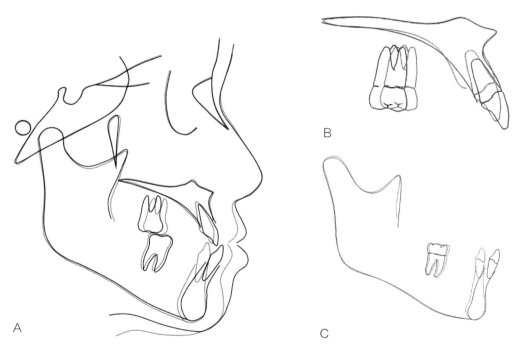

图 9-15　治疗前后头影测量描记图重叠
A. 以 SN 平面为基准重叠　B. 上颌重叠对比　C. 下颌重叠对比

【治疗后照片】

1. 面像（图 9-16）

（1）正面：面部对称性未见改善、三庭比例协调，面部美观度显著提升。

（2）唇：唇闭合正常，双唇位置正常。

（3）微笑：露齿正常，口角基本对称。

（4）颏部：颏唇沟柔和。

（5）侧面：直面型，鼻唇角约90°，侧貌良好。

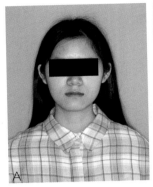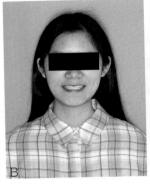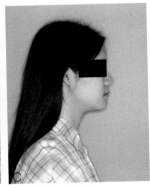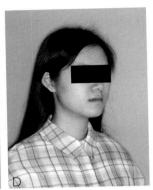

图9-16　治疗后面像

A. 正面像　B. 正面微笑像　C. 90°侧面像　D. 45°侧面像

2．口内像（图9-17）

（1）拥挤及间隙：牙列无拥挤，无间隙。

（2）尖牙和磨牙关系：双侧尖牙/磨牙中性关系。

（3）上下颌后牙关系：正常覆𬌗覆盖。

（4）上下颌前牙关系：正常覆𬌗覆盖。

（5）中线：对齐。

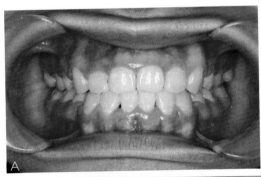

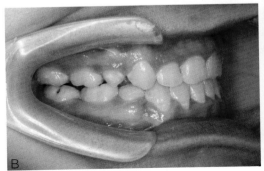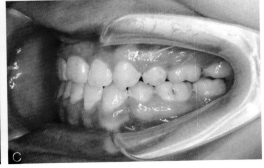

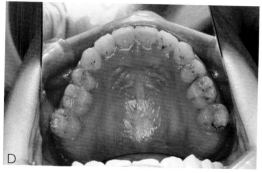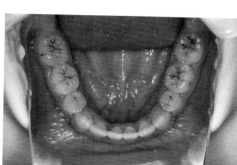

图 9-17　治疗后口内像

A. 口内正面像　B. 口内右侧面像　C. 口内左侧面像　D. 上颌𬌗面像　E. 下颌𬌗面像

（6）前后牙列牙龈状况：牙龈乳头稍红肿。

（7）牙根形状：上下颌前牙根形稍明显。

（8）上下颌牙弓形态及协调性：上下颌牙弓协调，均为卵圆形。

（9）牙体状况：47 颊沟龋。

（10）口腔卫生：少量菌斑及软垢。

第四部分　思辨与解析

【治疗计划的理论依据】

1．治疗主诉考量

患者的主诉是双颌前突和牙列不齐，要求改善凹面型，对治疗有较强的积极性。

2．掩饰性正畸治疗的选择

本病例最初考虑正畸 - 正颌联合治疗。然而，患者及家长在了解了正颌手术的风险后表示无法接受，同时降低了对治疗目标的要求，放弃对面型调整的主诉。2.5mm 反覆盖及患者下颌可退至切对切的咬合在掩饰性正畸治疗可改善的范围内，故采用了减数正畸治疗的设计方案。

3．减数牙位选择及支抗设计

本病例选择拔除 4 颗第一前磨牙对上颌切牙进行内收。由于病例不仅有骨性Ⅲ类错𬌗，还合并双颌前突，因此需要对支抗进行控制，上颌采用 TPA 加强支抗，同时以Ⅲ类牵引辅助下颌前牙内收。治疗后期由于下颌前牙已经有大量内收且受到牙根位置限制，后牙需建立更为紧密的尖窝关系，故提前拆除 TPA，对上下颌牙列的支抗进行了协调。

4．托槽选择与正畸生物力学

传动矫治技术的尖牙托槽设计与传统直丝弓矫治技术的托槽设计不同，与 Tip-edge 托槽设计较为类似。在双翼尖牙托槽设置切角，使槽沟被动低摩擦力范围显著增加，可使尖牙在轻力作用下实现大范围倾斜向远中移动；同时，尖牙向远中自动倾斜的力量传递到磨牙，在下颌前牙内收快速解除反𬌗的同时推动下颌磨牙远中移动，改善Ⅲ类磨牙关系。故可在轻力状态下，出于上下颌的差动力快速在早期改善Ⅲ类𬌗关系。本病例设计为在治疗第一阶段前磨牙暂时不粘接托槽，实现全牙列高效安全的轻力矫治及牙移动。

本病例中，持续轻力即可产生较大范围的倾斜移动，减少牙根吸收，在较短时间内改善双唇前突侧貌，有效节省支抗。传动矫治技术能够实现轻力作用下的牙齿移动效应和牙槽骨改建效应，不仅能够在早期解除前牙反𬌗，在牙根与牙槽骨正常关系情况下，整体和倾斜内收前牙相结合，以保证牙根和牙槽骨的健康安全。

【思辨与分析】

1．骨性

在治疗过程中，患者的矢状向Ⅲ类骨面型得到良好的改善。部分归功于下颌前牙内收时 B 点的后移和双颌前突的矫正。在整个治疗过程中，垂直向关系没有出现明显变化，是由于颌间牵引力较为轻柔，垂直向分力并不显著的缘故。对于骨性Ⅲ类错𬌗掩饰性正畸病例，拔除 4 颗第一前磨牙并非常用方案，因下颌发育过度骨量大于牙量，下颌间隙关闭可能遇到困难，下颌前牙过度内收易造成根 - 骨风险。另外，对于Ⅲ类错𬌗病例，因其上下颌骨仍为Ⅲ类关系，治疗后下颌骨的运动轨迹受上颌前牙引导，下颌运动轨迹变化，对于治疗前合并颞下颌关节紊乱的病例，关节适应性较差，可能影响正畸治疗结果的稳定。以上皆为治疗中、后的风险，需在治疗前充分进行医患沟通，使患者知情同意。

2．牙性

治疗结束后前牙覆𬌗覆盖成功回归至正常范围内，咬合检查无前伸咬合干扰和侧方咬合干扰。

文献报道示骨性Ⅲ类病例下颌前牙冠根成角，掩饰性治疗往往以牙冠理想位置为标准，可能使得牙根接近或穿出舌侧骨皮质，引起牙根吸收或骨开窗、骨开裂。因此每次复诊必须监控，评估根骨关系。本病例在第三阶段时，每次复诊皆对下颌前牙舌侧骨皮质及唇舌侧根形进行触诊，当下颌前牙牙根触及舌侧骨皮质时便停止增加根舌向转矩，将下颌前牙改为倾斜移动内收，精细调整后即结束治疗。

3．软组织

在治疗结束时，在放松状态下患者唇部能自然闭合，显著改善了患者Ⅲ类双颌前突的面型，下唇内收量大于上唇，同时也改善了Ⅲ类错𬌗的面型。

4．医源性改变

治疗后影像学检查显示上、下颌切牙的牙根长度没有显著变化，牙根基本位于牙槽骨正中。因患者口腔卫生欠佳，拆除托槽后，部分牙面见牙釉质脱矿，全口牙龈较为红肿，转诊牙周病科治疗后出现明显好转。

参考文献

1. ESLAMI S, FABER J, FATEH A, et al. Treatment decision in adult patients with class Ⅲ malocclusion: surgery versus orthodontics. Prog Orthod, 2018 Aug 2, 19(1): 28.

2. KESLING P C. Dynamics of the Tip-edge bracket. Am J Orthod Dentofacial Orthop, 1989, 96(1): 16-25.

3. 林久祥，陈莉莉，韩冰，等．健康正畸为本美学正畸为鉴——健康矫治理念的构建与传动矫治技术研发应用．北京大学学报（医学版），2022，54（5）：837-841.

4. 陈斯，吕汶諠，黄文斌，等．健康矫治理念在骨性Ⅲ类牙颌畸形传动矫治中的应用研究．中华口腔正畸学杂志，2021，8（1）：2-8.

5. MOLINA-BERLANGA N, LlOPIS-PEREZ J, FLORESl-MIR C, et al. Lower incisor dentoalveolar compensation and symphysis dimensions among Class Ⅰ and Ⅲ malocclusion patients with different facial vertical skeletal patterns. Angle Orthod, 2013, 83(6): 948-955.

（欧阳宁娟　房　兵）

第十章

骨性Ⅲ类均角青少年非拔牙无托槽隐形矫治

病例简介 ▸

ZSH 是一名 15 岁的男性患者，问题列表包括轻度骨性Ⅲ类错𬌗畸形、面部不对称、安氏Ⅲ类错𬌗、上下颌牙列轻度拥挤、下颌中线左偏。治疗方案为正畸治疗，微种植体支抗钉合并Ⅲ类牵引加强支抗，应用无托槽隐形矫治技术。

第一部分 治疗前评估

【患者一般情况】

1．姓名 ZSH。

2．性别 男。

3．出生日期 2003 年 8 月 18 日。

4．治疗开始时年龄 15 岁。

【主 诉】 牙列不齐 2 年，要求矫正。

【现病史】 2 年前自觉牙列拥挤不齐。8 岁时曾因地包天行牵引治疗。否认家族性遗传性疾病史，否认有口腔不良习惯。

【既往史】 否认颌面部外伤史，既往体健，否认全身系统疾病及药物过敏史。

【临床检查】

1．口外检查

（1）正面观：面部长宽比 1∶1.6，下颌角宽度 12cm，三停比例 0.8∶1∶1。上唇长度 22mm，唇休息位自然闭合，微笑露齿 3mm。面部欠对称，颏点左偏。殆平面未见偏斜。

（2）侧面观：凸面型，均角偏高角，鼻唇角 112.2°，颏唇沟大于 2mm。

2．口内检查

（1）牙列

上颌	17 16 15 14 13 12 11	21 22 23 24 25 26 27
下颌	47 46 45 44 43 42 41	41 42 43 44 45 46 47

（2）一般牙体检查：26 继发龋。

（3）拥挤/间隙

1）上颌：卵圆形牙弓，拥挤度 3.2mm。

2）下颌：卵圆形牙弓，拥挤度 3.9mm，前牙舌向倾斜。

（4）牙周组织：牙龈红肿。21，41，42 牙根形明显。

（5）咬合关系

1）切牙关系：Ⅰ类。

2）前牙覆盖：2mm。

3）前牙覆殆：2mm。

4）中线：上颌牙列中线正，下颌牙列中线左偏 1.5mm。

5）左侧咬合关系：磨牙Ⅲ类关系，尖牙Ⅲ类关系。

6）右侧咬合关系：磨牙Ⅲ类关系，尖牙Ⅲ类关系。

7）反𬌗：无。

8）易位：无。

9）其他：Spee 曲线平坦。

3．功能检查

颞下颌关节：张口度 38mm，张口型"↓"，双侧关节区未及弹响压痛。

【治疗前照片】

1．面像（图 10-1）

（1）正面：颏点左偏、面下 1/3 比例偏大，𬌗平面无偏斜。

（2）唇：长度正常，唇休息位闭合良好。

（3）微笑：露齿 3mm，口角与瞳孔距离基本对称。

（4）颏部：颏唇沟偏浅。

（5）侧面：凸面型，上唇位于 E 线后 2.1mm，下唇位于 E 线前 2.6mm，鼻唇角 102.6°，均角偏高角。颏点凸于零子午线前方 9.9mm。

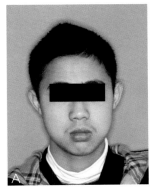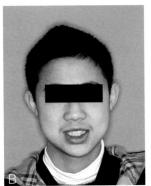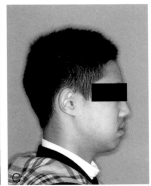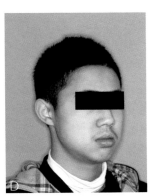

图 10-1　治疗前面像

A. 正面像　B. 正面微笑像　C. 90° 侧面像　D. 45° 侧面像

2．口内像（图 10-2）

（1）拥挤及间隙：上颌拥挤度 3.2mm，下颌拥挤度 3.9mm。

（2）尖牙和磨牙关系：双侧尖牙磨牙近中关系。

（3）上下颌后牙关系：双侧后牙咬合不紧密，缺乏牙尖交错咬合。

（4）上下颌前牙关系：覆𬌗覆盖正常，下颌前牙舌向倾斜。

（5）中线：上颌中线对齐面中线，下颌中线左偏 1.5mm。

（6）前后牙列牙龈状况：牙龈乳头、牙龈厚度正常。

（7）牙根形状：21、41、42 牙根形明显。

（8）上下颌牙弓形态及协调性：上下颌牙弓协调，均呈卵圆形。

（9）牙体状况：26 继发龋。

（10）口腔卫生：个别牙龈缘软垢。

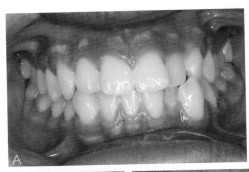

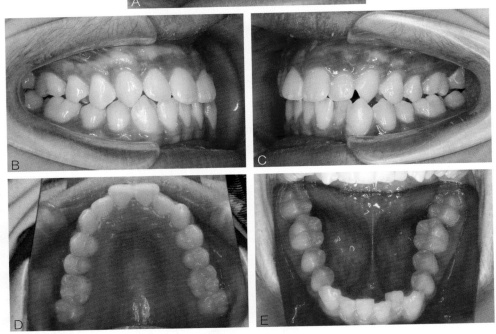

图 10-2　治疗前口内像

A. 口内正面像　B. 口内右侧面像　C. 口内左侧面像　D. 上颌𬌗面像　E. 下颌𬌗面像

【治疗前影像学资料】

1. 治疗前影像学检查

（1）全景片：16，26 近中上颌窦底位置较低。18，28，38，48 阻生。双侧髁突基本对称。牙槽骨未见吸收（图 10-3）。

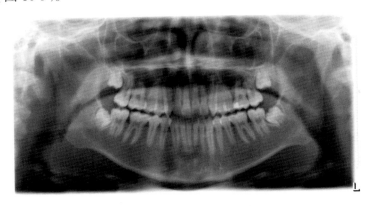

图 10-3　治疗前全景片（2019.01.28）

（2）头颅侧位片（图 10-4）：侧位片数据参考头影测量分析。

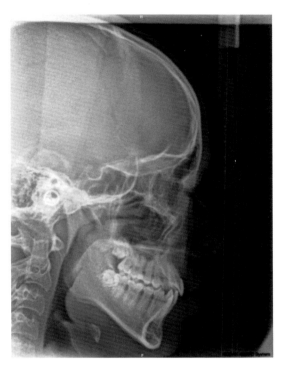

图 10-4　治疗前头颅侧位片（2019.01.28）

2．**其他检查**　Bolton 指数用于判断上下颌牙弓中是否存在牙冠宽度不协调的问题，具体分析见表 10-1。

表 10-1　Bolton 指数分析

牙弓	牙近远中宽度 /mm						总宽度
	右侧			左侧			
	尖牙	侧切牙	中切牙	中切牙	侧切牙	尖牙	
上颌	8.0	7.5	8.3	8.6	7.4	8.1	47.9
下颌	7.3	6.0	5.8	5.8	6.0	7.3	38.2

上颌 6 颗牙总宽度（3—3）= 47.9

下颌 6 颗牙总宽度（3—3）= 38.2

前牙 Bolton 指数 = 38.2/7.9 × 100% = 79.7%（77.2% ± 1.65%）

该比例大于平均值加标准差，提示轻微上下颌牙量不调，下颌前牙相对于上颌偏大约 0.4mm，没有明显的临床意义。

3．**治疗前头影测量描记图**　治疗前头影测量描记图见图 10-5。

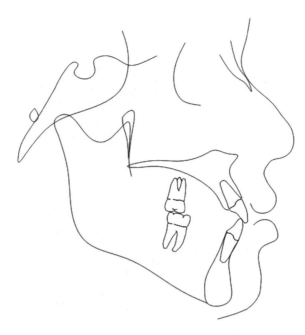

图 10-5　治疗前头影测量描记图

4．治疗前头影测量分析　治疗前软硬组织头影测量分析数据见表 10-2。

表 10-2　治疗前头影测量分析数据

测量指标	治疗前	正常值
SNA/°	77.8	82 ± 3.5
SNB/°	77.6	79 ± 3
ANB/°	0.2	3 ± 2
SN to maxillary plane/°	−1.1	8 ± 3
Wits/mm	−4.6	−1.5 ± 3.0
Upper incisor to SN/°	107.1	105.7 ± 6.3
Interincisal angle/°	128.1	115 ± 8
FMA/°	29.1	26.0 ± 5
IMPA/°	84.7	97.0 ± 7
FMIA/°	66.2	55.0 ± 6
Upper anterior face height/mm	53.8	54.0 ± 3.5
Lower anterior face height/mm	71.1	64.0 ± 4.0
Face height ratio	55.8%	55.0% ± 2.0%
Lower incisor to APo line/mm	5.0	5.5 ± 2.5
N′Vert-Pog′/mm	9.9	0 ± 2.0

续表

测量指标	治疗前	正常值
Upper lip to E-Plane/mm	−2.1	−1.4 ± 0.9
Lower lip to E-Plane/mm	2.6	0.6 ± 0.9
Nasolabial Angle/°	102.6	102.0 ± 8.0

5．治疗前后头影测量值变化的解读分析

（1）骨性：头影测量分析显示患者为轻度骨性Ⅲ类错𬌗畸形，ANB 为 0.2°，Wits −4.6mm。相对于标准值，SNA 偏低（77.8°），SNB 正常（77.6°），表明上颌发育不足是导致矢状向不调的主要病因。下颌平面角 29.1°大于标准值，提示患者为均角偏高角面型。

（2）牙性：U1-SN（107.1°）在正常范围内；IMPA 角为 84.7°，与标准值相比，下颌切牙舌向倾斜；上下颌切牙之间的夹角偏大（128.1°）。牙的代偿使前牙没有呈现反覆𬌗。

（3）软组织：上唇位于 E 线后 2.1mm，下唇位于 E 线前 2.6mm，软组织颏前点位于零子午线前方 9.9mm。

【问题列表】

1．骨性Ⅲ类错𬌗畸形，上颌发育不足；面部不对称，颏点左偏。

2．安氏Ⅲ类错𬌗畸形；下颌中线左偏 1.5mm；上颌牙列拥挤量 3.2mm，下颌牙列拥挤量 3.9mm；18、28、38、48 阻生。

3．26 继发龋。

4．慢性牙龈炎。

5．下唇前突。

6．21、41、42 根形明显。

【治疗计划】

1．矫治目标

（1）美观：排齐上下颌牙列，改善下唇前突，建立侧貌的美学比例。

（2）功能：建立尖牙 / 磨牙Ⅰ类关系，建立稳定的后牙牙尖最大交错位，CO-CR 位协调一致，下颌运动顺畅，尖牙保护𬌗，上下颌牙列咬合没有早接触和咬合干扰。

（3）稳定与健康：牙根排列平行，恢复牙齿正常的倾斜度和直立度；治疗后长期保持；口腔卫生的健康宣教；建立口腔健康的生活习惯；随访下颌骨发育的情况。

2．治疗方案一

（1）间隙获得方式：上下颌磨牙远中移动结合扩弓获得间隙，排齐牙列，内收下颌前牙，改善下唇突度。

（2）拔牙设计：拔除 18，28，38，48。

（3）矫治器：无托槽隐形矫治器。

（4）支抗设计：下颌微种植体支抗钉；Ⅲ类牵引。

（5）其他治疗：26 牙体治疗；牙周基础治疗。

（6）保持：透明压膜保持器保持，并随访至成年。

（7）稳定性及预后评估：骨性Ⅲ类，允许下颌前牙直立，上颌前牙稍唇倾，以维持正覆𬌗覆盖。

3．治疗方案二

（1）间隙获得方式：减数 31 创造间隙，内收下颌前牙，改善下唇突度。

（2）拔牙设计：拔除 31，18，28，38，48。

（3）矫治器：无托槽隐形矫治器。

（4）支抗设计：前后牙交互支抗。

（5）保持：透明压膜保持器保持，并随访至成年。

（6）稳定性及预后评估：因改变了 Bolton 指数，前牙覆𬌗覆盖和磨牙关系与标准状态有偏差，可能对长期稳定性有影响。

4．两个计划的优势和劣势比较和选择理由

（1）治疗计划一：优点为保留全口天然牙列；缺点是微种植体支抗钉植入具有一定创伤性，且一旦发生支抗钉松动、周围组织的感染或软组织覆盖，需去除支抗钉。采用颌间牵引需要患者良好的配合，否则将降低疗效。非拔牙矫治疗程偏长。

（2）治疗计划二：因拥挤集中在下颌前牙区，拔牙矫治方案通过减数下颌切牙可以快速排齐牙列；缺点是拔牙矫治后中线不调，前牙覆𬌗覆盖加深，磨牙关系偏Ⅲ类。

患者目前处于生长发育高峰期后，但可能仍有一定生长潜力，治疗后需密切随访下颌骨生长情况，下颌过度生长会导致下颌前突和面部偏斜加重，需要将这一类的风险充分地告知患者。患者出于保留天然牙列的原因，优先选择治疗计划一。

5．无托槽隐形矫治处方

（1）上颌：扩弓增加间隙，17，27 远中移动排齐牙列。维持当前切牙转矩及矢状向位置。

（2）下颌：磨牙远中移动增加间隙排齐牙列，调整磨牙关系至中性。维持当前切牙转矩，利用间隙内收。

（3）中线：下颌中线对齐上颌中线。

（4）咬合：建立尖牙、磨牙Ⅰ类关系和后牙区稳定的最大牙尖交错位，建立正常覆𬌗覆盖关系。

6．无托槽隐形矫治方案的牙移动设计　治疗前后重叠见图 10-6。

（1）磨牙远中移动量：17 冠远中移动 1.4mm，27 冠远中移动 2mm，37 冠远中移动 3.1mm，47 冠远中移动 2.6mm。

（2）牙弓宽度扩大量：上颌前磨牙区宽度平均拓宽 4.4mm，下颌前磨牙区宽度平均拓宽 4.2mm。

（3）前牙内收量：11 冠舌向移动 0.5mm，21 冠舌向移动 0.8mm，31 冠舌向移动 0.4mm，41 唇向移动 0.1mm。

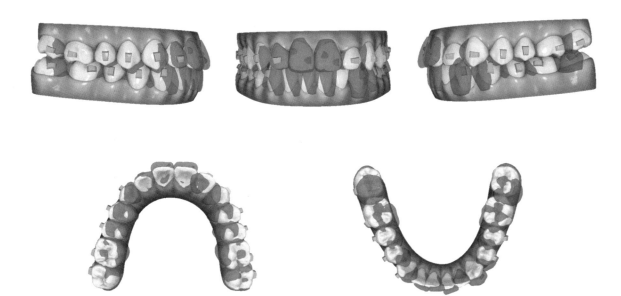

图 10-6　无托槽隐形矫治方案治疗前后重叠

第二部分　矫治过程

【治疗流程】

1. 治疗开始日期　2019 年 11 月 14 日。

2. 治疗开始时患者年龄　15 岁。

3. 治疗结束日期　2022 年 2 月 17 日。

4. 治疗结束时患者年龄　17 岁。

5. 保持情况　透明压膜保持器保持。

6. 总治疗时长　27 个月。

【治疗关键步骤】　以时间顺序列出关键复诊时间及操作内容，详见表 10-3。

表 10-3　治疗中关键步骤

日期	步骤
2019.10.18	提交无托槽隐形矫治处方表
2019.11.14	粘接上下颌前牙附件（第 1 ～ 第 2 步矫治器）
2019.12.13	粘接上下颌后牙附件，34，35 和 44，45 之间局麻下分别植入微种植体支抗钉（第 3 ～ 第 8 步矫治器）
2020.01.17	下颌两侧微种植体支抗钉与 34，44 结扎增强支抗（第 9 ～ 第 16 步矫治器）
2020.06.16	下颌磨牙远中移动到位。下颌第一前磨牙开始远中移动，为不妨碍其移动，去除双侧微种植体支抗钉。颌间牵引辅助下颌前磨牙远中移动、下颌前牙内收，改善Ⅲ类错𬌗。16，26 颊侧粘接舌侧扣，33，43 颊侧作精密切割，6.4mm，4.5oz，Ⅲ类牵引（第 22 ～ 第 27 步矫治器）
2021.01.14	下颌前磨牙远中移动到位，暂停Ⅲ类牵引（第 49 ～ 第 54 步矫治器）
2021.03.11	检查发现牙列仍有少量间隙，上颌中线稍右偏，予重启精调
2021.05.10	重启矫治器第 1 ～ 4 步
2022.02.10	第 1 ～ 第 19 步矫治器配戴完毕，达到治疗目标，患者对治疗效果满意，去除所有附件，清洁抛光
2022.02.17	透明压膜保持器保持

【隐形矫治技术操作步骤】

1. 数字化口内扫描取模

（1）工具准备：口内扫描仪、三用枪头、漱口杯。

（2）操作姿势：医生固定于患者"9 点 ~ 10 点"方向，身体平稳；患者采取平躺仰卧位。

（3）操作步骤：扫描前吹干患者牙面至无唾液池；平稳持拿扫描器，尾部朝向屏幕；扫描顺序为咬合面→舌侧→唇侧→咬合；检查扫描模型完整无空缺。

（4）操作技能：扫描顺序进行、平稳完备，患者舒适无疼痛。

（5）医患沟通：扫描前向患者交代扫描步骤，扫描时引导患者张口 / 咬至牙尖交错位，并放松口面部肌肉。

2. 附件粘接

（1）工具准备：口腔治疗盘、口镜、镊子、探针、三用枪头、吸唾管、漱口杯、酒精棉球、干棉卷、低速弯手机、球钻、磷酸酸蚀剂、小毛刷、粘接剂、树脂充填器、光固化复合树脂、附件粘接模板、光固化灯、持针器。

（2）操作姿势：医生坐在患者"12 点""9 点""3 点"方向；患者采取仰卧位。

（3）操作步骤

1）试戴模板：清洁牙面后试戴上下颌附件粘接模板，检查模板是否贴合，有些病例严重牙列拥挤，模板贴合度较差，可能需要分段进行粘接。

2）吹干牙面：清洁牙面后，可使用酒精棉球进行擦拭并吹干牙面。

3）酸蚀：在需要粘接附件的位置涂布酸蚀剂，酸蚀牙面 30 秒。

4）去除酸蚀剂：用干棉球轻轻拭去酸蚀剂，然后用三用枪加压冲洗牙面 30 秒。吹干牙面至被酸蚀牙面呈白垩色即可。

5）涂布粘接剂：均匀涂布粘接剂于被酸蚀牙面，气枪轻吹牙面，将粘接剂吹成均匀的薄层，这一步在附件粘接中非常重要。如果粘接剂过多，在模板戴入后，粘接剂可能会渗透进树脂和模板之间造成透明膜片与树脂牢固黏合而导致附件粘接失败，同时破坏了附件模版。

6）光固化：使用光固化灯光照牙面 15 秒左右；使用充填器将树脂材料填入附件空泡中，注意填入的树脂量应平齐或略微溢出空泡。

7）将附件粘接模板戴入口内，按压咬合面，使模板完全就位，牙齿与附件应紧密贴合。

8）使用光固化灯光照附件 30 秒左右（具体时长参考光固化灯的功率），使附件完全固化。

9）取下模板：刮匙轻翘附件处矫治器边缘，使附件粘接模板脱离附件及牙面，取下模板。

10）使用低速手机配合球钻磨除附件周围溢出的多余树脂材料，修整附件边缘。修整时注意不能破坏附件的边缘和完整性。如果发生附件完整性被破坏，需要重新粘接。

（4）操作技能

1）根据需要，附件粘接模板可剪断分区域进行粘接。

2）粘接前需清洁牙面，去除软垢结石和菌斑等，以免影响粘接强度。

3）宜选用黏稠、流动性缓慢的酸蚀剂，防止 30 秒后酸蚀剂流至邻牙或牙龈造成其他牙牙釉质的脱矿。

4）酸蚀剂充分冲洗干净后，用棉球隔湿，防止唾液和相邻黏膜沾染已酸蚀的牙面。

5）牙面吹干后涂抹粘接剂保留 15 秒，使之充分渗透入釉柱。

6）吹薄，光照 5～10 秒。粘接剂太厚或未固化容易将粘接剂挤入树脂与模板之间，使模板不易与附件分离。

7）选择适量流动性适中的树脂填入模板、压紧，戴入牙弓使模板充分就位。由于树脂的聚合收缩朝向光源，光固化灯尽量从切端或邻面进行光照。

8）用探针或刮匙轻轻掀起附件龈方模板边缘，使模板与附件分离后，取下模板。

9）用低速球钻修整多余树脂、抛光。

（5）医患沟通

1）应与患者充分沟通，使其明白隐形牙套的作用原理，如果不能保证戴用时间会出现矫治效率降低、牙齿脱套等问题。告知患者戴用初期可能出现发音不清、唾液增加等不适感，但很快可以适应。

2）教会患者熟练摘戴，避免患者因为摘戴不顺手而影响依从性。

3）充分告知患者牙套戴用相关事项，包括：牙套摘戴及清洁方法、咬胶使用方法、牙套戴用时间及更换方式、刷牙注意事项、橡皮筋使用方法等。

4）告知患者如发现附件脱落、牙套损坏等意外情况，无需惊慌，及时与医生联系复诊。

【治疗中期效果】

2022 年 3 月 11 日：完成第一阶段 57 步矫治器配戴（图 10-7）。

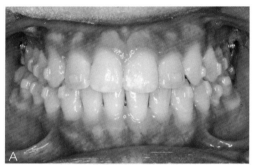
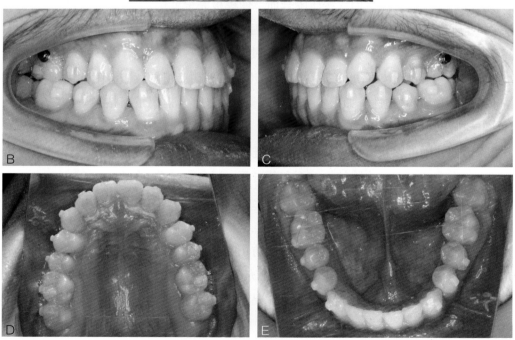

图 10-7 治疗中期照片（后牙远中移动到位，前牙拥挤基本解除）

A. 口内正面像　B. 口内右侧面像　C. 口内左侧面像　D. 上颌𬌗面观　E. 下颌𬌗面观

第三部分 治疗结果

2022 年 2 月 10 日：完成第二阶段 19 步矫治器配戴。

【临床检查】

1．咬合关系

（1）切牙关系：Ⅰ类。

（2）覆盖：2mm。

（3）覆𬌗：2mm 。

（4）中线：上颌中线对齐面中线，下颌中线左偏 0.5mm。

（5）左侧咬合关系：磨牙Ⅰ类关系，尖牙Ⅰ类关系。

（6）右侧咬合关系：磨牙Ⅰ类关系，尖牙Ⅰ类关系。

（7）反𬌗：无。

（8）错位：无。

（9）功能𬌗关系：无前伸侧方𬌗干扰，尖牙保护𬌗，无双重咬合。

2．治疗过程中并发症 无。

3．正畸治疗指数

正畸治疗需要指数（the index of orthodontic treatment need，IOTN）用于客观评价正畸治疗需要，分为牙齿健康部分和美观部分。同行评估等级指数（peer assessment rating index，PAR）是标准化的评价正畸疗效的客观标准，具体评分见表 10-4。

表 10-4 正畸治疗指数

指标			评分
正畸治疗需要指数（IOTN）	牙齿健康指数	治疗前	3
		治疗后	1
	美观指数	治疗前	3
		治疗后	1
同行评估等级指数（PAR）		治疗前	20
		治疗后	0
		改善度	20
		改善百分比 /%	100

【治疗结束后影像学资料】

1. 治疗结束后影像学检查

（1）全景片影像分析：牙槽骨无病理改变；牙根长度排列整齐平行，牙根长度无明显变化（图 10-8）。

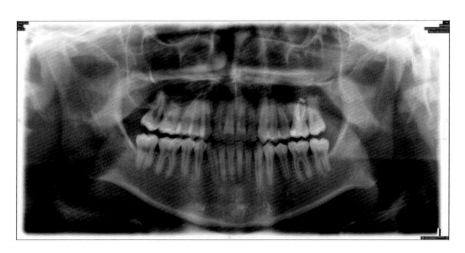

图 10-8　治疗后全景片（2022.02.10）

（2）头颅侧位片分析：侧位片数据参考头影测量分析（图 10-9）。

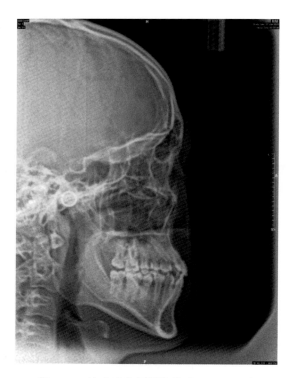

图 10-9　治疗后头颅侧位片（2022.02.10）

2. 治疗结束后头影测量描记图　治疗结束后头影测量描记图见图 10-10。

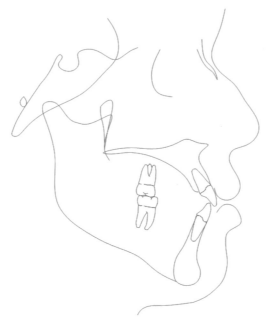

图 10-10 治疗后头影测量描记图

3. 治疗结束后头影测量分析
治疗前后软硬组织头影测量分析数据见表 10-5。

表 10-5 治疗前后头影测量分析数据

测量指标	治疗前	治疗后	变化
SNA/°	77.8	77.7	−0.1
SNB/°	77.6	78.1	+0.5
ANB/°	0.2	−0.4	−0.6
SN to maxillary plane/°	−1.1	−1.2	−0.1
Wits/mm	−4.6	−5.3	−0.7
Upper incisor to SN/°	107.1	108.8	+1.7
Interincisal angle/°	128.1	127.2	−0.9
FMA/°	29.1	29.6	+0.5
IMPA/°	84.7	83.5	−1.2
FMIA/°	66.2	66.9	+0.7
Upper anterior face height/mm	53.8	53.8	0
Lower anterior face height/mm	71.1	72.3	+1.2
Face height ratio	55.8%	56.1%	+0.3%
Lower incisor to APo line/mm	5.0	4.7	−0.3

续表

测量指标	治疗前	治疗后	变化
N'Vert-Pog'/mm	9.9	9.9	0
Upper lip to E-Plane/mm	−2.1	−3.1	−1.0
Lower lip to E-Plane/mm	2.6	1.6	−1.0
Nasolabial Angle/°	102.6	101.6	−1.0

4. 治疗前后头影测量值变化的解读分析

（1）骨性：SNA 几乎没有变化，SNB 增加了 0.5°，ANB 降低了 0.6°，Wits 降低了 0.7mm。下颌平面角增加了 0.5°，下面高增加了 1.2mm，面高比增加了 0.3%，这些改变对骨性Ⅲ类错𬌗畸形的矫治是有利的。

（2）牙性：治疗后 U1-SN 增加了 1.7°，IMPA 减少了 1.2°，这表明在治疗过程中，下颌前牙舌向倾斜，上颌前牙唇向倾斜。上颌和下颌重叠表明上下颌磨牙均实现了远中移动。

（3）软组织：下唇位于 E 线的距离减小了 1mm，与下颌前牙进一步舌向倾斜有关。鼻唇角有减少，可能与上颌前牙唇向倾斜有关。

5. 治疗前后头影测量描记图分析

将治疗前后的头影测量描记图重叠（图 10-11），分析颌骨及牙齿的变化情况。治疗前为黑色，治疗后为红色。

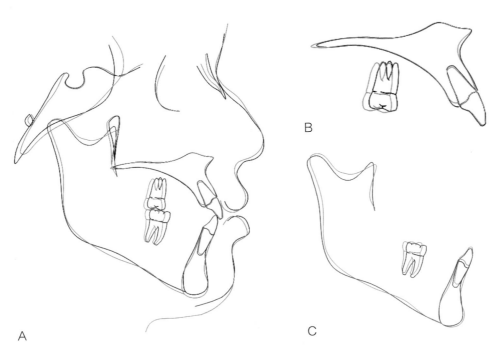

图 10-11　治疗前后头影测量描记图重叠

A. 以 SN 平面为基准重叠　B. 上颌重叠对比　C. 下颌重叠对比

【治疗后照片】

1．面像（图 10-12）

（1）正面：面部仍然不对称，颏点左偏，面下 1/3 比例偏大，咬合平面无偏斜。面部垂直比例变化不明显。

（2）唇：长度正常，唇休息位闭合良好。

（3）微笑：露齿 5mm，口角与瞳孔距离基本对称，微笑比治疗前有明显的改善。

（4）颏部：随着下唇的内收，颏唇沟有明显改善，颏部形态较治疗前协调。

（5）侧面：接近直面型；下唇位置仍位于 E 线前方，但较治疗前后缩 1mm；鼻唇角减小 1°，下颌平面角基本不变；颏点仍位于零子午线前方，与治疗前差异较小。

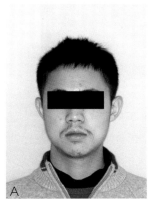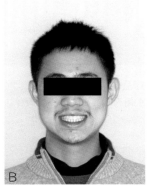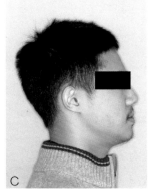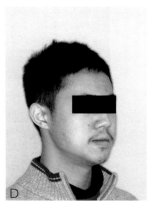

图 10-12 治疗后面像
A. 正面像 B. 正面微笑像 C. 90° 侧面像 D. 45° 侧面像

2．口内像 （图 10-13）

（1）拥挤及间隙：上下颌拥挤均已解除。

（2）尖牙和磨牙关系：双侧尖牙 / 磨牙中性关系。

（3）上下颌后牙关系：双侧后牙轻度反𬌗。后牙颊尖咬合稍欠密合，舌尖咬合密合。

（4）上下颌前牙关系：覆𬌗覆盖正常。

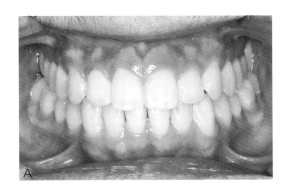

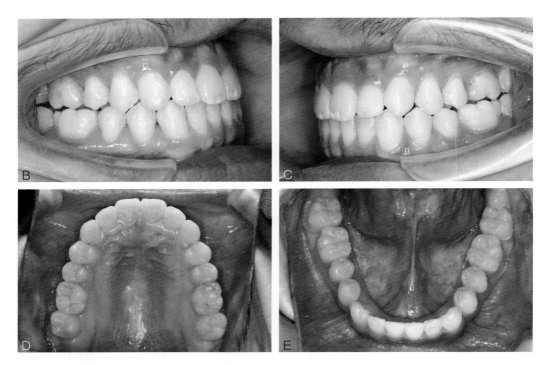

图 10-13　治疗后口内像
A. 口内正面像　B. 口内右侧面像　C. 口内左侧面像　D. 上颌𬌗面像　E. 下颌𬌗面像

（5）中线：上颌中线对齐面中线，下颌中线轻微偏左 0.5mm。

（6）前后牙列牙龈状况：牙龈色、形、质正常，下颌前牙区牙龈少量黑三角。

（7）牙根形状：上下颌前牙根形稍明显。

（8）上下颌牙弓形态及协调性：上下颌牙弓协调，均为卵圆形。

（9）牙体状况：26 已完善根管治疗。

（10）口腔卫生：后牙区牙石Ⅰ度。

第四部分　随访情况

2023 年 7 月 17 日：治疗后 17 个月随访。

【临床检查】

咬合关系

（1）切牙关系：Ⅰ类。

（2）覆盖：2mm。

（3）覆𬌗：1mm 。

（4）中线：上颌中线对齐面中线，下颌中线左偏 0.5mm。

（5）左侧咬合关系：磨牙Ⅲ类关系，尖牙Ⅲ类关系。

（6）右侧咬合关系：磨牙Ⅲ类关系，尖牙Ⅲ类关系。

（7）反𬌗：无。

（8）错位：无。

（9）功能𬌗关系：无前伸侧方𬌗干扰，尖牙保护𬌗，无双重咬合。

【随访影像学资料】

1．随访影像学检查

全景片影像分析：较治疗后无明显变化（图 10-14）。

头颅侧位片：侧位片数据参考头影测量分析（图 10-15）。

2．随访头影测量描记图　随访头影测量描记图见图 10-16。

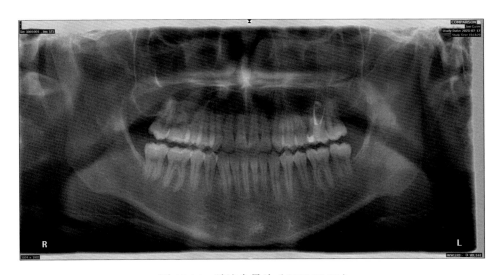

图 10-14　随访全景片（2023.07.17）

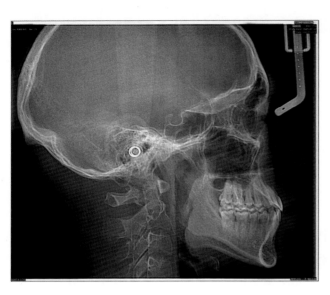

图 10-15　随访头颅侧位片（2023.07.17）

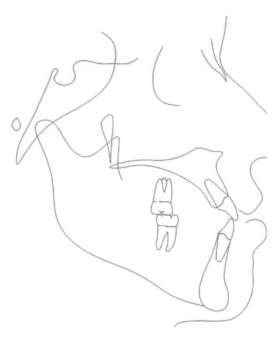

图 10-16　随访头影测量描记图

3．随访头影测量分析　治疗前、治疗后和随访软硬组织头影测量分析数据见表 10-6。

表 10-6　治疗前后及随访软硬组织头影测量分析数据

测量指标	治疗前	治疗后	随访	变化 （随访 - 治疗后）
SNA/°	77.8	77.7	77.8	+0.1
SNB/°	77.6	78.1	78.6	+0.5
ANB/°	0.2	−0.4	−0.8°	−0.4
SN to maxillary plane/°	−1.1	−1.2	−0.1°	+1.1
Wits/mm	−4.6	−5.3	−6.5	−1.2
Upper incisor to SN/°	107.1	108.8	111.5	+2.7
Interincisal angle/°	128.1	127.2	126.6	−0.6
FMA/°	29.1	29.6	30.0	+0.4
IMPA/°	84.7	83.5	81.6	−1.9
FMIA/°	66.2	66.9	68.4	+1.5
Upper anterior face height/mm	53.8	53.8	54.1	+0.3
Lower anterior face height/mm	71.1	72.3	73.4	+1.1
Face height ratio	55.8%	56.1%	56.8%	+0.7%

续表

测量指标	治疗前	治疗后	随访	变化 （随访 - 治疗后）
Lower incisor to APo line/mm	5.0	4.7	4.2	−0.5
N'Vert-Pog'/mm	9.9	9.9	12.1	+2.2
Upper lip to E-Plane/mm	−2.1	−3.1	−5.3	−2.2
Lower lip to E-Plane/mm	2.6	1.6	1.7	+0.1
Nasolabial Angle/°	102.6	101.6	101.7	+0.1

4. 随访头影测量值变化的解读分析

（1）骨性：与治疗结束相比，SNA 几乎没有变化，SNB 增加了 0.5°，ANB 减小了 0.4°，Wits 降低了 1.2mm，下面高增加了 1.1mm，面高比增加了 0.7%，下颌平面角增加了 0.4°，说明治疗后患者下颌骨仍有生长。

（2）牙性：与治疗结束相比，U1-SN 增加了 2.7°，IMPA 减少了 1.9°。在随访过程中，随着下颌骨持续生长，上下颌前牙仍有代偿性倾斜；磨牙关系倾向于Ⅲ类关系。

（3）软组织：软组织颏前点位于零子午线前方 12.1mm，与治疗结束相比增加了 2.2mm，与下颌进一步生长有关。

5. 随访头影测量描记图分析

将治疗前后和随访的头影测量描记图重叠（图 10-17），分析颌骨及牙齿的变化情况。治疗前为黑色，治疗后为红色，随访为绿色。

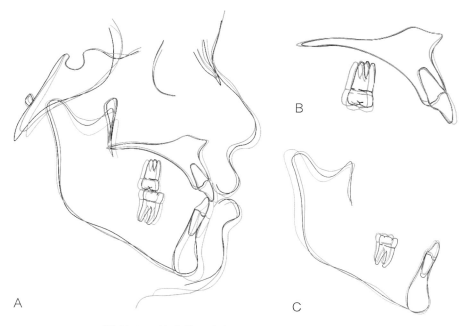

图 10-17 治疗前、治疗后和随访头影测量描记图重叠
A. 以 SN 平面为基准重叠　B. 上颌重叠对比　C. 下颌重叠对比

【治疗后随访照片】

1．面像（图 10-18）

（1）正面：面部仍然不对称，颏点左偏、面下 1/3 比例偏大，咬合平面无偏斜。面部垂直比例与治疗结束相比无明显变化。

（2）唇：长度正常，唇休息位闭合可，下唇较治疗结束时稍前突。

（3）微笑：露齿 4.5mm，口角平衡。

（4）颏部：颏部形态较治疗后无明显变化。

（5）侧面：接近直面型，上唇位置位于 E 线后方 5.3mm，下唇位置位于 E 线前方 1.7mm，鼻唇角较治疗结束基本不变，下颌平面角增加了 0.4°。颏点位于零子午线前方 12.1mm，与治疗结束相比增加了 2.2mm。

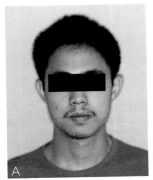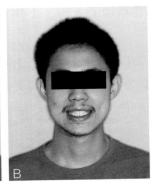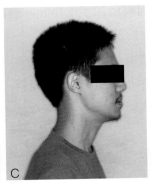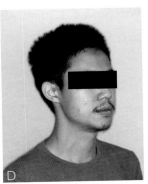

图 10-18　随访面像
A. 正面像　B. 正面微笑像　C. 90° 侧面像　D. 45° 侧面像

2．口内像（图 10-19）

（1）拥挤及间隙：上下颌牙列无拥挤。

（2）尖牙和磨牙关系：双侧尖牙 / 磨牙倾向于近中关系。

（3）上下颌后牙关系：双侧第一磨牙轻微反覆盖，后牙颊尖咬合欠密合，舌尖咬合密合。

（4）上下颌前牙关系：覆𬒗覆盖正常，下颌前牙舌向倾斜。

（5）中线：上颌牙列中线对齐面中线，下颌牙列中线轻微偏左 0.5mm。

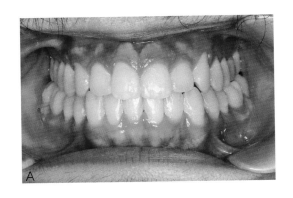

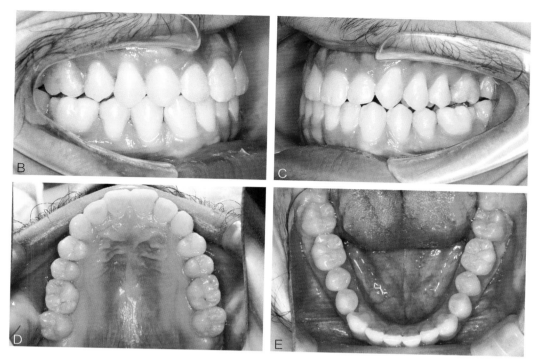

图 10-19　随访口内像
A. 口内正面像　B. 口内右侧面像　C. 口内左侧面像　D. 上颌𬌗面像　E. 下颌𬌗面像

（6）前后牙列牙龈状况：正常。

（7）牙根形状：上下颌前牙根形稍明显。

（8）上下颌牙弓形态及协调性：上下颌牙弓协调，均为卵圆形。

（9）牙体状况：26 充填体完好，无叩痛，无松动，无龈瘘。

（10）口腔卫生：后牙区牙石Ⅰ度。

第五部分 思辨与解析

【治疗计划的理论依据】

1．治疗动机

患者因牙列拥挤不齐求治，主要动机为求前牙美观，并可行使正常的咬合功能。

2．掩饰性正畸治疗

患者是以上颌发育不足为主的轻度骨性Ⅲ类，已过生长发育高峰期，由于为轻度骨性Ⅲ类，考虑处于掩饰性正畸可改善的范围。但是，仍然讨论过正颌手术的可能性，随访至成年后如果反𬌗复发明显，可以考虑采取正畸-正颌联合治疗。

3．支抗设计

本病例的支抗设计主要根据磨牙远中移动量进行考量。序列远中移动下颌磨牙适用于轻度Ⅲ类骨面型非手术患者。矫治前至少2周应拔除下颌第三磨牙；口扫时确保精确扫描下颌第二磨牙远中面。当下颌磨牙远中移动量＜3mm，可采用Ⅲ类牵引增强支抗；当移动量＞3mm时，宜采用种植支抗。

该患者上颌以扩弓及少量磨牙远中移动解除拥挤，故没有特殊支抗设计。下颌设计推双侧磨牙向后移动3mm，获得间隙用于前牙内收。因需要加强前牙支抗来实现远移效果，故前期采用下颌前磨牙区微种植体支抗钉，与下颌第一前磨牙结扎形成间接强支抗的方式，助力牙套充分表达推力实现磨牙远移。待双侧上下磨牙均远移到位后，去除下颌微种植钉，配合Ⅲ类颌间牵引进一步调整磨牙关系。

4．无托槽隐形矫治生物力学

无托槽隐形矫治器戴入口内后，牙齿在口腔内的位置与矫治器上的位置存在微小的差异，矫治器形变后材料弹性回弹力产生矫治力，作用于牙齿而引起牙移动，牙移动主要为倾斜移动。推磨牙向远中的矫治力对前牙段的反作用力可能导致前牙唇向移动，无托槽隐形矫治器的应用中对支抗的要求比较高。

【思辨与分析】

采用无托槽隐形矫治进行了27个月的正畸治疗。最初的治疗目标已经实现，患者的主诉也得到了解决。患者对疗效满意。

1．**骨性** 患者虽过生长发育高峰期，但治疗进程和治疗后随访的17个月期间，上颌骨较为稳定、下颌骨仍有向前下的生长，后期仍需要密切随访患者颌骨的生长情况。

2．**牙性** 在治疗过程中，下颌前牙舌向倾斜，上颌前牙唇向倾斜。上下颌重叠表明上下颌磨牙均实现了远中移动。治疗结束随访17个月后，由于下颌骨的生长，尖牙磨牙关系变化为Ⅲ类关系，上下颌前牙也产生了新的代偿性倾斜。磨牙的横向宽度也发生了轻微的变化，呈轻微的反覆盖。

　　3．**软组织**　治疗后鼻唇角稍有减少，可能与上颌前牙唇向倾斜有关。

　　4．**医源性改变**　治疗后未见明显牙根吸收，牙根平行度良好。双侧后牙颊尖咬合紧密度不足，主要由于上下颌骨的宽度欠协调，上颌后牙扩弓后牙齿的颊侧倾斜度较大。若上颌骨的扩弓是通过骨性扩弓可能获得更好的后牙咬合。

参考文献

1.　SANDRA T. Clear Aligner Technique. Chicago: Quintessence Publishing, 2018.

2.　SCHUPP W，HAUBRICH J. Aligner orthodontics. Chicago: Quintessence Publishing, 2016.

3.　AULADELL A. The efficiency of molar distalization using clear aligners and mini-implants: two clinical cases. Int Orthod, 2022, 20(1): 100604.

4.　ZHANG X J. Integrated three-dimensional digital assessment of accuracy of anterior tooth movement using clear aligners. Korean J Orthod, 2015, 45(6): 275-281.

5.　JIANG T. A cone-beam computed tomographic study evaluating the efficacy of incisor movement with clear aligners: assessment of incisor pure tipping, controlled tipping, translation, and torque. Am J Orthod Dentofacial Orthop, 2021, 159(5): 635-643.

6.　LIU X L, CHENG Y X, QIN W, et al. Effects of upper-molar distalization using clear aligners in combination with Class Ⅱ elastics: a three-dimensional finite element analysis. BMC Oral Health, 2022, 22(1): 546.

（唐昕月　唐国华）

第十一章

骨性Ⅲ类均角正畸 - 正颌联合治疗结合无托槽隐形矫治

病例简介 ▸

LYY，女，17岁，问题列表包括骨性Ⅲ类（上颌发育不足，下颌发育过度）；面部不对称，颏右偏；安氏Ⅲ类错𬌗，上颌牙列拥挤，前牙对刃，上颌前牙唇倾，下颌前牙舌倾代偿；下颌前牙唇侧牙槽骨薄；下颌中线右偏3mm。

治疗方案为正畸 - 正颌联合治疗：拔除4颗第三磨牙，应用隐形矫治器远移上颌磨牙并完成前牙去代偿，正颌手术协调颌骨关系，术后正畸精调咬合。

第一部分　治疗前评估

【患者一般情况】

1．姓名　LYY。

2．性别　女。

3．出生日期　2003 年 8 月 26 日。

4．治疗开始时年龄　17 岁。

【主　诉】　地包天 5 年，要求矫正。

【现病史】　患者自觉地包天 5 年，要求治疗。

【既往史】　否认家族中类似面型，否认正畸治疗史和颌面部外伤史，否认口腔不良习惯，既往体健，否认全身系统疾病及药物过敏史。

【临床检查】

1．口外检查

（1）正面观

全面高：颧骨宽度：下颌角宽度 ≈ 1.42∶1∶0.79，面部三停比例不协调；面上 1/3∶面中 1/3∶面下 1/3 ≈ 1∶0.8∶1，鼻旁凹陷，上唇长度 20mm，休息位露齿 2mm，微笑露齿 8mm。面部不对称，颏点右偏，𬌗平面无偏斜。

（2）侧面观：凹面型，上唇位于 E 线后 2.3mm，下唇位于 E 线前 2.6mm，鼻唇角约 90°，均角，软组织颏点凸于零子午线前方 13.4mm，颏唇沟浅。

2．口内检查

（1）牙列

上颌 17 16 15 14 13 12 11	21 22 23 24 25 26 27
下颌 47 46 45 44 43 42 41	41 42 43 44 45 46 47

（2）一般牙体检查：全口牙面未见龋损，16，17，36，46 𬌗面少量色素沉着。

（3）拥挤/间隙

1）上颌：卵圆形牙弓，前牙段轻度拥挤，左上颌中切牙近中扭转，后牙段排列整齐，共有 2mm 拥挤度。

2）下颌：卵圆形牙弓，切牙舌倾，下颌牙列无拥挤。

（4）牙周组织：上下颌前牙区唇侧牙龈可触及根形，牙龈黏膜未见明显异常，口腔卫生良好，未及明显软垢牙石。

（5）咬合关系

1）切牙关系：Ⅲ类。

2）前牙覆盖：0mm。

3）前牙覆𬌗：0mm。

4）中线：上颌牙列中线正，下颌牙列中线右偏 2mm。

5）左侧咬合关系：磨牙Ⅲ类关系，尖牙Ⅲ类关系。

6）右侧咬合关系：磨牙Ⅲ类关系，尖牙Ⅲ类关系。

7）反𬌗：无。

8）易位：无。

9）其他：Spee 曲线平坦。

3．功能检查

颞下颌关节：张口度 40mm，张口型"↓"，双侧关节区未及弹响压痛。

【治疗前照片】

1．面像（图 11-1）

（1）正面：面部不对称，颏点右偏，面下 1/3 长，全面高：颧骨：下颌角约为 1.42：1：0.79。

（2）唇：上唇长度 20mm，静态露齿 2mm，无唇外翻，闭合良好。

（3）微笑：露齿 8mm，口角右侧偏高。

（4）颏部：颏唇沟不明显。

（5）侧面：凹面型，上唇位于 E 线后 2.3mm，下唇位于 E 线前 2.6mm，鼻唇角约 90°，均角，软组织颏点凸于零子午线前方 13.4mm。

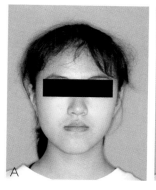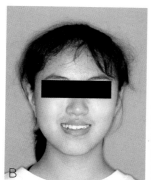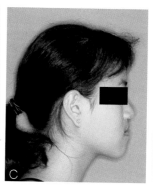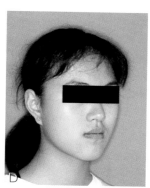

图 11-1　治疗前面像
A. 正面像　B. 正面微笑像　C. 90°侧面像　D. 45°侧面像

2．口内像（图 11-2）

（1）拥挤及间隙：上颌牙列轻度拥挤（2mm），下颌牙列无拥挤。

（2）尖牙和磨牙关系：双侧尖牙磨牙近中关系。

（3）上下颌后牙关系：双侧后牙覆𬌗覆盖正常。

（4）上下颌前牙关系：上下颌前牙对刃𬌗。

（5）中线：上颌牙列中线对齐面中线，下颌牙列中线右偏 3mm。

（6）前后牙列牙龈状况：牙龈质韧，色粉红，牙龈厚度较薄。

（7）牙根形状：下颌前牙唇侧根形明显。

（8）上下颌牙弓形态及协调性：上下颌牙弓协调，均呈卵圆形。

（9）牙体状况：牙体未见明显龋坏。

（10）口腔卫生：未见明显菌斑、软垢、结石。

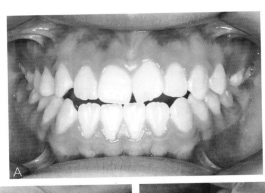

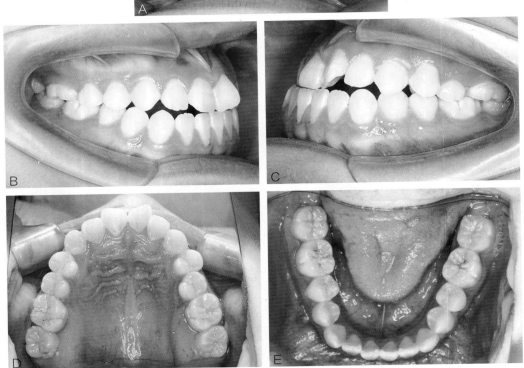

图 11-2　治疗前口内像

A.口内正面像　B.口内右侧面像　C.口内左侧面像　D.上颌𬌗面像　E.下颌𬌗面像

【治疗前影像学资料】

1．治疗前影像学检查

治疗前全景片见图 11-3，头颅侧位片见图 11-4，前牙区 CBCT 影像见图 11-5，颞下颌关节 MRI 影像见图 11-6。

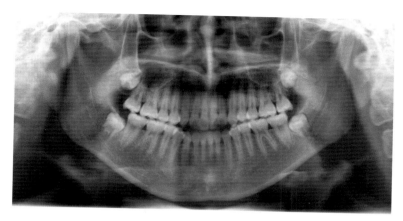

图 11-3　治疗前全景片

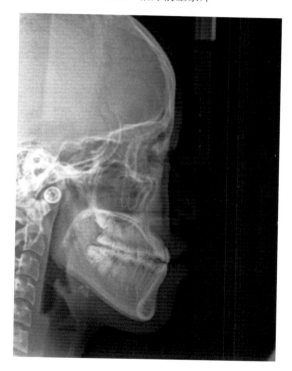

图 11-4　治疗前头颅侧位片

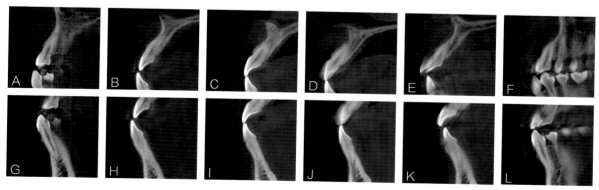

图 11-5　治疗前 CBCT 影像

A. 13 矢状面　B. 12 矢状面　C. 11 矢状面　D. 21 矢状面　E. 22 矢状面　F. 23 矢状面　G. 43 矢状面
H. 42 矢状面　I. 41 矢状面　J. 31 矢状面　K. 32 矢状面　L. 33 矢状面

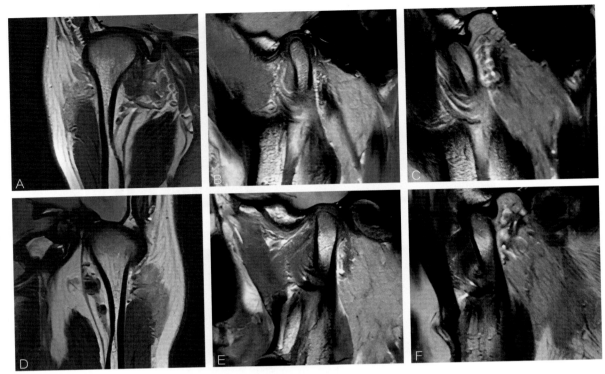

图 11-6　治疗前颞下颌关节 MRI 影像

A.右侧冠状位　B.右侧闭口位　C.右侧张口位　D.左侧冠状位　E.左侧闭口位　F.左侧张口位

2．治疗前影像学检查结果

（1）全景片：18，28，38，48 阻生；16，26，17，27 牙根位于上颌窦底；双侧髁突基本对称；牙槽骨未见吸收。

（2）头颅侧位片：参考头影测量分析。

（3）CBCT：上下颌前牙唇侧牙槽骨薄；12，22，31，32，41，42 牙槽骨薄于牙根颊舌径。

（4）颞下颌关节 MRI：双侧正常盘髁关系。

（5）未萌牙：18，28，38，48。

（6）先天缺牙：无。

（7）预后差的牙：无。

3．其他检查　Bolton 指数用于判断上下颌牙弓中是否存在牙冠宽度不协调的问题，具体分析见表 11-1。

表 11-1　Bolton 指数分析

牙弓	牙近远中宽度 /mm						
	右侧			左侧			总宽度
	尖牙	侧切牙	中切牙	中切牙	侧切牙	尖牙	
上颌	7.7	7.1	8.1	7.9	6.9	7.7	45.4
下颌	6.7	5.7	5.3	5.3	5.8	6.6	35.4

上颌 6 颗牙总宽度（3—3）= 45.4

下颌 6 颗牙总宽度（3—3）= 35.4

前牙 Bolton 指数 = 35.4/45.4 × 100% = 78%（77.2% ± 1.65%）

该比例在平均值的标准差之内，表明上下颌牙列内的牙齿宽度基本协调。

4. 治疗前头影测量描记图　治疗前头影测量描记图见图 11-7。

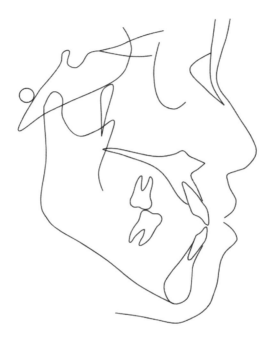

图 11-7　治疗前头影测量描记图

5. 治疗前头影测量分析　治疗前软硬组织头影测量分析数据见表 11-2。

表 11-2　治疗前头影测量分析数据

指标	治疗前	正常值
SNA/°	78.4	82.8 ± 4.1
SNB/°	82.8	80.1 ± 3.9
FH-NPo/°	93.4	85.4 ± 3.7
NA-APo/°	−8.7	6 ± 4.4
FMA（FH-MP）/°	25.5	27.3 ± 6.1
MP-SN/°	36.4	30.4 ± 5.6
Co-Go/mm	59.2	59 ± 3.2
S-N/mm	61.4	71 ± 3
SN/GoMe	88.4%	100% ± 10%
Y-Axis（SGn-FH）/°	58.2	64 ± 2.3

续表

指标	治疗前	正常值
ANB/°	−4.5	2.7 ± 2
Wits/mm	−11.9	0 ± 2
ANS-Me/Na-Me	56.7%	54.4% ± 2.3%
ALFH/PLFH（前后面高比）	139.0%	150% ± 0
S-Go/N-Me	63.9%	63.5% ± 1.5%
U1-SN/°	116.9	105.7 ± 6.3
U1-NA/°	38.6	22.8 ± 5.2
U1-NA/mm	11.3	5.1 ± 2.4
U1-PP/mm	28.4	28 ± 2.1
U6-PP/mm	25.0	22 ± 3
IMPA（L1-MP）/°	84.2	96.7 ± 6.4
L1-MP/mm	38.3	42 ± 4
U1-L1/°	122.5	124 ± 8.2
FMIA（L1-FH）/°	70.3	55 ± 2
OP-FH/°	6.8	9.3 ± 1
N′-Sn-Pog′/°	12.3	12 ± 4
N′Vert-Pog′/mm	13.4	0 ± 2
ULL/mm	20.2	20 ± 2
Sn to G Vert/mm	9.2	6 ± 3
UL to E-plane/mm	−2.3	−1.4 ± 0.9
LL to E-plane/mm	2.6	0.6 ± 0.9

6．头影测量值解读分析

（1）骨性：头影测量分析显示患者为严重骨性Ⅲ类，ANB 为 −4.5°，Wits-11.9mm；相对于参考值，SNA 值偏低（78.4°），SNB 值偏高（82.8°），表明上颌发育不足，下颌发育过度是导致矢状向不调的病因。下颌平面角为 25.5°、S-Go/N-Me 为 63.9%，提示患者为均角面型。

（2）牙性：U1-SN 角为 116.9°，与参考值相比，上颌切牙唇倾；L1-MP 角为 84.2°，与参考值相比，下颌切牙舌倾。牙的代偿使前牙没有呈现反覆𬌗。

（3）软组织：上唇在 E 线后方 2.3mm，下唇在 E 线前方 2.6mm，软组织颏前点位于零子午线前方 13.4mm。

【问题列表】

1．骨性Ⅲ类（上颌发育不足，下颌发育过度）。

2．面部不对称，颏右偏。

3．安氏Ⅲ类错𬌗畸形。

4．上颌牙列拥挤。

5．上颌前牙唇倾，下颌前牙舌倾代偿。

6．下颌前牙唇侧牙槽骨薄。

7．下颌中线右偏 3mm。

【治疗计划】

1．矫治目标

（1）美观：改善凹面型，建立正常的前牙覆𬌗覆盖，改善面型和微笑。

（2）功能：建立Ⅰ类尖牙磨牙关系，正常覆𬌗覆盖。

（3）稳定与健康：去除上下颌前牙代偿，增加下颌前牙唇侧区骨量，使牙根直立于牙槽骨内。

2．治疗方案一　正畸 - 正颌联合治疗

（1）间隙获得方式：上颌磨牙远中移动内收直立前牙，下颌前牙唇倾去代偿，创造与上下颌骨匹配的反覆盖。

（2）拔牙设计：拔除 18、28、38、48。

（3）矫治器：无托槽隐形矫治器。

（4）支抗设计：术前正畸阶段Ⅱ类牵引辅助上颌磨牙远移，下颌前牙直立去代偿。

（5）其他治疗：34—44 唇侧牙槽骨增量手术。

（6）术前正畸：上颌磨牙远中移动，前牙内收增大反覆盖，下颌前牙唇倾去代偿，排齐整平牙列，协调牙弓宽度。

（7）正颌手术：双颌手术，上颌 Le Fort Ⅰ型截骨前移上颌骨 + 双侧下颌支矢状劈开截骨术（BSSRO）后退下颌骨匹配上颌骨；备颏成形术。

（8）术后正畸：精调咬合。

（9）医嘱：告知治疗流程，费用，全麻手术风险及正颌手术可能的并发症。口腔健康宣教。

（10）保持：透明压膜保持器长期保持。

（11）稳定性及预后评估：正颌术后颌骨短时间内大幅度移动，软组织改建还需时间，术后有复发的风险，需要用𬌗板固定咬合四周并在后续的治疗中配合相应的颌间牵引，治疗结束后长期保持，治疗的长期稳定性良好。

3．治疗方案二　单纯正畸掩饰性治疗

（1）间隙获得方式：上颌前牙唇倾排齐，下颌牙列远中移动，解除拥挤和反𬌗，建立正常覆𬌗覆盖。

（2）拔牙设计：拔除 38，48。

（3）矫治器：唇侧固定矫治器，可选择直丝弓矫治器或Ⅲ型传动矫治器。

（4）支抗设计：上颌弱支抗，下颌强支抗，轻力颌间牵引辅助。

（5）保持：透明压膜保持器终身保持。

（6）稳定性及预后评估：治疗结束后需长期保持。前牙代偿可能影响治疗后的咬合功能和稳定性。

4．两个计划的优势和劣势比较和选择理由

（1）治疗计划一：优势在于可以通过正颌手术纠正颌骨不调，解决面部不对称、凹面型等骨性问题，前牙去代偿后回到健康稳定的位置。劣势在于正畸 - 正颌联合治疗费用较掩饰性正畸治疗高，患者需承担全麻手术的痛苦和风险。

（2）治疗计划二：优势在于相较于正畸 - 正颌联合治疗，费用低，无全麻手术的创伤和风险。劣势在于不能解决面部不对称、凹面型等骨性问题，前牙代偿如果超过界限不利于长期咬合功能和牙及牙槽骨的健康。

（3）患者选择治疗计划一，要求骨面型和咬合同时改善。

第二部分　矫治过程

【治疗流程】

1．治疗开始日期　2020 年 1 月。

2．治疗开始时患者年龄　17 岁。

3．治疗结束日期　2022 年 7 月。

4．治疗结束时患者年龄　19 岁。

5．保持情况　长期保持。

6．总治疗时长　30 个月。

【治疗关键步骤】　以时间顺序列出关键复诊时间及操作内容，详见表 11-3。

表 11-3　治疗中关键步骤

日期	步骤
治疗第 1 个月	附件粘接，转口外拔除 18，28，38，48，双侧Ⅱ类牵引 7.9mm，4.5oz
治疗第 5 个月	下颌 4—4 唇侧 PAOO 术后，牙套第 9 副
治疗第 12 个月	隐形矫治器配戴至第 27 副，磨牙移动到位，正颌手术三维设计
治疗第 16 个月	正颌术后 1 个月，隐形矫治器配戴至第 36 副，Ⅲ类牵引左侧 9.5mm，3.5oz，右侧 9.5mm，4.5oz 调整中线
治疗第 22 个月	隐形矫治器配戴至第 45 副，上下颌中线不齐，增加 12—32 斜行牵引 7.9mm，3.5oz，Ⅲ类牵引左侧 9.5mm，3.5oz；右侧 9.5mm，4.5oz
治疗第 30 个月	完成隐形矫治器配戴

【隐形矫治技术操作步骤】

1．数字化口内扫描取模

（1）工具准备：口内扫描仪、三用枪、口镜。

（2）操作姿势：一般患者采取斜卧位，医生坐在患者 "10 点" 方向，身体平稳，持拿扫描尾部朝向屏幕。

（3）操作步骤：启动口内扫描仪，预热扫描探头。扫描前吹干患者口腔至无唾液池，扫描按照咬合面→舌侧→唇侧→咬合顺序。最后检查并补全缺失区段。

（4）操作技能：①咬合面：扫描时连续移动，一般从一侧最后一颗磨牙开始，逐渐移动探头至对侧最后一颗磨牙，扫至尖牙时可将扫描头稍滑向舌侧直至对侧尖牙；②舌侧 / 颊侧：完成咬合面扫描后可直接将探头翻转扫描舌侧，探头与牙面保持 45° 夹角，可扭转摆动探头以获取邻面构造。从舌侧以 45° 水平夹角向颊侧翻转，向中线移动，越过中线后，从对侧末端牙齿开始扫描，以同样的方式从后牙扫到前牙颊面；③对颌：完成单颌扫描后转换到对颌牙弓；④咬合：确认患者处于正中咬合位，将探头对准上下颌牙齿的唇颊面，以上下小波浪运动向前移动，扫描至口内扫描仪中模型对齐咬合，扫描对侧咬合。

（5）医患沟通：介绍后续流程，指导患者操作过程中不要口呼吸，不要随意转动头部等，如有不适请举手示意。

2．附件粘接

（1）工具准备：光固化灯、树脂充填器、高速手机、低速手机、车针、粘接剂、附件粘接模板、酸蚀剂、光固化复合树脂、小毛刷、开口器、干棉卷。

（2）操作步骤

1）试戴模板：试戴上下颌附件粘接模板，检查模板是否贴合。

2）抛光清洁牙面：使用慢速弯机配合硒离子／小毛刷等对牙面进行清洁。

3）吹干牙面：清洁牙面后，可使用酒精棉球进行擦拭并吹干牙面。

4）酸蚀：在需要粘接附件的位置涂布磷酸酸蚀剂，酸蚀牙面 20～30 秒。

5）去除酸蚀剂：用干棉球轻轻拭去酸蚀剂，然后用三用枪加压冲洗牙面 30 秒。

6）吹干牙面：再次轻轻吹干牙面，至被酸蚀牙面呈白垩色即可。

7）涂布粘接剂：均匀涂布粘接剂于被酸蚀牙面。

8）吹匀粘接剂：气枪轻吹牙面，将粘接剂吹成均匀的薄层。

9）光固化：使用光固化灯光照牙面 15 秒左右，促使粘接剂固化。

10）充填树脂：使用充填器将树脂材料填入附件粘接模板窝洞中，注意填入的树脂量应平齐或略微溢出窝洞。

11）配戴模板：将附件粘接模板戴入口内，按压咬合面，使模板完全就位，牙齿与附件应紧密贴合。

12）按压成型：树脂充填器按压附件边缘，使附件清晰成形。

13）光固化：使用光固化灯光照附件 30 秒左右（具体时长请参考树脂材料说明），使附件完全固化。

14）取下模板：刮匙轻翘附件处矫治器边缘，使附件粘接模板脱离附件及牙面，取下模板。

15）修整附件：使用高速手机配合金刚砂车针磨除附件周围溢出的多余树脂材料，修整附件边缘。

16）收尾：继续修整附件边缘并抛光牙面，可以使用抛光车针抛光附件周围牙面，避免刺激局部黏膜造成不适。

（3）医患沟通：充分告知患者牙套戴用相关事项，包括：基本的隐形牙套作用原理，牙套摘戴及清洁方法，咬胶的使用方法，初戴牙套时可能出现的不适，牙套戴用时间及更换方式，戴用时间不足可能出现的问题，刷牙注意事项及橡皮筋使用方法等。

【治疗中期效果】

1. 治疗第 5 个月情况见图 11-8，下颌 4—4 唇侧骨增量手术后第 2 天，隐形矫治器配戴至第 9 副。

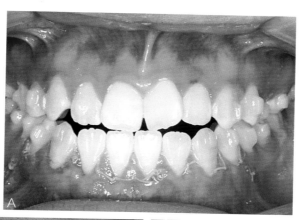

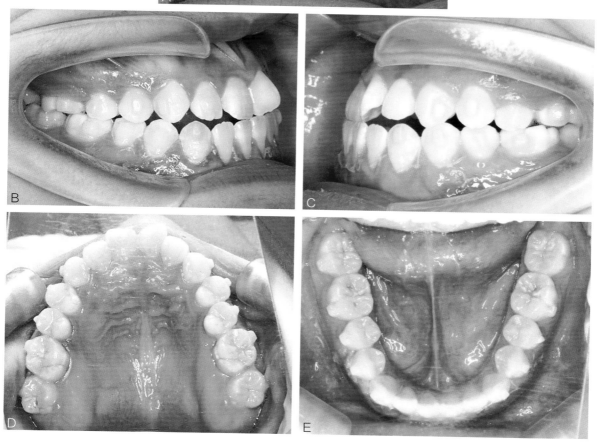

图 11-8 治疗初期口内像

A. 口内正面像 B. 口内右侧面像 C. 口内左侧面像 D. 上颌𬌗面像 E. 下颌𬌗面像

2. 治疗第 12 个月情况见图 11-9 ~图 11-11，隐形矫治器配戴至第 27 副，磨牙移动到位，转科行正颌手术。

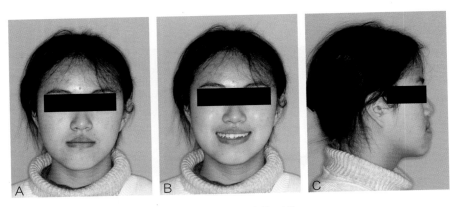

图 11-9　正颌手术前面像
A. 正面像　B. 正面微笑像　C. 侧面像

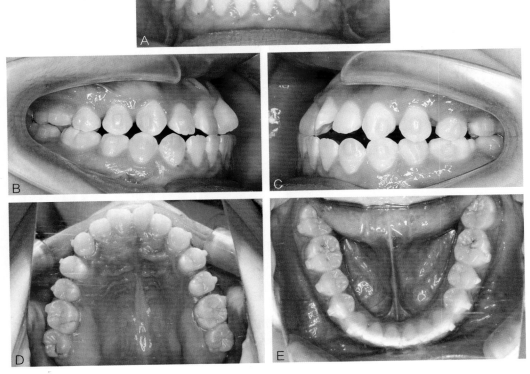

图 11-10　正颌手术前口内像
A. 口内正面像　B. 口内右侧面像　C. 口内左侧面像　D. 上颌𬌗面像　E. 下颌𬌗面像

手术类型：**正颌手术--整块--双颌--上颌优先**

手术方案及顺序：

① 【**上颌Le Fort I型截骨**】左移1.1mm，前移 1mm，decanting 2mm, yaw(L) 2°, tipping 2°

② 【**下颌BSSRO**】下颌切牙点后退4.3mm、上抬2.7mm，左移2.3mm，远心骨段左侧后退3.6mm，右侧后退4.5mm；

A ③ 【**术后即刻颌间牵引**】弹性牵引。

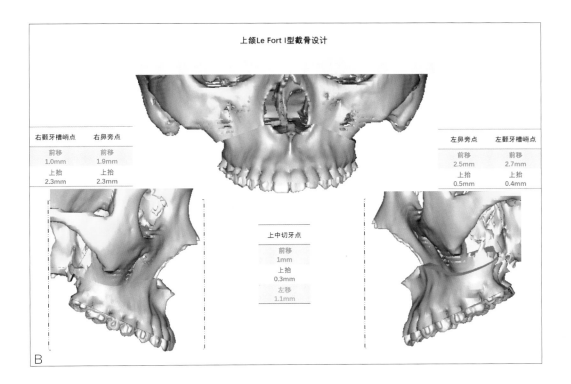

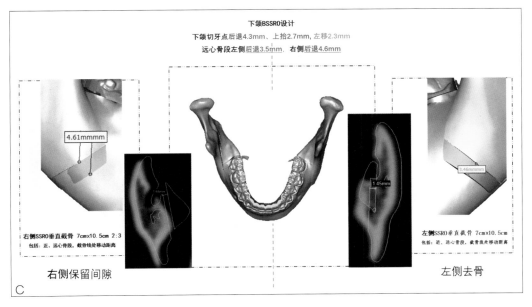

图 11-11　正颌手术设计方案

A. 正颌手术整体设计　B. 上颌 Le Fort Ⅰ型截骨设计　C. 下颌 BSSRO 设计

3．治疗第 16 个月情况见图 11-12、图 11-13，正颌术后 1 个月，隐形矫治器配戴至第 36
副，Ⅲ类牵引左侧 9.5mm，3.5oz，右侧 9.5mm，4.5oz 调整中线。

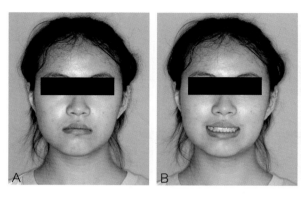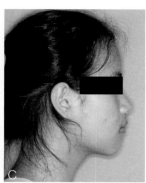

图 11-12　正颌手术后面像
A. 正面像　B. 正面微笑像　C. 侧面像

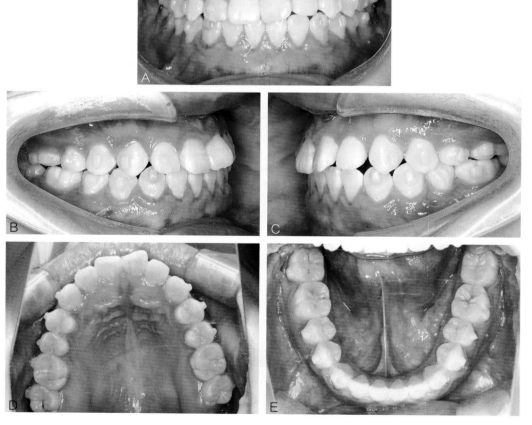

图 11-13　正颌手术后口内像
A. 口内正面像　B. 口内右侧面像　C. 口内左侧面像　D. 上颌𬌗面像　E. 下颌𬌗面像

4. 治疗第 30 个月情况见图 11-14，隐形矫治器配戴完成。

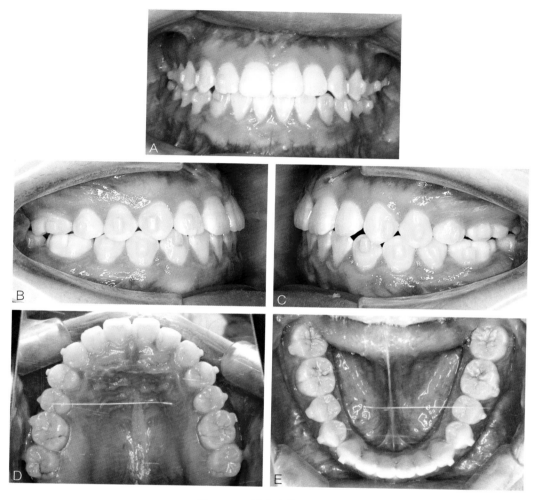

图 11-14　治疗末期口内像

A. 口内正面像　B. 口内右侧面像　C. 口内左侧面像　D. 上颌𬌗面像　E. 下颌𬌗面像

第三部分　治疗结果

【临床检查】

1. 咬合关系

（1）切牙关系：正常覆𬌗覆盖。

（2）覆盖：3mm。

（3）覆𬌗：1mm。

（4）中线：上颌牙列中线对齐面中线，下颌牙列中线左偏 0.5mm。

（5）左侧咬合关系：磨牙Ⅰ类关系，尖牙Ⅰ类关系。

（6）右侧咬合关系：磨牙Ⅰ类关系，尖牙Ⅰ类关系。

（7）反𬌗：无。

（8）错位：无。

（9）功能𬌗关系：无前伸侧方𬌗干扰，尖牙保护𬌗，无双重咬合。

2. 治疗过程中并发症

正确使用咬胶在无托槽隐形矫治中非常重要，因患者忽略咬胶造成的牙套不贴合会延长治疗的时间。附件脱落会影响牙齿移动，患者在发现附件脱落后应尽快复诊重粘附件。治疗过程中无其他并发症。

3. 正畸治疗指数

正畸治疗需要指数（the index of orthodontic treatment need，IOTN）用于客观评价正畸治疗需要，分为牙齿健康部分和美观部分。同行评估等级指数（peer assessment rating index，PAR）是标准化的评价正畸疗效的客观标准，具体评分见表 11-4。

表 11-4　正畸治疗指数

指标		评分	
正畸治疗需要指数（IOTN）	牙齿健康指数	治疗前	3b
		治疗后	1
	美观指数	治疗前	4
		治疗后	1
同行评估等级指数（PAR）		治疗前	35
		治疗后	6
		改善度	29
		改善百分比 /%	83

【治疗结束后影像学资料】

1．治疗结束后影像学检查　治疗结束后头颅侧位片见图 11-15，全景片见图 11-16。

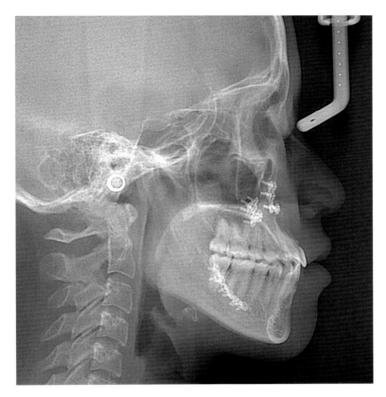

图 11-15　治疗后头颅侧位片

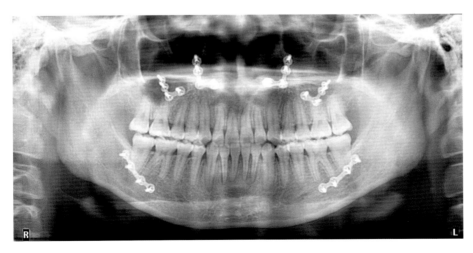

图 11-16　治疗后全景片

2．治疗结束后头影测量描记图　治疗结束后头影测量描记图见图 11-17。

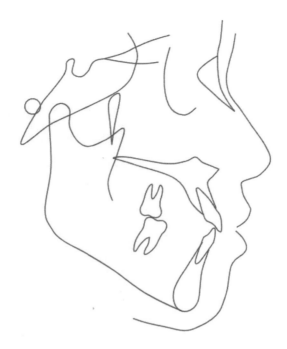

图 11-17 治疗后头影测量描记图

3. 治疗结束后头影测量分析 治疗前后软硬组织头影测量分析数据见表 11-5。

表 11-5 治疗前后头影测量分析数据

测量指标	治疗前	治疗后	变化
SNA/°	78.4	82.0	3.6
SNB/°	82.8	82.0	−0.8
FH-NPo/°	93.4	92.0	−1.4
NA-APo/°	−8.7	0.1	8.8
FMA（FH-MP）/°	25.5	25.0	−0.5
MP-SN/°	36.4	35.0	−1.4
Co-Go/mm	59.2	57.7	−1.5
S-N/mm	61.4	61.3	−0.1
SN/GoMe	88.4%	87.8%	−0.6%
Y-Axis（SGn-FH）/°	58.2	59.4	1.2
ANB/°	−4.5	−0.4	4.1
Wits/mm	−11.9	−5.2	6.7
ANS-Me/Na-Me	56.7%	57.0%	0.3%
ALFH/PLFH	139.0%	137.8%	−1.2%

续表

测量指标	治疗前	治疗后	变化
S-Go/N-Me	63.9%	64.1%	0.2%
U1-SN/°	116.9	113.9	−3
U1-NA/°	38.6	31.9	−6.7
U1-NA/mm	11.3	7.5	−3.8
U1-PP/mm	28.4	28.9	0.5
U6-PP/mm	25.0	25.4	0.4
IMPA（L1-MP）/°	84.2	85.8	1.6
L1-MP/mm	38.3	40.1	1.8
U1-L1/°	122.5	125.3	2.8
FMIA（L1-FH）/°	70.3	69.2	−1.1
OP-FH/°	6.8	4.6	−2.2
N′-Sn-Pog′/°	12.3	16.7	4.4
N′Vert-Pog′/mm	13.4	10.1	−3.3
ULL/mm	20.2	20.9	0.7
Sn to G Vert/mm	9.2	10.3	1.1
UL to E-plane/mm	−2.3	−1.4	0.9
LL to E-plane/mm	2.6	2.2	−0.4

4．治疗前后头影测量值变化的解读分析

（1）骨性：患者颌骨的矢状向不调以上颌发育不足为主，正颌手术前移上颌骨，使 SNA 角变为 82°，回到了正常值范围。同时下颌骨后退至 ANB 角为 82.8° 仍然有轻微的前突，Wits 从 −11.9 降低至 −5.2，使上下颌骨的矢状向关系明显改善，但是仍然存在Ⅲ类错𬌗的问题。

（2）牙性：前牙去代偿后，U1-SN 角减少了 3°，达到 113.9°，U1-SN 角的变化来源于隐形矫治器设计的内收。L1-MP 角增加了 1.6°，达到 85.8°。这两个角未严格达到参考值的标准，头颅侧位片上显示牙根位于牙槽骨内，得益于前牙去代偿以及下颌前牙唇侧的骨增量手术，本次治疗实现了健康稳定的目标。

（3）软组织：以零子午线为参照，软组织颏前点的位置后退了 3.3mm，上唇相对于 E 线前移了 0.9mm，位于 E 线后 1.4mm，回到正常值范围，侧貌得到改善。

5．治疗前后头影测量描记图分析

将治疗前后的头影测量描记图重叠（图 11-18），分析颌骨及牙齿的变化情况，治疗前为黑色，治疗后为红色。

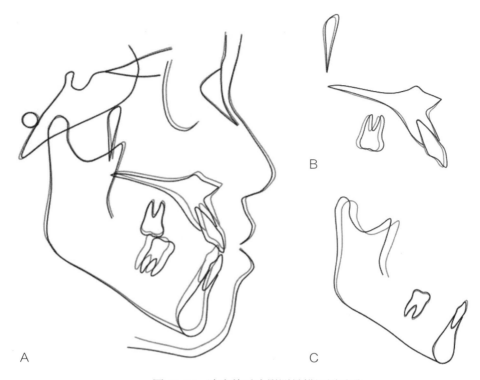

图 11-18 治疗前后头影测量描记图重叠
A. 以 SN 平面为基准重叠　B. 上颌重叠对比　C. 下颌重叠对比

【治疗后照片】

1. 面像（图 11-19）

（1）正面：面部三停比例基本一致，全面高：颧骨：下颌角约为 1.37∶1∶0.71。

（2）唇：静态露齿 2mm，无唇外翻，闭合良好。

（3）微笑：微笑不露龈，口角平衡。

（4）颏部：颏唇沟浅。

（5）侧面：直面型，鼻唇角约 90°，均角。

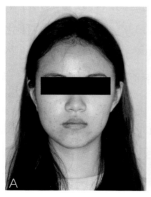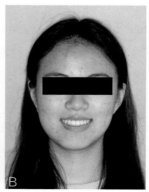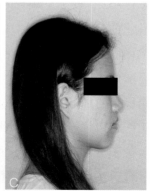

图 11-19 治疗后面像
A. 正面像　B. 正面微笑像　C.90° 侧面像

2．口内像（图 11-20）

（1）拥挤及间隙：牙列无拥挤，无间隙。

（2）尖牙和磨牙关系：双侧尖牙 / 磨牙中性关系。

（3）上下颌后牙关系：正常覆𬌗覆盖。

（4）上下颌前牙关系：正常覆𬌗覆盖。

（5）中线：上颌中线对齐面中线，下颌中线左偏 0.5mm。

（6）前后牙列牙龈状况：牙龈质韧，色粉红。

（7）牙根形状：未见明显根形。

（8）上下颌牙弓形态及协调性：上下颌牙弓协调，均为卵圆形。

（9）牙体状况：牙体未及明显龋损。

（10）口腔卫生：未见明显菌斑、软垢、结石。

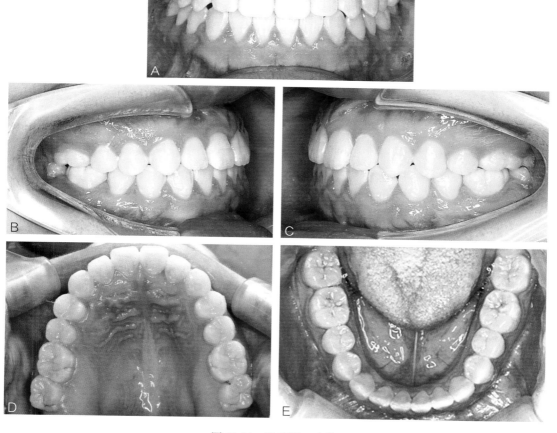

图 11-20　治疗后口内像

A．口内正面像　B．口内右侧面像　C．口内左侧面像　D．上颌𬌗面像　E．下颌𬌗面像

第四部分　思辨与解析

【治疗计划的理论依据】

1．治疗动机

患者为严重骨性Ⅲ类错𬌗畸形的凹面型，以上颌发育不足为主，已经过了生长发育高峰期。患者有改善面型、追求良好咬合功能和口腔健康的诉求，故该患者治疗意愿较强，能接受并配合长期的治疗。

2．正畸 - 正颌联合治疗的选择

正畸 - 正颌联合治疗能纠正上下颌骨关系不调，解决面部不对称，凹面型等骨性问题，符合患者对美观的要求；前牙去代偿后牙根回到牙槽骨内，符合健康的要求。由于单纯正畸掩饰性治疗不能满足患者的治疗要求，故选择正畸 - 正颌联合治疗。

3．非减数设计

对于骨性Ⅲ类错𬌗的病例，下颌往往存在发育过度，骨量大于牙量的情况，谨慎拔牙矫治。上颌根据拥挤度及上颌切牙角度等因素，可以通过扩弓、磨牙远中移动等非减数设计解决横向及矢状向的牙量骨量不调；也可以通过减数设计，拔除第二前磨牙，也可以在第三磨牙健康状态时，拔除第二磨牙创造间隙内收上颌前牙去除代偿。本病例中，患者上颌轻度拥挤，下颌无拥挤，采用拔除上颌第三磨牙，上颌磨牙远中移动来获得间隙内收前牙。

4．支抗设计

本病例患者的上颌磨牙仅需小范围的远中移动，合理设计牙齿移动方式并辅助颌间牵引保护上颌支抗即可实现。如果磨牙远中移动距离大，亦可通过微种植体增强支抗。对于前牙区唇侧牙槽骨薄的病例，特别需要注意前牙因磨牙远移反作用力带来的唇倾。

5．矫治器选择与正畸生物力学

隐形矫治器的出现使上颌的磨牙远中移动创造间隙成为可以选择的治疗路径，研究报道磨牙远移的实现率可达80%以上。尽管磨牙远移是隐形矫治器的优势，临床治疗中仍需关注支抗以免造成牙齿的往复运动以及前牙唇倾。同时，隐形矫治器美观舒适易清洁的特点也可以提高患者的治疗体验。

【思辨与分析】

患者进行了27个月的正畸治疗。最初的治疗目标已经实现，患者的主诉也得到了解决，其中，患者的面型在治疗第16个月就得到了改善。患者对治疗结果非常满意，咬合关系和美学效果良好。

1．骨性

在治疗过程中，正颌手术将上颌骨向前移动，下颌骨后退匹配上颌骨，改善了颌骨的不调。早期手术的治疗理念使患者不用等到去代偿完全实现即可通过正颌手术改善侧貌并最终获得良好的治疗效果。需要注意的是，由于软组织的改建需要较长的时间，不可避免地存在一定程度上的

复发，手术设计时需要过矫正并在术后辅以颌间牵引以达到良好的治疗效果。

2．牙性

对于无托槽隐形矫治，治疗中需要特别注意牙根在牙槽骨中的位置，避免骨开窗、骨开裂的出现。由于患者上下颌前牙长期废用，牙槽骨菲薄。通过骨增量手术增加下颌前牙区的骨量，并使下颌前牙直立在牙槽骨内，有利于根骨健康的维持和咬合功能的行使。治疗结束后前牙覆𬌗覆盖也回到了正常范围内。

3．软组织

正颌手术前移上颌骨使面中部的软组织更为饱满。同时后退下颌骨改善了软组织颏前点的位置。颏唇沟在治疗前后没有明显变化，如果合并采用颏成型手术可能使侧貌更为直立。

4．医源性改变

治疗后全景片显示牙根长度基本没有变化。磨除附件后，没有发现牙釉质脱钙，未见牙龈黑三角。

参考文献

1.　ROSSINI G, PARRINIS, CASTROFLORIO T, et al. Efficacy of clear aligners in controlling orthodontic tooth movement: a systematic review. Angle Orthod, 2015 Sep, 85(5): 881-889.

2.　TAFFAREL I A, GASPARELLO G G, MOTA-JÚNIOR S L, et al. Distalization of maxillary molars with Invisalign aligners in nonextraction patients with Class Ⅱ malocclusion. Am J Orthod Dentofacial Orthop. 2022 Oct, 162(4): e176-e182.

3.　ZHOU G, YU F, YU H, et al. Treatment of skeletal class Ⅲ malocclusion using a combined clear aligner and surgery-early approach: Assessment based on the American Board of Orthodontics Objective Grading System. J Orofac Orthop, 2023 Mar.

4.　CONG A, RUELLAS A C O, TAI S K, et al. Presurgical orthodontic decompensation with clear aligners. Am J Orthod Dentofacial Orthop, 2022 Oct, 162(4): 538-553.

5.　LI L, GUO R, ZHANG L, et al. Maxillary molar distalization with a 2-week clear aligner protocol in patients with Class Ⅱ malocclusion: A retrospective study. Am J Orthod Dentofacial Orthop, 2023 Jul, 164(1): 123-130.

6.　ALSINO H I, HAJEER M Y, BURHAN A S, et al. The Effectiveness of Periodontally Accelerated Osteogenic Orthodontics (PAOO) in Accelerating Tooth Movement and Supporting Alveolar Bone Thickness During Orthodontic Treatment: A Systematic Review. Cureus, 2022 May 14, 14(5): e24985.

（周国立　房　兵）

第十二章

骨性 Ⅲ 类高角伴先天性缺牙的
成人正畸 - 正颌联合治疗

病例简介 ▶

　　患者 JPR，女性，16 岁 6 个月，曾在我院随访近 7 年时间，于 2021 年再次就诊，问题列表主要包括骨性 Ⅲ 类错𬌗畸形，伴有先天性缺牙，牙列拥挤以及前牙区开𬌗。治疗方案为正畸 - 正颌联合治疗，主要包括上颌减数 14，纠正牙列不对称与拥挤，术前正畸治疗去代偿后行双颌手术，于 27 个月结束治疗。

第一部分 治疗前评估

【患者一般情况】

1．姓名 JPR。

2．性别 女。

3．出生日期 2004 年 6 月。

4．治疗开始年龄 16 岁 7 个月。

【主 诉】 牙齿不齐伴前牙反咬 5 年，要求治疗。

【现病史】 否认家族遗传史，否认正畸病史，否认扁桃体肥大史，否认腺样体肥大史，否认咬物习惯等不良口腔习惯，左上颌前牙曾有咬硬物致缺损病史，否认疼痛史，近 5 年内前牙无法咬合逐渐加重。

【既往史】 否认系统性疾病史。

【临床检查】

1．口外检查

（1）正面观：面部三停比例不协调，面下 1/3 稍长，上唇长度约 24mm，唇休息位露齿 0mm，唇闭合良好，微笑露齿量 5mm，面部不对称，颏点稍右偏，𬌗平面无明显偏斜。

（2）侧面观：凹面型，上唇位于 E 线后 4.1mm，下唇位于 E 线后 2mm，鼻唇角约 105°，下颌平面角高，软组织颏点位于零子午线前方 3.6mm。

（3）颞下颌关节：双侧颞下颌关节无弹响，无压痛，张口度 3 指，张口型向下。

2．口内检查

（1）牙列

上颌 17 16 15 14 13 12 11	21 22 23 24 26 27
下颌 47 46 45 44 43 42 41	31 32 33 34 35 36 37

口内牙列 25 未见，38，48 未见，18 与 28 萌出中，垂直向阻生，高于𬌗平面。

（2）一般牙体检查：21 近中切端缺损，无叩痛，无松动，其余牙体形态正常，未见明显龋损。

（3）拥挤 / 间隙

1）上颌前牙段拥挤度约 8mm，下颌前牙段拥挤度约 4mm。

2）上颌：尖圆形牙弓，前牙段重度拥挤，上颌中切牙唇倾，下颌中切牙舌倾，右上颌侧切牙腭侧位，右上颌尖牙唇侧高位，上颌牙弓狭窄，共 8mm 拥挤度。

3）下颌：卵圆形牙弓，前牙段轻度拥挤，中切牙稍舌倾，右下颌侧切牙远中向扭转，后牙段无拥挤，共 4mm 拥挤度。

（4）软组织：牙龈轻微红肿，BOP（＋），牙石、软垢Ⅱ度，牙龈未见明显退缩，系带附着正常，舌体位置正常，其余口腔软组织未见明显异常。

（5）口腔卫生：口腔卫生情况一般，牙石、软垢Ⅱ度。

（6）咬合关系

1）切牙关系：开𬌗。

2）前牙覆盖：无。

3）前牙覆𬌗：无。

4）中线：上颌牙列中线右偏 1mm，下颌牙列中线右偏 2mm。

5）左侧后牙关系：第一磨牙反𬌗。

6）右侧后牙关系：第一磨牙近中关系。

7）反𬌗牙位：24，26 与 35，36。

8）开𬌗牙位：上下颌前牙区。

9）13 唇向高位。

10）Spee 曲线约 3mm。

【治疗前照片】

1．面像（图 12-1）

（1）正面：面部欠对称，面下 1/3 稍长，下颌角稍高，唇休息位无露齿，唇闭合良好。微笑时露齿量正常，口角平衡佳。颏唇沟稍浅，前后位置正常。

（2）侧面：面型凹，面中 1/3 发育不佳，鼻唇角稍钝，下颌平面角稍高。

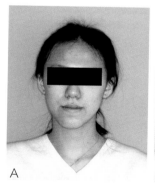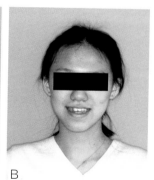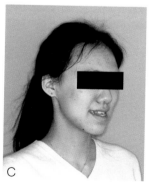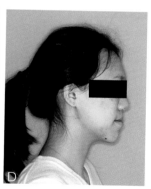

图 12-1 患者面像
A. 正面像 B. 正面微笑像 C. 45° 侧面微笑像 D. 90° 侧面像

2．口内像（图 12-2）

（1）上颌前牙区重度拥挤，13 完全唇向错位，下颌前牙区中度拥挤。

（2）尖牙和磨牙关系：双侧尖牙开𬌗、Ⅲ类关系；左侧磨牙反𬌗，右侧磨牙Ⅲ类关系。

（3）上下颌后牙关系：24，26 与 35，36 呈反𬌗关系。

（4）上下颌前牙关系：前牙区开𬌗，约 3.5mm。

（5）中线：上颌中线右偏 1mm，下颌中线右偏 2mm。

（6）前后牙列牙龈状况：牙龈乳头轻微红肿。

（7）牙根形状：下颌前牙区未见明显根形。

（8）上下颌牙弓形态及协调性：上颌牙弓狭窄，上下颌牙弓宽度不匹配。

（9）牙体状况：25 未见，21 近中缺损，未见明显变色，其余牙体未见明显龋损。

（10）口腔卫生：后牙区颊侧可见明显菌斑，软垢。

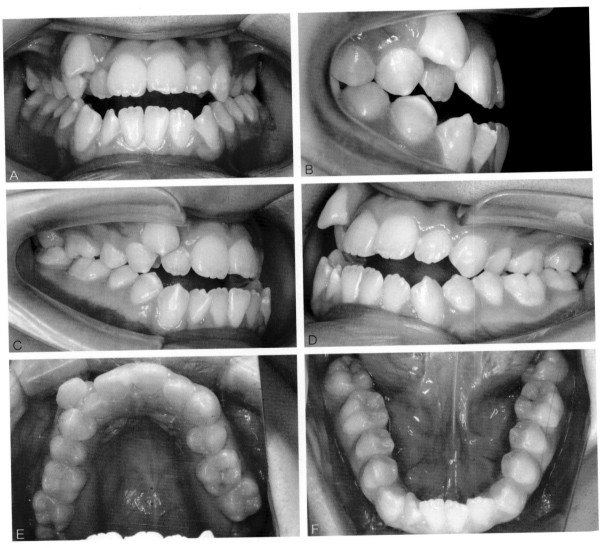

图 12-2　患者口内像

A. 口内正面像　B. 口内覆𬌗覆盖像　C. 右侧咬合像　D. 左侧咬合像　E. 上颌𬌗面像　F. 下颌𬌗面像

【功能检查】

1. 颞下颌关节：开口度约 40mm，张口型向下，无压痛，无弹响。

2. 下颌后退位：下颌无法后退，前牙无法咬合。

【治疗前影像学检查】

1. **全景片**　25 先天缺失，18 与 28 萌出中，38 与 48 垂直阻生，其余未见明显异常，见图 12-3。

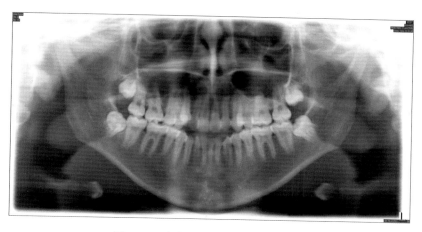

图 12-3　治疗前全景片（2021.01.27）

2. **头颅定位片**　前牙区开𬌗，双侧下颌支高度基本一致（图 12-4），具体数值见头影测量分析。

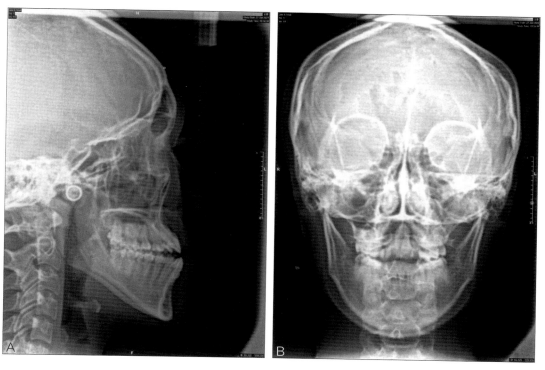

图 12-4　治疗前定位片（2021.01.27）
A. 侧位片　B. 正位片

3．CBCT　下颌前牙唇侧牙槽骨壁较薄，前牙区冠根比接近 1∶1，具体见图 12-5。

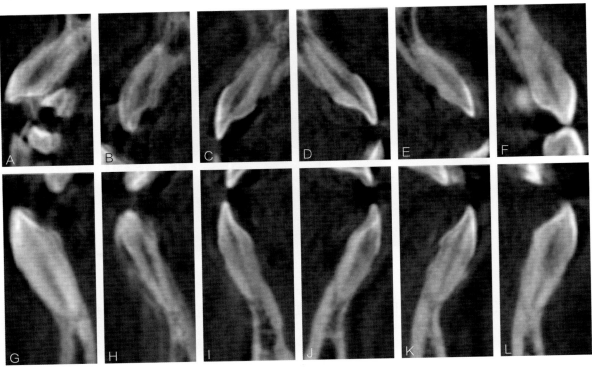

图 12-5　治疗前 CBCT 影像（2021.01.27）

A. 13 矢状面　B. 12 矢状面　C. 11 矢状面　D. 21 矢状面　E. 22 矢状面　F. 23 矢状面　G. 43 矢状面
H. 42 矢状面　I. 41 矢状面　J. 31 矢状面　K. 32 矢状面　L. 33 矢状面

【其他检查】

Bolton 指数分析：Bolton 指数用于判断上下颌牙弓中是否存在牙冠宽度不协调的问题，具体数值见表 12-1 Bolton 指数分析。

表 12-1　Bolton 指数分析

牙弓	牙近远中宽度 /mm						总宽度
	右侧			左侧			
	尖牙	侧切牙	中切牙	中切牙	侧切牙	尖牙	
上颌	8.5	7.5	10	10	7.5	8.5	52
下颌	7.5	7	6.5	6.5	7	7.5	42

前牙 Bolton 指数 = 42/52 × 100% = 80.76%（77.2% ± 1.65%）

前牙区 Bolton 指数结果提示，上下颌前牙牙齿宽度轻度不协调，下颌前牙略宽。

【治疗前头影测量描记图】

以治疗前头颅侧位片为基础进行头影测量，治疗前头影测量描记图见图 12-6。

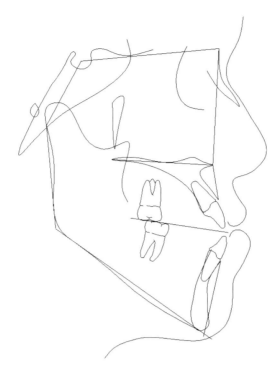

图 12-6 治疗前头影测量描记图

【治疗前头影测量分析】

治疗前相应头影测量具体数据见表 12-2。

表 12-2 治疗前头影测量分析

指标	治疗前	正常值
SNA/°	76.3	82 ± 3
SNB/°	82.1	79 ± 3
ANB/°	−5.8	3 ± 1
SN-MP/°	9.1	8 ± 3
Wits/mm	−11.6	−1
U1-SN/°	116.8	108 ± 5
IMPA/°	82.0	92 ± 5
U1-L1/°	120.0	133 ± 10
FMA/°	36.4	27 ± 5
UFH/mm	54.0	
LFH/mm	74.5	
UFH/FH	58.0%	55%

续表

指标	治疗前	正常值
U1-APO/mm	9.4	6.0 ± 2.2
L1-APO/mm	10.1	2.7 ± 1.7
U1-EP/mm	−4.9	−4.1
L1-EP/mm	1.2	−2
NLA/°	105	102 ± 8
APDI/°	96.9	81.4 ± 5.0
ODI/°	45.8	74.5 ± 5.0

【头影测量值解读分析】

1. **骨性**　头影测量分析显示患者为骨性Ⅲ类高角畸形，开𬌗，ANB 为 −5.8°，Wits −11.6mm，SNA 偏小（76.3°），SNB 值偏大位于临界值（82.1°），上颌骨发育不足，下颌骨发育过度，是导致矢状向不调的主要病因。

2. **牙性**　上颌切牙唇倾（116.8°），下颌切牙舌倾（82°），切牙之间夹角偏小（120°），上下颌切牙相对于 A-Po 位置均偏前（分别为 +9.4mm 和 +10.1mm），表明患者发生了骨性Ⅲ类错𬌗常见的上颌前牙代偿性的唇倾和下颌切牙代偿性的舌倾。

3. **软组织**　下唇明显前突于 E 线前方。

【问题列表】

1. 骨性Ⅲ类　上颌发育不足，下颌发育过度，高角开𬌗。

2. 上下颌前牙区开𬌗。

3. 上颌牙弓狭窄，后牙区宽度不足。

4. 上颌牙列重度拥挤，下颌牙列轻度拥挤。

5. 牙代偿性生长的上颌切牙唇倾，下颌切牙舌倾。

6. 上下颌牙列中线不齐。

7. 25 先天缺失。

8. 牙龈炎。

9. 18，28，38，48 垂直阻生。

【矫治目标】

1. **美观**　解决患者诉求的面容美观问题，包括侧貌凹，下唇突出，下颌前突，面中凹陷。

2. **功能**　解决患者前牙无法咬合的功能问题，包括前牙区开𬌗，上下颌牙弓宽度不调，左侧后牙段反𬌗。

3. **稳定与健康**　解除上下颌牙列不齐等问题，使牙弓中牙列稳定在能行使良好健康功能的位置上。

【治疗前随访记录（一）】 2014 年 4 月（9 岁 10 个月）

1．随访记录（一）面像（图 12-7）

（1）正面：面部基本对称，面部上中下三等分，唇部闭合良好，微笑露齿量正常，口角平衡，颏唇沟正常。

（2）侧面：侧貌凹，面中 1/3 发育不良，鼻唇角钝，下颌平面角稍高。

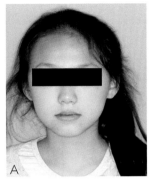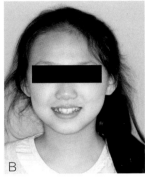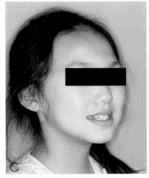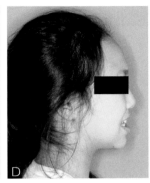

图 12-7　随访记录（一）患者面像
A. 正面像　B. 正面微笑像　C. 45° 侧面微笑像　D. 90° 侧面像

2．随访记录（一）口内像（图 12-8）

（1）上颌前牙区中度拥挤，下颌前牙区轻度拥挤。

（2）尖牙和磨牙关系：13 萌出中，右侧磨牙中性关系，左侧磨牙反𬌗关系。

（3）上下颌后牙关系：14、16、24、26 反𬌗。

（4）上下颌前牙关系：前牙区对刃𬌗。

（5）中线：上颌牙列中线正，下颌牙列中线右偏 1mm。

（6）前后牙列牙龈状况：13 萌出处牙龈轻微红肿。

（7）牙根形状：未见明显根形。

（8）上下颌牙弓形态及协调性：上颌牙弓狭窄，上下颌牙弓宽度不匹配。

（9）牙体状况：25 未见，其余牙体未见明显异常。

（10）口腔卫生：菌斑，软垢Ⅰ度。

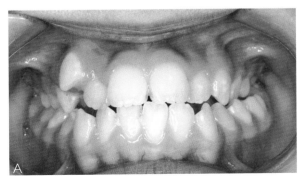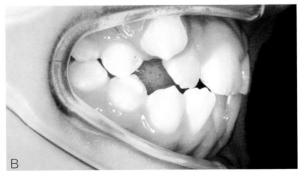

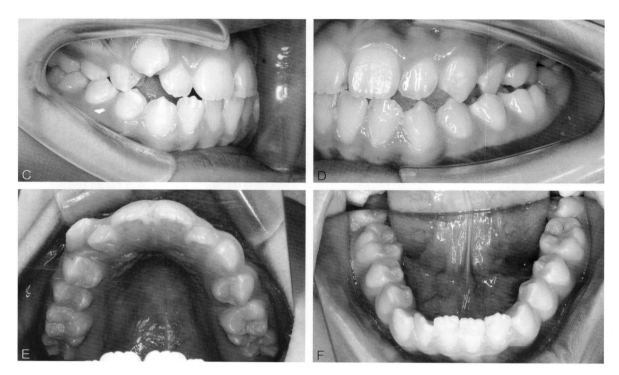

图 12-8　随访记录（一）患者口内像

A. 口内正面像　B. 口内覆𬌗覆盖像　C. 右侧咬合像　D. 左侧咬合像　E. 上颌𬌗面像　F. 下颌𬌗面像

【随访记录（一）影像学检查】

1. 全景片　13 高位，25 未见，其余未见明显异常，具体见图 12-9。

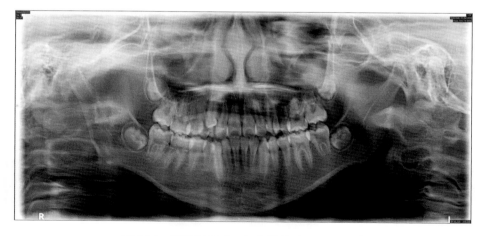

图 12-9　随访记录（一）全景片（2014.04.15）

2. 头颅侧位片　患者于 2014 年 4 月即 9 岁 10 个月时的头颅侧位片（图 12-10）。

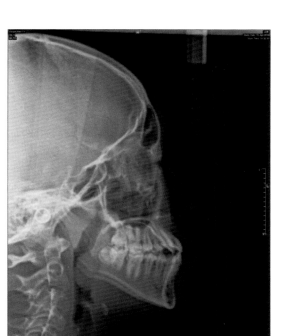

图 12-10　随访记录（一）头颅侧位片（2014.04.15）

【随访记录（一）头影测量分析】

依据患者 2014 年 4 月头颅侧位片所得的头影测量数据见表 12-3。

表 12-3　随访记录（一）头影测量分析

指标	治疗前	正常值
SNA/°	75.7	82 ± 3
SNB/°	76.9	79 ± 3
ANB/°	−1.3	3 ± 1
SN-MP/°	8.2	8 ± 3
Wits/mm	−5.3	−1
U1-SN/°	113.9	108 ± 5
IMPA/°	85.3	92 ± 5
U1-L1/°	121.6	133 ± 10
FMA/°	32.4	27 ± 5
UFH/mm	50	
LFH/mm	63	
UFH/FH	55.9%	55%
U1-APO/mm	7.8	6.0 ± 2.2
L1-APO/mm	6.2	2.7 ± 1.7
U1-EP/mm	0	−4.1
L1-EP/mm	3.3	−2

指标	治疗前	正常值
NLA/°	95	102 ± 8
APDI/°	89.2	81.4 ± 5.0
ODI/°	58.3	74.5 ± 5.0

【治疗前随访记录（二）】　2017 年 3 月 8 日（12 岁 9 个月）

【随访记录（二）影像学检查】

1．全景片　13 高位，25 未见，其余未见明显异常，具体见图 12-11。

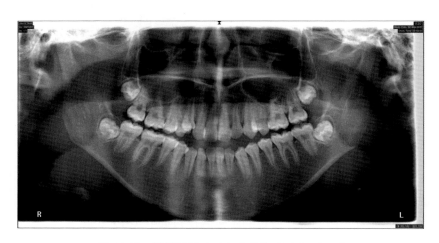

图 12-11　随访记录（二）全景片（2017.03.08）

2．头颅侧位片　患者于 2017 年 3 月 8 日（12 岁 9 个月）时的头颅侧位片见图 12-12。

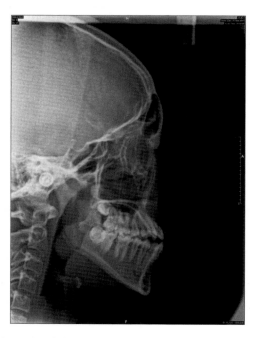

图 12-12　随访记录（二）头颅侧位片（2017.03.08）

【随访记录（二）头影测量分析】

依据患者 2017 年 3 月 8 日头颅侧位片所得的头影测量数据见表 12-4。

表 12-4　随访记录（二）头影测量分析

指标	治疗前	正常值
SNA/°	76.7	82 ± 3
SNB/°	78.8	79 ± 3
ANB/°	−2.0	3 ± 1
SN-MP/°	9.3	8 ± 3
Wits/mm	−6.0	−1
U1-SN/°	114.6	108 ± 5
IMPA/°	82.5	92 ± 5
U1-L1/°	121.0	133 ± 10
FMA/°	33.9	27 ± 5
UFH/mm	54.6mm	
LFH/mm	68.3mm	
UFH/FH	55.9%	55%
U1-APO/mm	8.5	6.0 ± 2.2
L1-APO/mm	8.4	2.7 ± 1.7
U1-EP/mm	−1.4	−4.1
L1-EP/mm	1.6	−2
NLA/°	95°	102 ± 8
APDI/°	92.8	81.4 ± 5.0
ODI/°	57.8	74.5 ± 5.0

【治疗前随访记录（三）】　2018 年 6 月 27 日（14 岁）

1. 面像（图 12-13）

（1）正面：面部欠对称，面下 1/3 稍长，下颌角稍高，静息状态下无露齿，唇闭合良好，微笑露齿正常，口角平衡佳，颏唇沟正常。

（2）侧面：侧貌凹，面中 1/3 发育不足，下唇前突，鼻唇角钝，下颌平面角稍高。

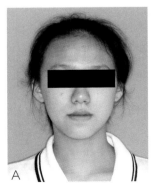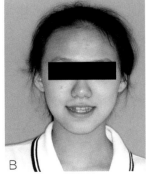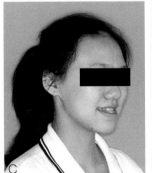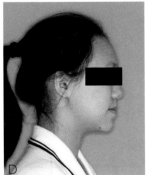

图 12-13　随访记录（三）患者面像

A. 正面像　B. 正面微笑像　C. 45° 微笑像　D. 90° 侧面像

2．口内像（图 12-14）

（1）上颌重度拥挤，下颌中度拥挤。

（2）尖牙和磨牙关系：双侧尖牙开𬌗、近中关系；左侧磨牙反𬌗关系，右侧磨牙近中关系。

（3）上下颌后牙关系：14，16 反𬌗。

（4）上下颌前牙关系：前牙区开𬌗。

（5）中线：上颌中线右偏 1mm，下颌中线右偏 1.5mm。

（6）前后牙列牙龈状况：牙龈乳头轻微红肿。

（7）牙根形状：未见明显根形。

（8）上下颌牙弓形态及协调性：上颌牙弓狭窄，牙弓宽度不匹配。

（9）牙体状况：25 未见，21 缺损，未见明显牙体变色。

（10）口腔卫生：菌斑，软垢 Ⅱ度。

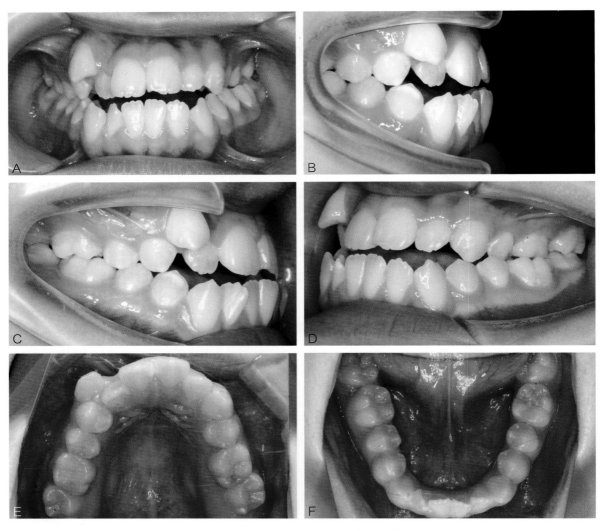

图 12-14　随访记录（三）患者口内像

A.口内正面像　B.口内覆𬌗覆盖像　C.右侧咬合像　D.左侧咬合像　E.上颌𬌗面像　F.下颌𬌗面像

【随访记录（三）影像学检查】

头颅侧位片：患者于 2018 年 6 月 27 日（14 岁）时的头颅侧位片见图 12-15。

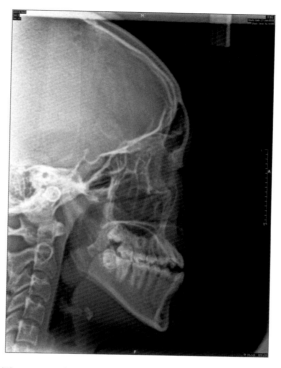

图 12-15　随访记录（三）头颅侧位片（2018.06.27）

【随访记录（三）头影测量分析】

依据患者 2018 年 6 月 27 日头颅侧位片所得的头影测量数据见表 12-5。

表 12-5　随访记录（三）头影测量分析

指标	治疗前	正常值
SNA/°	77.3	82 ± 3
SNB/°	80.7	79 ± 3
ANB/°	−3.4	3 ± 1
SN-MP/°	9.6	8 ± 3
Wits/mm	−8.8	−1
U1-SN/°	116.8	108 ± 5
IMPA/°	82.0	92 ± 5
U1-L1/°	120.0	133 ± 10
FMA/°	34.1	27 ± 5
UFH/mm	53.7mm	
LFH/mm	74.2mm	

续表

指标	治疗前	正常值
UFH/FH	58%	55%
U1-APO/mm	8.0	6.0 ± 2.2
L1-APO/mm	9.4	2.7 ± 1.7
U1-EP/mm	−3.5	−4.1
L1-EP/mm	0.8	−2
NLA/°	105	102 ± 8
APDI/°	94.4	81.4 ± 5.0
ODI/°	55.9	74.5 ± 5.0

【随访记录头影测量数据变化图】

将患者 3 次头影测量数值进行总结比较，具体见表 12-6。

表 12-6　随访记录头影测量数据分析

指标	2014 年 4 月 （9 岁 10 个月）	2017 年 3 月 8 日 （12 岁 9 个月）	2018 年 6 月 27 日 （14 岁）
SNA/°	75.7	76.7	77.3
SNB/°	76.9	78.8	80.7
ANB/°	−1.3	−2.0	−3.4
SN-MP/°	8.2	9.3	9.6
Wits/mm	−5.3	−6.0	−8.8
U1-SN/°	113.9	114.6	116.8
IMPA/°	85.3	82.5	82.0
U1-L1/°	121.6	121.0	120.8
FMA/°	32.4	33.9	34.1
UFH/mm	50	54.6	53.7
LFH/mm	63	68.3	74.2
UFH/FH	55.9%	55.9%	58%
U1-APO/mm	7.8	8.5	8.0
L1-APO/mm	6.2	8.4	9.4
U1-EP/mm	0	−1.4	−3.5
L1-EP/mm	3.3	1.6	0.8
NLA/°	95	98	105
APDI/°	89.2	92.8	94.4
ODI/°	58.3	57.8	55.9

【随访记录头影测量描记图重叠】

随访记录头影描记图线条颜色分别为（一）黄色,（二）绿色,（三）蓝色,具体见图 12-16。

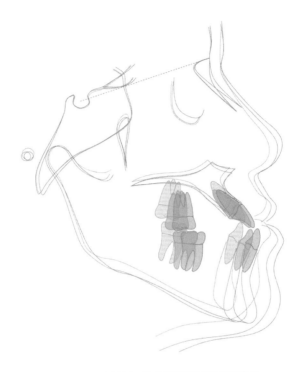

图 12-16　随访记录头影测量描记图重叠

【治疗计划一】　正畸 - 正颌联合治疗

1. **正畸 - 正颌联合治疗**　上颌 Le Fort Ⅰ型截骨术前徙上颌骨 + 下颌 BSSRO 后退下颌骨 + 颏成型。

2. **术前正畸间隙获得方式**　上颌通过减数获得间隙。

3. **术前正畸治疗**

（1）上颌减数 14 创造间隙纠正牙列拥挤（25 先天缺失）,适当改善上颌前牙唇倾度。

（2）下颌非减数去代偿,下颌前牙区因骨皮质较薄,备牙槽骨增量手术。

4. **矫治器**　金属自锁矫治器。

5. **支抗设计**　无特殊支抗设计装置。

6. **其他**　正畸前拔除 18,28,38,48。

7. **健康宣教**　矫治过程中需要维护良好的口腔卫生,每次进食后必须刷牙。

8. **保持**　上下颌透明压膜保持器保持。

9. **稳定性及预后评估**　正颌术后正畸治疗建立稳定的后牙咬合关系,前牙建立正常覆𬌗覆盖,则稳定性较好。

【治疗计划二】 掩饰性矫治

1. 间隙获得方式　通过上颌扩弓和弓丝弹性获得间隙，排期牙列，纠正反𬌗。

2. 骨性Ⅲ类错𬌗掩饰性矫治

（1）上颌非减数治疗：通过扩弓，磨牙远中移动与前牙唇倾的方式获取间隙解除拥挤。

（2）下颌非减数治疗：解除牙列拥挤，下颌前牙区骨增量手术可能。

3. 通过压低后牙，伸长前牙来改善上下颌前牙区开𬌗。

4. 矫治器　金属自锁矫治器。

5. 支抗设计　无特殊支抗设计装置。

6. 其他　正畸前拔除 18，28，38，48。

7. 健康宣教　矫治过程中需要维护良好的口腔卫生，每次进食后必须刷牙。

8. 保持　上下颌透明压膜保持器保持。

9. 稳定性及预后　相较于方案一，牙性改变较大，而颌骨改变较小，稳定性较差。由于上颌前牙加大唇向倾斜，下颌切牙加大舌侧倾斜，增加了牙齿的代偿，正畸治疗不能解除上下颌骨的骨性的Ⅲ类关系，对面部的美学比例改善效果小。

【治疗计划优缺点】

1. **治疗方案一**

（1）优点

1）改善患者前牙无法咬合，一侧后牙反𬌗的功能性问题。

2）改善患者上颌发育不足，下颌发育过度导致的矢状向不调的问题。

3）改善牙列拥挤与牙弓狭窄等牙性问题。

（2）缺点

1）需手术治疗，有一定的创伤和风险。

2）上颌需减数治疗以改善拥挤与去除代偿。

2. **治疗方案二**

（1）优点

1）无需进行手术，减少创伤。

2）不进行减数，尽可能保存牙列。

（2）缺点

1）无法改善上颌发育不足，下颌发育过度导致的美观问题，可能上颌前牙的唇倾斜度增加。

2）因上颌拥挤量较大，且上颌前牙已存在代偿性唇倾，若再进行唇倾移动则存在骨开窗风险。

3）因上颌先天性缺失 25，解除拥挤后可能会导致上颌中线偏移。

患者选择治疗方案一。

第二部分　矫治过程

【治疗流程】

1．治疗开始日期　2021 年 1 月 27 日。
2．治疗开始时患者年龄　16 岁 7 个月。
3．治疗结束日期　2023 年 4 月 11 日。
4．治疗结束时患者年龄　18 岁 10 个月。
5．保持情况　仍在保持中。
6．总治疗时长　27 个月。

【治疗关键步骤】

经患者充分考虑后，签署治疗计划书及知情同意书，于正畸治疗前拔除 18，28，38，48，关键步骤见表 12-7。

表 12-7　治疗流程关键步骤

日期	步骤
2021 年 3 月	上下颌托槽粘接，0.014inch NiTi 弓丝入槽，尖牙向后结扎
2021 年 5 月	上颌 0.014inch × 0.025inch CuNiTi 弓丝入槽，下颌 0.017inch × 0.025inch NiTi 弓丝入槽，尖牙向后结扎，41 与 43 间放置推簧
2021 年 7 月	上颌 0.017inch × 0.025inch NiTi 弓丝入槽，11 与 13 间放置推簧，尖牙向后结扎，42 粘接，逐步入槽正扭转
2021 年 8 月	上颌 0.017inch × 0.025inch SS 弓丝入槽，下颌 0.012inch NiTi 辅弓入槽，上颌 11 与 13 间推簧加力，尖牙向后结扎
2021 年 10 月	上颌 11 与 13 间推簧加力，下颌 0.014inch NiTi 弓丝入槽
2021 年 12 月	上颌 0.012inch NiTi 辅弓，下颌 0.017inch × 0.025inch NiTi 弓丝入槽
2022 年 6 月	上颌 0.017inch × 0.025inch SS 弓丝入槽
2022 年 8 月	正颌手术：上颌 Le Fort I 型截骨术前徙上颌骨 + 下颌 BSSRO 后退下颌骨 + 颏成型
2022 年 9 月	下颌弓形调整，后牙段内收，配合摇椅弓，Ⅲ类牵引
2022 年 11 月	停止Ⅲ类牵引，行斜牵
2023 年 1 月	前牙区垂直牵引，下颌弓形调整，去除摇椅弓形
2023 年 3 月	拆除上下颌托槽，制作上下颌压膜保持器

【固定矫治技术操作步骤】

1．固定矫治器粘接规范操作

（1）工具准备：自锁金属托槽，光固化粘接树脂 1 套，酸蚀剂 1 支，光固化灯 1 个，棉卷数个，酒精棉球数个，持针器 1 把，探针 1 把，镊子 1 把，尺子 1 把，开口器 1 个。

（2）操作步骤

1）清洁牙面：75% 的酒精棉球反复擦洗需粘接托槽的牙面后吹干。

2）牙面酸蚀：酸蚀 30 秒，用三用枪气水冲洗牙面 30 秒后，吹干使得牙面呈白垩色。

3）托槽粘接：用毛刷将粘接液体均匀涂抹在牙面上，将适量树脂置于托槽底板上，然后用镊子将托槽放置于牙面上，确定正确的托槽位置，并稍加以压力使托槽与牙面完全稳定贴合，在粘接剂未完全固化前用探针将托槽周围多余的粘接剂除去，光固化 5～30 秒（根据光固化灯的强度决定）。

（3）操作技能：通过术前全景片以及牙体长轴进行托槽定位与粘接，通过推簧等创造间隙，使用辅弓弓丝使扭转牙排入牙列，后期配合颌间牵引。

（4）医患沟通

1）口腔不适：一般在初戴 6 小时后出现不适感，24 小时达到高峰，在每一次复诊加力后，牙齿会产生酸痛感，咬硬物时感觉无力。酸痛一般持续 3～7 天，1 周后逐渐缓解。

2）饮食注意：应避免进食过硬的食物，过黏的食物，咀嚼时避免用前牙啃咬食物。

3）黏膜刺激：矫治器边缘或钢丝末端有时会刺激周围口腔黏膜继而产生溃疡。可用正畸保护蜡粘贴在刺激部位的托槽、弓丝上进行暂时的防护，勿随意剪断钢丝及矫治器，疼痛严重可以及时复诊到医院进行修整。

4）关于刷牙：矫治过程中需要维护良好的口腔卫生，每次进食后必须刷牙。

2．矫正弓丝制作规范操作

（1）工具准备：上下相应弓丝各 1，结扎丝 1 卷，细丝切断钳 1 把，末端切断钳 1 把，转矩钳 2 把，持针器 1 把，镊子 1 把。

（2）操作姿势：保持患者平躺，夹持弓丝后使得上下弓丝与牙弓平行放入颊面管，持针器与弓丝呈垂直角度夹持，以免松脱后挫伤软组织。

（3）操作程序与步骤：弓丝更换顺序为 0.014inch CuNiTi 弓丝，0.014inch×0.025inch CuNiTi 或 NiTi 弓丝，0.017inch×0.025inch NiTi 弓丝，0.017inch×0.025inch SS 弓丝，每次更换弓丝时保持弓丝末端回弯或与颊面管平齐，放入弓丝后固定弓丝位置，以免左右滑动。

3．治疗风险与解决策略

（1）牙齿松动：在正畸过程中，牙齿轻微松动及酸痛为正常现象，若出现牙齿松动加重或咬物时剧烈疼痛请及时进行复诊。

（2）牙龈红肿：因固定矫治器的特性容易使得食物残渣残留在牙面与牙间隙之中，造成牙龈红肿，对患者进行口腔卫生宣教，进食后需及时清洁。

（3）钢丝滑动及托槽脱落：正畸过程中若发现托槽脱落，钢丝滑动等情况请及时告知医生，并且尽快前来复诊。

（4）口腔黏膜损伤：因固定矫治器特性口腔黏膜可能因为托槽以及钢丝刺激而发生口腔黏膜溃疡等情况，可在相对应位置上使用正畸保护蜡进行保护，在溃疡面上涂布药物促进愈合。

（5）外伤牙的预后：11 曾有咬硬物史，治疗前临床检查以及影像学检查未见明显异常，在正畸治疗过程中密切观察，若出现自发性疼痛或咬物疼痛等情况，应及时复诊，必要时行根管治疗，告知患者牙体变色可能。

【治疗中期效果（一）】 2021 年 3 月（图 12-17）

1. 上颌 0.014inch CuNiTi 弓丝，右侧尖牙向后结扎。
2. 下颌 0.014inch CuNiTi 弓丝，42 未粘托槽。

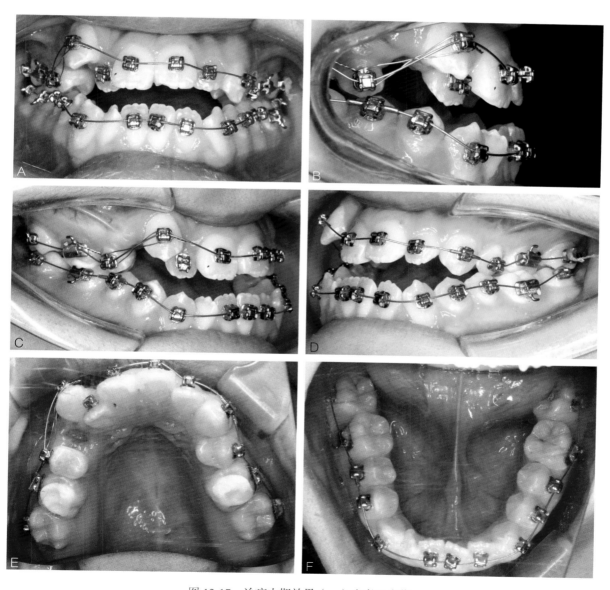

图 12-17　治疗中期效果（一）患者口内像

A. 口内正面像　B. 口内覆𬌗覆盖像　C. 右侧咬合像　D. 左侧咬合像　E. 上颌𬌗面像　F. 下颌𬌗面像

【治疗中期效果（二）】 2022年7月（图12-18）

1. 上颌0.017inch×0.025inch NiTi弓丝入槽，11与13间放置推簧，尖牙向后结扎。

2. 下颌0.017inch×0.025inch NiTi弓丝，42逐步入槽正扭转。

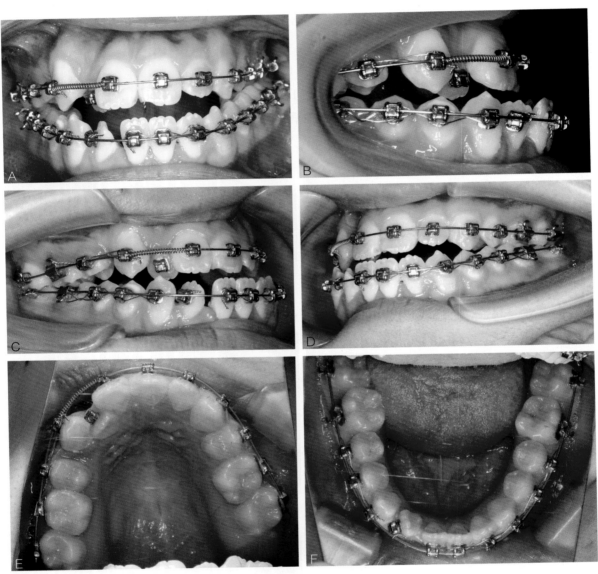

图12-18　治疗中期效果（二）患者口内像

A.口内正面像　B.口内覆𬌗覆盖像　C.右侧咬合像　D.左侧咬合像　E.上颌𬌗面像　F.下颌𬌗面像

【治疗中期效果（三）】 2021年11月（图12-19）

1. 上颌0.017inch×0.025inch SS弓丝，12行0.012inch NiTi辅弓入槽。

2. 下颌0.017inch×0.025inch NiTi弓丝入槽。

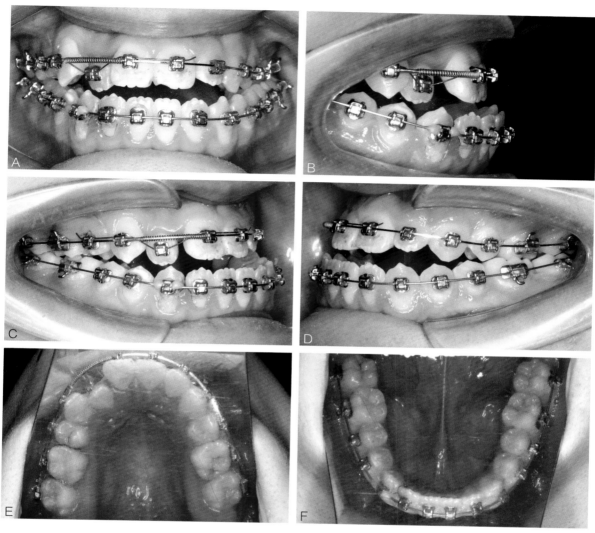

图 12-19　治疗中期效果（三）患者口内像

A. 口内正面像　B. 口内覆𬌗覆盖像　C. 右侧咬合像　D. 左侧咬合像　E. 上颌𬌗面像　F. 下颌𬌗面像

【正颌术前口内像】　2022 年 7 月（图 12-20）

1. 上颌 0.017inch × 0.025inch SS 弓丝。

2. 下颌 0.017inch × 0.025inch SS 弓丝。

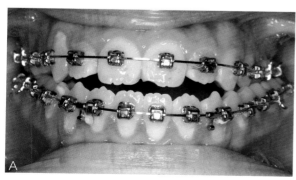
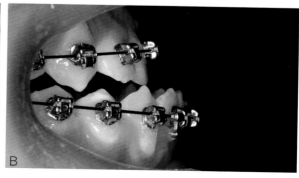

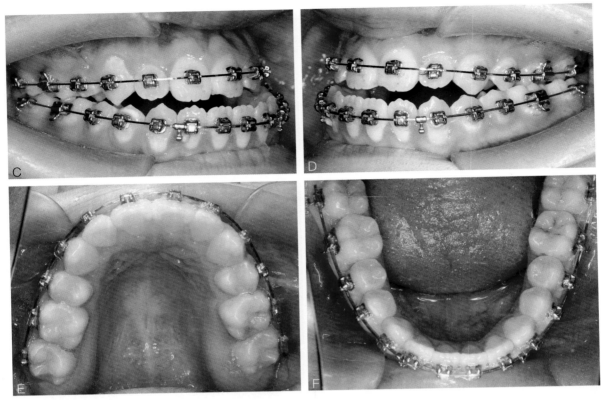

图 12-20　正颌术前患者口内像

A. 口内正面像　B. 口内覆𬌗覆盖像　C. 右侧咬合像　D. 左侧咬合像　E. 上颌𬌗面像　F. 下颌𬌗面像

【正颌手术后口内像】 2022 年 9 月（图 12-21）

1. 上颌 0.017inch × 0.025inch SS 弓丝。

2. 下颌 0.017inch × 0.025inch SS 弓丝。

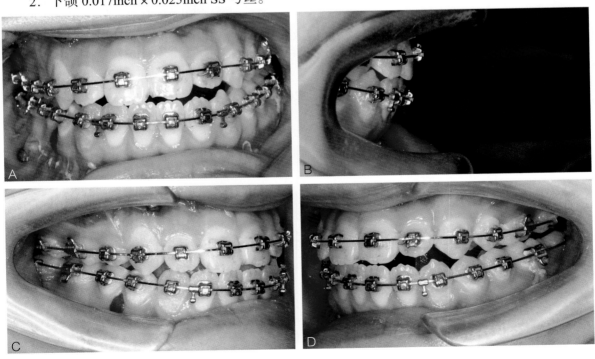

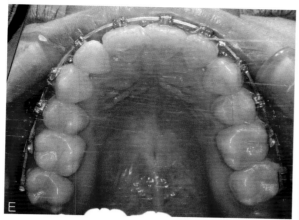 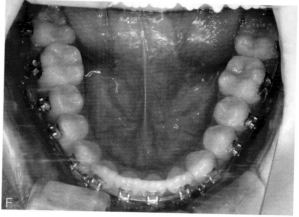

图 12-21　正颌术后患者口内像

A. 口内正面像　B. 口内覆𬌗覆盖像　C. 右侧咬合像　D. 左侧咬合像　E. 上颌𬌗面像　F. 下颌𬌗面像

第三部分 治疗结果

【临床检查】

咬合关系

（1）切牙关系：正常。

（2）覆盖：2mm。

（3）覆𬌗：浅覆𬌗。

（4）中线：与面中线齐。

（5）左侧后牙关系：第一磨牙为近中关系。

（6）右侧后牙关系：第一磨牙为近中关系。

（7）反𬌗：无。

（8）错位：无。

（9）功能𬌗关系：无前伸侧方𬌗干扰。

（10）CO/CR 一致性：无双重咬合。

【治疗过程中并发症】

治疗过程中有 2 次矫治器损坏使得治疗周期延长，患者配合程度较好，就诊及时，颌间牵引配合到位。但口腔卫生维护不佳。

【正畸治疗指数】

正畸治疗需要指数（IOTN）包含健康和美观两部分。级别越高提示正畸治疗需求越高，同行评估等级指数（PAR）用以评估错𬌗程度，治疗前、后的 PAR 指数可以比较治疗效果，具体见表 12-8。

表 12-8　正畸治疗指数

指标		评分	
正畸治疗需要指数（IOTN）	牙齿健康指数	治疗前	5
		治疗后	1
	美观指数	治疗前	8
		治疗后	1
同行评估等级指数（PAR）		治疗前	40
		治疗后	4
		改善度	36
		改善百分比 /%	90

【治疗结束后影像学检查】

1. **全景片**　全景片示牙周膜轻度增宽，其余未见明显异常，无明显病理改变；上颌前牙牙根长度与治疗前比较无明显变化，全景片见图 12-22。

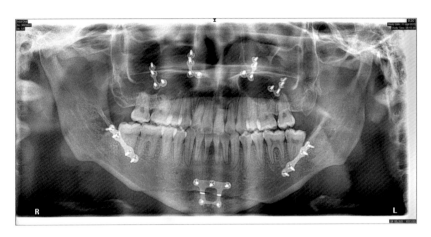

图 12-22　治疗结束后全景片（2023.04.11）

2. **头颅定位片**　头颅定位片示前牙区浅覆𬌗，浅覆盖，双侧下颌支高度基本一致，正侧位片见图 12-23。

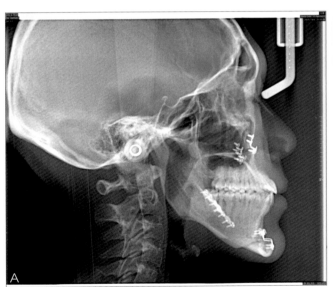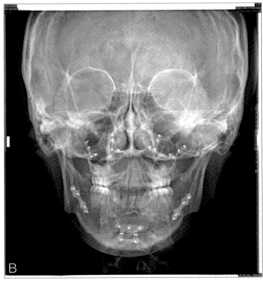

图 12-23　治疗结束后头颅定位片（2023.04.11）
A. 侧位片　B. 正位片

【治疗结束后头影测量描记图】

以治疗后头颅侧位片为基础红色线条进行描记，具体见图 12-24。

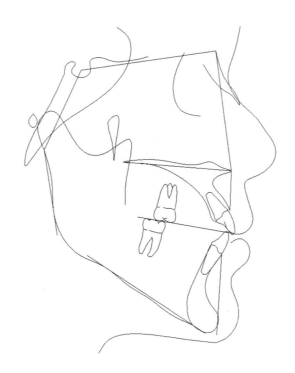

图 12-24　治疗结束后头影测量描记图

【治疗结束后头影测量分析】

将结束治疗后的头颅侧位片进行头影测量分析，具体数值见表 12-9。

表 12-9　治疗结束后头影测量数据分析

指标	治疗后	正常值
SNA/°	80.0	82 ± 3
SNB/°	78.9	79 ± 3
ANB/°	1.1	3 ± 1
SN-MP/°	8.6	8 ± 3
Wits/mm	−4.9	−1
U1-SN/°	111.9	108 ± 5
IMPA/°	85.4	92 ± 5
U1-L1/°	120.1	133 ± 10
FMA/°	33.7	27 ± 5
UFH/mm	51	
LFH/mm	78	
UFH/FH	60%	55%
U1-APO/mm	8.2	6.0 ± 2.2
L1-APO/mm	5.7	2.7 ± 1.7
U1-EP/mm	−3.5	−4.1

续表

指标	治疗后	正常值
L1-EP/mm	−1.1	−2
NLA/°	95	102 ± 8
APDI/°	90.7	81.4 ± 5.0
ODI/°	64.0	74.5 ± 5.0

【治疗前后头影测量值变化的解读分析】

将治疗前与治疗后的头影测量数据进行总结对比，具体数值可见表 12-10。

1．**骨性** 通过正颌手术前移上颌骨的位置，后退下颌骨的位置，使得上下颌骨矢状向 ANB 改善将近 6.9°，最终达到了骨性Ⅰ类的结果，ANB 达到了 1.1°，同时下颌平面角高度没有变高，且相较于治疗前轻度改善。

2．**牙性** 通过减数获得的间隙使得上颌前牙去代偿之后，唇倾度改善约 4.9°，下颌前牙去代偿之后舌向倾斜改善 3° 左右，且因上下颌骨位置改变，上下颌中切牙突距得到了改善。

3．**软组织** 改善了面中 1/3 的软组织位置，使得上唇突于 E 线之前，鼻唇角减小 10° 左右。

表 12-10 治疗前后头影测量变化分析

指标	治疗前	治疗后	变化
SNA/°	76.3	80.0	+3.7
SNB/°	82.1	78.9	−3.2
ANB/°	−5.8	1.1	+6.9
SN-MP/°	9.1	8.6	−0.5
Wits/mm	−11.6	−4.9	+6.7
U1-SN/°	116.8	111.9	−4.9
IMPA/°	82.0	85.4	+3.4
U1-L1/°	120.0	120.1	+0.1
FMA/°	36.4	33.7	−2.7
UFH/mm	54.0	51	−3
LFH/mm	74.5	78	+3.5
UFH/FH	58.0%	60%	+2%
U1-APO/mm	9.4	8.2	−1.2
L1-APO/mm	10.1	5.7	−4.4
U1-EP/mm	−4.9	−3.5	+1.4
L1-EP/mm	1.2	−1.1	−2.3
NLA/°	105	95	−10
APDI/°	96.9	90.7	−6.2
ODI/°	45.8	64.0	+18.2

【头影测量描记图重叠分析】

以 SN 平面为基准重叠，治疗前为黑线，治疗后为红线，治疗前后重叠对比图见图 12-25，上颌与下颌重叠图见图 12-26。

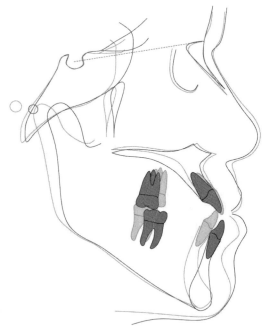

图 12-25　治疗前后头影测量描记图重叠

图 12-26　治疗前后上颌与下颌头影测量描记图重叠
A. 上颌重叠对比　　B. 下颌重叠对比

【治疗后照片】

1. 面像（图 12-27）

（1）正面：面部基本对称，面下 1/3 稍长，唇休息位自然闭合，微笑时露齿量正常，口角平衡佳，颏唇沟正常，面部美观明显改善。

（2）侧面：面型直，上下唇凸度正常，鼻唇角直，下颌平面角稍高，颏前后位置正常，侧貌改善明显。

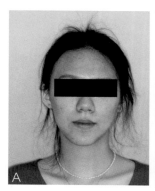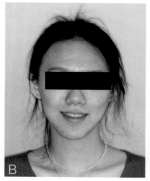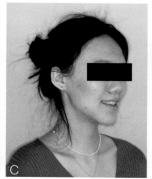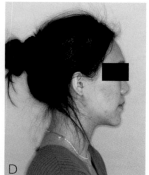

图 12-27　治疗后患者面像
A. 正面像　　B. 正面微笑像　　C. 45° 侧面微笑像　　D. 90° 侧面像

2．口内像（图 12-28）

（1）尖牙和磨牙关系：双侧尖牙中性关系，双侧磨牙远中关系，尖凹相对咬合关系良好。

（2）上下颌后牙关系：后牙区正常覆𬌗覆盖。

（3）上下颌前牙关系：前牙区浅覆𬌗浅覆盖。

（4）中线：上下颌牙列中线齐且与面中线齐。

（5）前后牙列牙龈状况：牙龈轻微红肿。

（6）牙根形状：未见明显根形。

（7）上下颌牙弓形态及协调性：上下颌牙弓呈卵圆形且牙弓宽度匹配。

（8）牙体状况：36 远中龋损。

（9）口腔卫生：口腔卫生不佳，菌斑、软垢 Ⅱ 度。

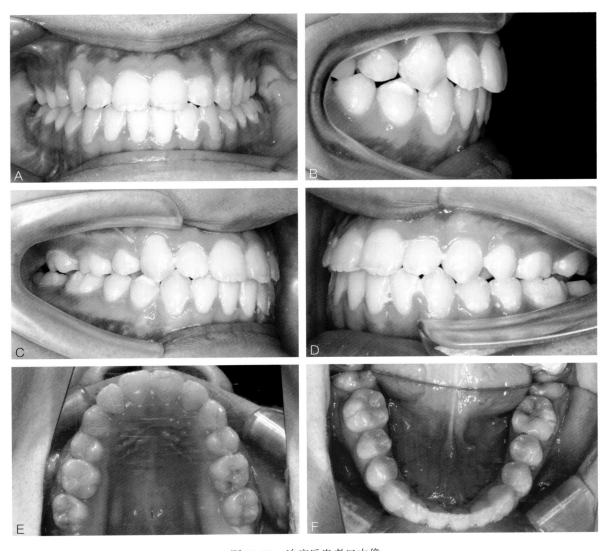

图 12-28　治疗后患者口内像

A. 口内正面像　B. 口内覆𬌗覆盖像　C. 右侧咬合像　D. 左侧咬合像　E. 上颌𬌗面像　F. 下颌𬌗面像

第四部分 思辨与解析

【治疗计划的理论依据】

1. **治疗动机**   患者存在美观、功能、稳定三个方面的治疗需求。

2. **治疗方案一**   正畸 - 正颌联合治疗。在患者生长发育结束之后，伴有颌骨异常的严重错𬌗畸形，解决严重开𬌗、反𬌗等骨性问题，通过牙齿移动来完成正畸治疗是远远不够的，无法解决患者对于美观的要求，需结合牙齿正畸移动与颌骨正颌手术来满足患者的美观需求，功能改善以及治疗后稳定性的保障。

手术术式采用上颌 Le Fort Ⅰ 型截骨术前徙上颌骨，下颌 BSSRO 后退下颌骨，颏成型前移：治疗前侧貌呈凹面型，头影测量分析显示患者为骨性Ⅲ类高角患者，ANB 为 -5.8°，SNA 偏小（76.3°），SNB 值偏大位于临界值（82.1°），表明上颌发育不足和下颌骨发育过度是导致矢状向不调的主要病因，是正畸 - 正颌联合治疗的适应证。

（1）术前正畸：术前正畸的目的为排齐拥挤牙列，消除𬌗干扰，有利于术中颌骨的移动，改变牙齿轴倾度，让牙齿排列在基骨弓上，所以对于此患者来说，上颌切牙唇倾（116.8°），下颌切牙舌倾（82°），上下颌切牙相对于 A-Po 位置均偏前（分别为 +9.4mm 和 +10.1mm）表明患者发生了骨性Ⅲ类错𬌗常见的上颌前牙代偿性的唇倾和下颌切牙代偿性的舌倾，所以术前正畸去代偿过程需适当内收上颌前牙，唇倾下颌前牙。

（2）拔牙设计：术前正畸治疗的拔牙与单纯代偿性正畸治疗的目的不相同，除矫治牙列拥挤外，还需要去除牙齿代偿，患者上颌前牙区存在 8mm 拥挤度，所以上颌减数 14（25 先天缺失），通过拔牙间隙纠正牙列拥挤，适当改善上颌前牙唇倾度；下颌非减数去代偿。因下颌前牙区骨皮质较薄故有行牙槽骨增量术的可能。

（3）拔牙支抗：因上颌牙弓存在重度拥挤，25 先天性缺失，选择了减数 14 来纠正拥挤，而下颌牙弓存在轻度拥挤且需要下颌前牙适当唇倾，故未设计加强支抗的装置。

3. **治疗方案二**   掩饰性正畸矫治

（1）解除拥挤：因患者为骨性Ⅲ类上颌发育不足，故上颌不适宜再减数解除拥挤，上颌本身存在约 8mm 的重度拥挤，伴有左侧后牙区反𬌗，且上颌切牙本身已发生代偿性唇倾，通过上颌牙弓的扩弓改善后牙区宽度，通过磨牙后移获取间隙来改善上颌前牙区的拥挤，通过加强支抗来避免上颌前牙进一步的唇倾移动。但是正畸治疗后无法改善双侧磨牙近中关系，且上颌先天性缺失 25，解除拥挤后可能会导致上颌中线偏移。下颌存在约 4mm 的中度拥挤且下颌前牙舌倾，故未设计减数治疗。所以可以看出单纯正畸治疗对这个病例的治疗性价比很低。

（2）改善开𬌗：通过压低后牙，伸长前牙改善开𬌗，配合颌间垂直牵引，或使用摇椅弓配合垂直牵引改善前牙开𬌗。

综上所述，因为患者诉改善美观的主观意愿强，且上颌前牙唇倾存在较大的风险，正畸治疗后上颌中线有偏斜的可能，以及治疗效果不稳定，故不定为最佳治疗方案。

4．托槽选择与正畸生物力学分析

（1）托槽选择：因患者存在上颌牙列的重度拥挤，且患者并没有对治疗过程中的美观诉求，故而选择了金属自锁托槽进行治疗，能在细丝阶段利用低摩擦力有效地移动牙齿，但是也要知道当进入方丝后低摩擦力的优势会消失。

（2）正畸生物力学分析：首先，考虑到患者前牙区牙根较短，冠根比接近 1∶1，所以为避免牙根进一步吸收，治疗过程中采用间断性轻力进行矫治；其次，考虑到患者下颌前牙区的骨皮质较薄，在使用颌间牵引时十分谨慎，尽量避免牙齿产生不可控的倾斜移动，保护牙槽骨不产生骨开窗、骨开裂的可能。

【思辨与分析】

1．对于该患者随访结果的思考

从该患者近 7 年的头影测量值数据直观来看，表现了一位典型骨性Ⅲ类错𬌗的生长发育过程与矢状向不调的特征，具体头影测量数据见表 12-11，结合口内像与面像所得总结如下。

（1）骨性：从患者 4 次头影测量结果来看，主要变化集中在 SNB 持续增大，ANB 以及 Wits 持续减小，骨面型逐渐变高角，表现了下颌骨的生长潜力明显大于上颌。下颌平面角的不断增大表示其不仅仅存在矢状向的不调，并且存在着垂直向的过度生长。APDI 值不断增大表明Ⅲ类错𬌗倾向越大，ODI 不断减小表明其存在着开𬌗逐渐加重的倾向。

（2）牙性：上颌牙列虽先天性缺失 1 颗前磨牙，但依旧表现出了集中在前牙区的拥挤和上颌中线的偏斜，且表现出了上颌牙弓狭窄且宽度小于下颌牙弓的特点。U1-SN 以及 U1-APO 偏大，IMPA 偏小和 L1-APO 偏大则体现了代偿性的上颌前牙唇倾以及下颌前牙舌倾。

（3）软组织：呈凹面型，鼻唇角变钝，上唇位置逐渐靠后，而下唇逐渐突出于 E 线前，面下 1/3 占比逐渐变大。

表 12-11　随访记录头影测量数据分析

指标	2014 年 4 月（9 岁 10 个月）	2017 年 3 月 8 日（12 岁 9 个月）	2018 年 6 月 27 日（14 岁）	2021 年 1 月 27 日（16 岁 6 个月）
SNA/°	75.7	76.7	77.3	76.3
SNB/°	76.9	78.8	80.7	82.1
ANB/°	−1.3	−2.0	−3.4	−5.8
SN-MP/°	8.2	9.3	9.6	9.1
Wits/mm	−5.3	−6.0	−8.8	−11.6
U1-SN/°	113.9	114.6	115.9	116.8
IMPA/°	85.3	82.5	82.0	82.0

续表

指标	2014 年 4 月 （9 岁 10 个月）	2017 年 3 月 8 日 （12 岁 9 个月）	2018 年 6 月 27 日 （14 岁）	2021 年 1 月 27 日 （16 岁 6 个月）
U1-L1/°	121.6	121.0	118.9	121.0
FMA/°	32.4	33.9	34.1	36.4
UFH/mm	50	54.6	53.7	54.0
LFH/mm	63	68.3	74.2	74.5
UFH/FH	55.9%	56.0%	58%	58.0%
U1-APO/mm	7.8	8.5	8.0	9.4
L1-APO/mm	6.2	8.4	9.4	10.1
U1-EP/mm	0	−1.4	−3.5	−4.9
L1-EP/mm	3.3	1.6	0.8	1.2
NLA/°	95	98	105	105
APDI/°	89.2	92.8	94.4	96.9
ODI/°	58.3	57.8	55.9	45.8

2．对正畸治疗结果的思考

（1）骨性：在治疗过程中，通过正畸 - 正颌联合治疗改善矢状向骨骼形态不调的问题，且改善了垂直向的开𬌗问题，改善了患者所诉求的面容美观问题，以及解决了前牙区无法咬合，后牙一侧反𬌗的功能问题。

（2）牙性：治疗结束后前牙区咬合良好，覆𬌗与覆盖维持到正常范围内，双侧尖牙维持中性关系，双侧第一磨牙咬合紧密，使其治疗稳定性得到保证，改善了上颌前牙的唇倾和下颌前牙的舌倾，通过减数解除了上下颌牙列拥挤，维持了上下颌牙列中线与面中线一致。

（3）软组织：在治疗结束后，放松状态下患者唇部能自然闭合，从侧貌观上下唇均位于 E线后方，颏部前后位置正常，从正面观微笑露齿量正常，患者对容貌变化感到满意。

3．对于骨性Ⅲ类错𬌗早期矫治稳定性的思考

该患者于 9 岁 10 个月时初次就诊，从初诊时的口内照，口外照以及影像学检查得到如下信息。

（1）骨性：上颌发育不足引起的骨性Ⅲ类错𬌗偏高角，Wits 以及 APDI 提示有骨性Ⅲ类生长发育倾向，ODI 提示有开𬌗倾向。

（2）牙性：前牙区呈切刃𬌗，但上颌牙列已有重度拥挤倾向，且上颌先天性缺失 1 颗前磨牙，上颌前牙已出现唇倾，下颌前牙出现舌倾且位置靠前，左侧后牙段已经出现反𬌗。

（3）软组织：侧貌凹，面中 1/3 发育不足，下唇突于 E 线前方。

综合以上信息初诊时给予了早期矫治复发可能大，进行随访观察的意见，且随着随访发现骨

性Ⅲ类倾向明显，骨骼矢状向与垂直向不调问题随着生长发育逐渐加重，最终在患者 16 岁时进行正畸 - 正颌联合会诊，进行了术前正畸治疗，历时约 2 年半时间结束了正畸治疗。

目前针对骨性Ⅲ类错𬌗的早期矫治依旧是正畸治疗的难题，对于预测早期矫治后的稳定性也同样困难。Ngan 等人的研究表明，在完成前方牵引治疗后的 4 年观察期内，25% 的患者再次出现了反𬌗。Chen 等人认为在接受前方牵引治疗的患者中，决定长期治疗效果稳定性的不是上颌骨对治疗效果的反应，而是下颌骨在生长发育高峰期的生长方向和生长量。对于部分骨性Ⅲ类错𬌗患儿来说，早期矫治有较好的稳定性，随着生长发育也可以维持前牙区良好的覆𬌗覆盖关系，而对于一部分患儿来说，即使接受了早期矫治，其原因可能在于生长高峰期内上颌骨与下颌骨生长潜力的不一致。那该如何把握这一类患者的临床特征呢？已经有不少学者针对这一问题进行了临床研究。

Fudalej 等人在一篇综述中总结了 14 项有关于预测长期稳定性的测量指标，确定了一共 38 个变量，大多数学者在研究中采用了其中 3 ~ 4 个变量的组合来判断预后。近年来奥地利学者 Brigitte Wendl 等回顾性地分析了 38 名进行上颌前牵引治疗的骨性Ⅲ类患者，对其跟踪随访了 25 年时间，制定了预测骨性Ⅲ类患者早期治疗稳定性的评分表。临床纳入标准为：男性，初诊就诊时为 10 岁左右，APDI $> 90° ± 2°$，Ar-Go $> 42mm$，舌习惯或唇倾的下颌切牙，反覆盖，每满足 1 个条件为 1 分，0 ~ 1 分预后相对较好，2 分可尝试治疗，3 ~ 4 分则复发可能相对较大。Paoloni 等人发现上颌骨矢状向长度短可以作为长期治疗效果不佳的预测因素之一。

日本学者 Yasuko Inoue 对 75 名骨性Ⅲ类错𬌗患者（ANB $< 2°$，覆盖 $< 0mm$）进行早期治疗后的患儿进行随访观察，治疗措施包括上颌快速扩弓和前牵引治疗，观察追踪治疗结果到生长高峰期后至少 1 年，平均年龄约 15 岁时，来确定与早期Ⅲ类治疗稳定性有关的治疗前因素，研究结果发现测量牙尖交错位时患者上颌第一磨牙与下颌第一磨牙的水平距离有助于预测早期治疗的稳定性，在研究模型上测量上颌第一磨牙的近中接触点与下颌第一磨牙近中接触点之间的平均距离，当水平距离大于 0.5mm 时则有复发可能，而水平距离在正中关系位上大于 3.5mm 者在早期治疗后全部发展为了切刃𬌗或反𬌗，这一指标是骨性Ⅲ类患者复发组与稳定组之间差异性最大的影响因素。而下颌骨长度（Ar-Me）、Wits、SN-Rm、下颌角、IMPA 和 FMIA 数值在稳定组与复发组之间都有一定差异。但是该学者研究发现性别、就诊年龄与早期Ⅲ类错𬌗治疗的稳定性没有关系。

骨性Ⅲ类错𬌗畸形是一类非常复杂的错𬌗畸形，遗传因素常被认为是其致病原因之一，早期及时的诊断至关重要，对于某些患儿来说进行早期矫治能达到十分良好且稳定的治疗效果，而对于某些即使进行早期矫治的患儿治疗稳定性也不佳，复发可能性高，则应在生长完成后再进行正畸 - 正颌联合治疗，目前临床治疗上的困境则在于如何辨别哪些骨性Ⅲ类儿童可以进行早期矫治，而哪些患儿可以在生长发育结束后再进行正颌手术，我们目前仍然需要对这一问题进行更进一步的研究。

参考文献 ————————————————————————————————————

1. NGAN P W, HAGG U, YIU C, et al. Treatment response and long-term dentofacial adaptations to maxillary expansion and protraction. SeminOrthod, 1997 Dec, 3(4): 255-264.

2. CHEN L, CHEN R, YANG Y, et al. The effects of maxillary protractionand its long-term stability-a clinical trial in Chinese adolescents. Eur JOrthod, 2011, 34(1): 88-95.

3. FRANCHI L, BACCETTI T, TOLLARO I. Predictive variables for the outcome of earlyfunctional treatment of class Ⅲ malocclusion. Am J Orthod DentofacOrthop, 1997, 112(1): 80-86.

4. MIYAJIMA K, NAMARA J A, SANA M, et al. An estimationof cranofacial growth in the untreated Class Ⅲ female withanterior crossbite. Am J Orthod Dentofacial Orthop, 112: 425-434.

5. FUDALEJ P, DRAGAN M, WEDRYCHOWSKA-SZULC B. Predictionof the outcome of orthodontic treatment of Class Ⅲ malocclusion—a systematic review. Eur J Orthod, 33: 190-197.

6. WENDL B, KAMENICA A, DROSCHL H, et al. Retrospective 25-year follow-up of treatment outcomes in Angle Class Ⅲ patients: Success versus failure. J OrofacOrthop, 2017 Mar, 78(2): 129-136.

7. PAOLONI V, DE RAZZA F C, FRANCHI L, et al. Stability prediction of early orthopedic treatment in Class Ⅲ malocclusion: morphologic discriminant analysis. Progress inorthodontics, 22(1): 34.

8. INOUE Y, DEGUCHI T, HARTSFIELD J K J R, et al. Analysis of pretreatment factors associated with stability in early class Ⅲ treatment. Prog Orthod, 2021 Jul 19, 22(1): 23.

（单宇华　陈振琦）